EQUILIBRA TUS
HORMONAS

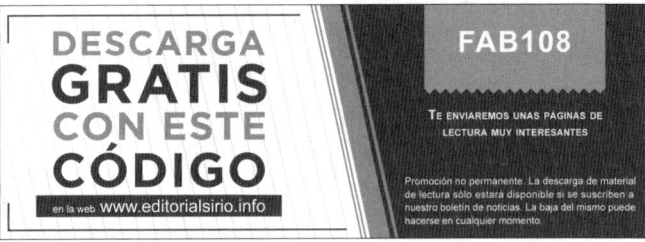

La información contenida en este libro se basa en las investigaciones y experiencias personales y profesionales del autor y no debe utilizarse como sustituto de una consulta médica. Cualquier intento de diagnóstico o tratamiento deberá realizarse bajo la dirección de un profesional de la salud.
La editorial no aboga por el uso de ningún protocolo de salud en particular, pero cree que la información contenida en este libro debe estar a disposición del público. La editorial y el autor no se hacen responsables de cualquier reacción adversa o consecuencia producidas como resultado de la puesta en práctica de las sugerencias, fórmulas o procedimientos expuestos en este libro. En caso de que el lector tenga alguna pregunta relacionada con la idoneidad de alguno de los procedimientos o tratamientos mencionados, tanto el autor como la editorial recomiendan encarecidamente consultar con un profesional de la salud.

Título original: Het energieke vrouwen voedingskompas
Traducido del inglés por Alicia Sánchez Millet
Diseño de portada: Editorial Sirio, S.A.
Maquetación de interior: Toñi F. Castellón

© de la edición original
2016, Marjolein Dubbers/Kosmos Uitgevers, Utrecht/Antwerpen

Publicado inicialmente por Kosmos Uitgevers, Países Bajos, en 2016.

© de la presente edición
EDITORIAL SIRIO, S.A.
C/ Rosa de los Vientos, 64
Pol. Ind. El Viso
29006-Málaga
España

www.editorialsirio.com
sirio@editorialsirio.com

I.S.B.N.: 978-84-18000-42-3
Depósito Legal: MA-483-2020

Impreso en Imagraf Impresores, S. A.
c/ Nabucco, 14 D - Pol. Alameda
29006 - Málaga

Impreso en España

Puedes seguirnos en Facebook, Twitter, YouTube e Instagram.

Cualquier forma de reproducción, distribución, comunicación pública o transformación de esta obra solo puede ser realizada con la autorización de sus titulares, salvo excepción prevista por la ley. Diríjase a CEDRO (Centro Español de Derechos Reprográficos, www.cedro.org) si necesita fotocopiar o escanear algún fragmento de esta obra.

Date: 05/27/21

SP 618.175 DUB
Dubbers, Marjolein,
Equilibra tus hormonas :
cambia tu dieta, transforma

PALM BEACH COUNTY
LIBRARY SYSTEM
3650 SUMMIT BLVD.
WEST PALM BEACH, FL 33406

MARJOLEIN DUBBERS

EQUILIBRA TUS HORMONAS

Cambia tu dieta, transforma tu vida...
lo mejor está por llegar

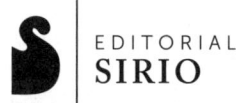

Los alimentos que ingieres pueden ser la medicina más segura
y poderosa o el veneno más lento.
ANN WIGMORE

A todas las mujeres que se responsabilizan de su salud física y mental.

ÍNDICE

Introducción 11
Leche vegetal casera 19
Primera parte. Las hormonas: la clave para la vitalidad y la salud .. 21
    Capítulo 1. Es verdad que las mujeres somos diferentes 23
    Receta: Batido verde 50
    Capítulo 2. Sé astuta con tus hormonas 51
    Receta: Granola energética para la mujer 61
    1. Estrógenos y progesterona: un delicado tándem 62
    Receta: Maca mágica 82
    2. Insulina: horas extra 83
    Receta: Boniato crujiente y chirivía estilo patatas fritas 97
    3. Cortisol: descontrolado 98
    Receta: Sopa de fruta fría con suplementos extra de vitamina C .. 111
    4. Hormonas tiroideas: los análisis no siempre son de fiar 112
    Receta: Ensalada de garbanzos y *mezclum* con tamari
    y nueces de Brasil 119
    5. Leptina y grelina: siéntete llena cuando toca 121
    Receta: Minitortillas de verduras 130
    6. El intestino: el centro de tu salud 131
    Receta: Sopa con especias para invitados inesperados 141
    7. El hígado: el equipo de limpieza indispensable 142
    Receta: Leche con cúrcuma 150
    Capítulo 3. ¿Estás malnutrida? 151
    Receta: Superzumo antidesgaste 164
    Capítulo 4. Un momento en los labios, ¿para siempre
    en las caderas? 165

Receta: *Pizza* de coliflor crujiente 176
Segunda parte. La brújula nutricional de las mujeres
rebosantes de energía 179
    Capítulo 5. El principio básico 181
    Receta: Mermelada de arándanos rápida con semillas de chía 191
    Capítulo 6. Punto 1: come y bebe lo que da la naturaleza 193
    Receta: Ensalada de zanahoria rellena con aderezo de *tahini* 209
    Capítulo 7. Punto 2: no temas a las grasas saludables
    (¡y consúmelas!) 211
    Receta: Tartaletas de aguacate y limón 230
    Capítulo 8. Punto 3: come muchas hortalizas 233
    Receta: Ensalada de hortalizas con huevo rallado 251
    Capítulo 9. Punto 4: sé más lista que el azúcar 253
    Receta: Copos de avena integral crudos con zumo de naranja 276
    Capítulo 10. Punto 5: la leche de vaca es para los terneros 277
    Receta: Yogur de coco 292
    Capítulo 11. Punto 6: a los intestinos no les gusta el gluten 295
    Receta: Pan de verduras de la Provenza 309
    Capítulo 12. Punto 7: come muchas cosas diferentes
    (pero no demasiado) 311
    Receta: Postre de plátano totalmente verde 329

Epílogo. ¿Tienes un panorama de anhelos? 331
Apéndice. Sustitutos 337
Notas 341
Agradecimientos 347
Sobre la autora 349
Índice temático 351

INTRODUCCIÓN

Cuando cumplí los cincuenta y dos años, mi cuerpo me hizo un maravilloso regalo: me sentía totalmente quemada por el estrés. Estaba exhausta, pero en aquel tiempo no lo veía como un regalo, por supuesto se trataba de un problema o de un fracaso, y lo único que quería era volver, lo antes posible, a mi más que apretada semana laboral, que incluía largos desplazamientos, reuniones agotadoras y estrés laboral, pero también compañeros extraordinarios y la satisfacción de realizar tareas que tenían sentido.

SEÑORA, ¿QUÉ MÁS QUIERE?

Como estaba razonablemente sana, pensaba que me recuperaría enseguida, pero sufrí una gran decepción al respecto. A decir verdad, sabía que mi condición física había empeorado durante el año anterior. Un año antes de dicha situación, había ido a mi médico de familia para hablarle de ese agotamiento y de que había perdido fuerza como corredora. Los análisis de sangre no habían revelado nada fuera de lo normal. Ese verano, por primera vez, no pude ponerme mis holgados y bonitos pantalones blancos, aunque no había variado ni mi dieta ni mi rutina de ejercicio. Fue *muy* frustrante.

Puesto que mis problemas se habían agudizado, mi médico me remitió a un neurólogo. Pero este tampoco me encontró nada. «Señora, tiene más de cincuenta años. Es normal perder algo de fuerza muscular, no rendir tanto y cansarse antes», me dijo. Para mí fue como si me dijera: «Señora, está en los cincuenta, ¿qué *más* quiere?».

En un principio lo acepté, pero una vez en casa, cuando estaba de baja por el síndrome del trabajador quemado (síndrome *burnout*, reconocido por la OMS), recordé sus palabras. ¿Me encontraba realmente en el otoño de mi vida? ¿Había dejado atrás mis mejores años? Si hubiera creído a todos los que hablan o escriben sobre este tema, estaría convencida de que una mujer de más de cincuenta ya ha pasado su mejor momento. A partir de los cuarenta, comienza el declive de todo: la memoria, la fuerza muscular, las hormonas, la salud del cabello, la concentración, el metabolismo y no nos olvidemos de la libido, en resumen: nuestra vitalidad y nuestra salud en general. Todo disminuye, salvo una cosa: nuestros michelines. También son un signo de desequilibrio, pero van camino de hacerse más grandes.

¿OTOÑO? ¿YA?

Los libros que tratan sobre la menopausia hablan del «otoño de nuestros días» y de la «sabiduría de la mujer madura». Sinceramente, no entendía nada de eso. No sentía que fuera mi etapa de cosecha, y, en general, no me sentía ni madura ni sabia. De hecho, quería seguir haciendo todo tipo de cosas nuevas, aunque no tenía muy claro qué. Sentía que todavía me quedaba mucho pendiente y que ahora *podía* dedicarme a lo que no había podido hacer antes, por haber estado demasiado ocupada con mi trabajo. Pero si mi vitalidad y mi salud iban a seguir disminuyendo, tenía un gran problema. Mi vida iba a terminar mucho antes de que tuviera la sensación de haberla vivido. ¿Iba a ser realmente así como sucederían las cosas?

Recuerdo mi sentimiento de desesperación como si fuera ayer; sentía que aunque tuviera más de cincuenta, aún no había vivido la vida que anhelaba. Si he de ser sincera, muchas veces pensaba que mi verdadera vida todavía no había comenzado y que seguía esperando la señal en los tacos de salida.

De pronto, me di cuenta de que siempre había estado ocupada con las metas de otros. Concretamente, una gran parte de mi existencia, más de veinticinco años, se la había dedicado a mis jefes. ¿Cuáles eran *mis* metas? ¿Qué era lo que yo quería? A partir de entonces, sentí la urgencia de encauzar mi vida en la dirección correcta.

UN ESFUERZO TRAS OTRO

Busqué en Internet para ver si descubría qué me ocurría y qué tenía que corregir. Leí que si siempre te exiges demasiado, puedes acabar quemada, y lo había comprobado por mí misma, cuando mis glándulas adrenales se agotaron. Las glándulas adrenales son los órganos que hacen horas extras si consideran que estás en peligro. Las agotadoras reuniones y otros factores de estrés relacionados con el trabajo hicieron saltar la alarma de mis adrenales. ¿Quién lo hubiera dicho?

También me enteré de que, como mujer menopáusica, mis glándulas adrenales eran especialmente vulnerables, porque durante esta etapa tienen más responsabilidades. Asumen el trabajo de los ovarios de fabricar estrógenos y progesterona. Pero si hay demasiado estrés, estas glándulas no dan abasto, y una carencia de estrógenos y de progesterona puede suponer una avalancha de problemas relacionados, como el hipotiroidismo, que puede hacer que te sientas extenuada. ¿Ves el patrón? En resumen, mi exceso de estrés durante la menopausia se convirtió en una lucha tras otra. ¿Y ahora qué? Descubrí que en las mujeres todas las hormonas están interconectadas de una forma bastante compleja y que, más o menos, están implicadas en todo lo que respecta a la vitalidad y la salud. ¿Cómo podía echarles una mano? ¿Qué necesitaban mis hormonas?

¿MALNUTRIDA? ¿YO?

Empecé a profundizar en mis conocimientos sobre las hormonas y la nutrición y llegué a la sorprendente conclusión de que estaba malnutrida. No me refiero a que mi dieta fuera especialmente mala, sino que simplemente no era lo bastante nutritiva para una mujer de mi edad, en una sociedad frenética.

Solía desayunar yogur con granola crujiente (saludable, ¿verdad?). Luego, para almorzar, tomaba sopa y ensalada en la oficina (tampoco está tan mal, ¿no te parece?). No soy persona de andar comiendo entre horas, solo una fruta a eso de las cuatro. Pero mi cena, a veces, era un desastre. Hacía mucho tiempo que vivía sola, así que no tenía a nadie esperándome en casa. En las estaciones de tren por las que pasaba en mi trayecto del trabajo a casa, solía aprovisionarme para cenar. Esto podía ser un cruasán con queso, algún zumo de fruta y una bolsita de M&Ms. Afortunadamente, asistía a menudo a cenas en casa de mis amistades y compañeros de trabajo, donde compensaba mi mal hábito, o eso pensaba yo, comiendo muchas verduras. En realidad, no servía de nada.

Cuando supe cuántas y qué vitaminas y minerales necesita el cuerpo de una mujer para funcionar adecuadamente, y en qué alimentos se pueden encontrar (y, lo más importante, dónde *no* los vas a encontrar), fue cuando llegué a la conclusión de que padecía una malnutrición grave, probablemente desde hacía años. ¡No es de extrañar que mi cuerpo me estuviera avisando!

> Llegué a la conclusión de que lo que más tenía que corregir era la nutrición.

Tomé la decisión de mejorar mi dieta. Me compré una batidora y aprendí a preparar batidos verdes. Descubrí una granja ecológica urbana en mi vecindario y fui a una tienda de productos naturales, donde descubrí alimentos nuevos para mí, como la quinoa y las semillas de cáñamo. Asistí a un curso sobre alimentación crudívora, me compré una licuadora y fui a lo que, en aquel entonces, era el único lugar en Ámsterdam que estaba especializado en superalimentos.

A medida que aumentaba mi energía, también lo hacían los libros sobre este tema que tenía en las estanterías, e iba de sorpresa en sorpresa. La nutrición parecía ser mucho más que lo que me llevaba a la boca. La cúspide de mi asombro fue el encuentro con Ruth.

LA HISTORIA DE RUTH

La primera vez que vi a Ruth Heidrich fue en un vídeo de YouTube, donde narraba la historia de su vida. Le gustaba correr, como a mí, y también pensaba que llevaba una vida sana, pero a los cuarenta y siete años descubrió que tenía cáncer de mama. Tras la operación, cambió radicalmente de dieta y empezó a soñar con participar en un triatlón: nadar dos millas, pedalear ciento ochenta kilómetros en bicicleta y correr un maratón. Dos años más tarde, participó en el Ironman de Hawái, uno de los más difíciles del mundo, y cruzó con orgullo la línea de llegada. Después de ese vinieron muchos más triatlones y competiciones, ¡una vez cumplidos los cincuenta, los sesenta e, incluso, bien adentrada en los setenta!

De repente, vi que era posible que el cuerpo de una mujer de setenta y tantos todavía *pudiera* hacer un triatlón. ¡Caray! No está escrito en ninguna parte que una mujer empiece su declive a partir de los cuarenta. ¡También puede escalar una cumbre! ¿Qué quieren decir con lo de dedicarse a cosechar una vez cumplidos los cincuenta? ¡Todavía hay mucho tiempo para sembrar!

EL EQUILIBRIO HORMONAL A TRAVÉS DE LA DIETA

Tras varios meses comiendo bien y de seguir un estilo de vida saludable, como descansar, hacer ejercicio y escuchar charlas inspiradoras, me fui transformando poco a poco, y de ser un bulto sentado en un sofá, me convertí en una mujer con una misión. Desde que aumentó mi energía, me propuse contarles a otras mujeres que queda mucho por vivir, si empiezas a alimentarte correctamente, que no has de poner la vida en punto muerto, sino que puedes vivirla a todo gas. Y quería demostrar que una buena nutrición dista bastante de lo que nos han hecho creer que es bueno para nosotras.

No se trataba solo de que tenía más energía. Algunos problemas que hacía tanto tiempo que intentaba solucionar, de los cuales ya ni siquiera era consciente, desaparecieron. La dolorosa artritis de mis dedos, por ejemplo, que también habían padecido mi madre y mi abuela. O los incontrolables deseos de comer dulce. La celulitis, que hacía mucho tiempo que había aceptado como algo inevitable, desapareció en su mayor parte. Mi pelo era más grueso y ya no se me rompían las uñas. Había recuperado las ganas de correr y la gente empezó a decirme que tenía muy buen aspecto. Sin apenas darme cuenta, había conseguido reequilibrar mis hormonas gracias a la comida. Lo había experimentado y, por eso, me lo creía, pero seguía sin salir de mi asombro. ¿Era posible *más*?

CAMBIA TU DIETA, CAMBIA TUS HORMONAS, CAMBIA TU VIDA

Desde que tuve esa revelación me han sucedido muchas cosas: por fin despegué de la línea de salida. Me formé para ser *coach* especialista en vitalidad, dejé mi trabajo, me dediqué a mi práctica privada, fundé la Energetic Women's Academy ('academia de las mujeres rebosantes de energía') y creé mi sitio web. Desarrollé el programa digital *La brújula nutricional*, gracias al cual he podido ayudar a miles de mujeres para que estuvieran más sanas y vitales, y pudieran hacer sus sueños realidad. Mi deseo de compartir mis conocimientos con un número aún mayor de mujeres se ha intensificado, de ahí este libro.

Espero que utilices las reflexiones e ideas que encontrarás aquí para mejorar *tu* calidad de vida. Un cuerpo rebosante de energía puede proporcionarte la vida que tanto deseas, independientemente de cuál sea tu edad. En la primera parte encontrarás información sobre las hormonas más importantes de tu cuerpo y cómo trabajan interconectadas. Explicaré qué síntomas están asociados a ciertos desequilibrios hormonales y te daré consejos que puedes empezar a usar a partir de hoy.

En la segunda parte descubrirás los siete principios fundamentales de *La brújula nutricional*, porque, como es lógico, querrás saber algo más que los consejos iniciales. Si sigues todos los principios fundamentales de *La brújula nutricional*, tus hormonas se equilibrarán, tendrás mucha energía, tus dolencias desaparecerán y te será más fácil lograr un peso saludable.

He ido incluyendo mis recetas favoritas por todo el libro, las más sabrosas y, sobre todo, las más sencillas. Puede que algunos de los ingredientes sean nuevos para ti. Dales una oportunidad. Compra uno o dos para probar y empieza a experimentar. Muchos de ellos puedes encargarlos por Internet, así que ni siquiera tendrás que salir de casa.

LA LLAVE ESTÁ EN TUS MANOS

Estoy segura de que si hay más mujeres que puedan hacer realidad sus sueños, el mundo será mejor. Hay muchas que no lo consiguen, por la sencilla razón de que no tienen suficiente energía y resistencia, ni están lo bastante sanas. No me gusta el verbo *deber*, pero ahora lo voy a usar: ¡esto debe cambiar! En lo que respecta a tu salud, confiar en los demás ha pasado a la historia. La llave está en tus manos. Una buena parte está bajo tu control. Solo entenderás cómo una buena nutrición puede mejorar tu vida cuando lo hayas experimentado. Cambia tu dieta y dale una oportunidad a la nueva. Te prometo que puedes conseguir mucho más de lo que piensas. Si yo he podido, tú también podrás. No importa tu edad, asegúrate de que estás lo bastante en forma para el futuro que te espera y haz tus sueños realidad. Todo viaje empieza con el primer paso. ¿Te apuntas?

LECHE VEGETAL CASERA

Quiero animarte a que te prepares tu propia leche vegetal. Es más sabrosa, barata y, sobre todo, más saludable que la que venden envasada en los supermercados, que básicamente es agua y cuyos ingredientes saludables han quedado reducidos por el procesado y envasado. Para elaborar esta receta, utiliza frutos secos crudos y semillas. Mis ingredientes favoritos para las leches vegetales son las almendras, los anacardos, las semillas de calabaza y la avena gruesa.

Los frutos secos y las semillas aportan zinc, magnesio, selenio y las importantes vitaminas del grupo B, que dan energía. Las nueces tienen saludables ácidos grasos omega-3. Por desgracia, la avena, los frutos secos y las semillas contienen ácido fítico, que puede impedir la absorción de vitaminas y minerales en los intestinos. Una forma de mejorar sus beneficios nutricionales es poniéndolos en remojo toda la noche para reducir su ácido fítico.

Esto es lo que necesitas

1 taza de frutos secos o semillas
Una estameña o un colador de agujero fino

Así es cómo se hace

Deja los frutos secos o semillas a remojo toda la noche. Escúrrelos y acláralos. Ponlos en una batidora con cinco tazas de agua. Bátelos bien. Pasa la mezcla por la estameña o el colador (un colador chino, que es cónico, facilita mucho la tarea). Guarda la leche vegetal en la nevera en un frasco de vidrio o en una botella. Se conserva hasta cinco días. Puedes usarla para preparar batidos, para desayunar y para aliños y postres.

Primera parte

LAS HORMONAS: LA CLAVE PARA LA VITALIDAD Y LA SALUD

1

ES VERDAD QUE LAS MUJERES SOMOS DIFERENTES

Mis padres tuvieron siete hijas, ni un solo varón. Un día mi padre bromeaba con nosotras diciéndonos que había intentado tener *once* hijos, para conseguir su propio equipo de fútbol, pero que después de siete hijas seguidas había desistido. Nosotras le respondimos que tampoco parecía tan difícil añadir *esa* «pieza extra» que se necesita para que salga un chico.

¿HAS VISTO UNA HORMONA ALGUNA VEZ?

La diferencia entre hombres y mujeres, por supuesto, no es solo esa «pieza extra» con la que nacen los chicos. Los hombres y las mujeres son notablemente distintos. La naturaleza ha diseñado a la mujer para la más asombrosa de las maravillas sobre la Tierra: crear vida. Esta es la razón por la que el cuerpo femenino es tan diferente del masculino y por la que las diferencias son mucho más profundas que nuestro aspecto externo. La principal diferencia se encuentra en nuestro sistema endocrino: en nuestras hormonas. Pero ¿has visto una hormona alguna vez?

Tus hormonas mandan

A pesar de ser invisibles, las hormonas influyen en todos nuestros procesos corporales. Básicamente, son las responsables de nuestra salud, vitalidad y estados de ánimo. Determinan si creamos masa muscular y quemamos grasa fácilmente o si nuestra testaruda grasa no se va, por mucho que nos dediquemos a hacer dieta o vayamos tres veces a la semana al gimnasio. Las hormonas controlan nuestros depósitos de grasa. Estipulan si tenemos celulitis o no, el aspecto de nuestro pelo, piel y uñas, y si nos estresamos fácilmente o conservamos la calma cuando las cosas se ponen difíciles. Las hormonas dictaminan si nos despertaremos cargadas de energía o si seríamos capaces de hacer cualquier cosa por dormir una hora más.

Los antojos no indican que te falte fuerza de voluntad: son tus hormonas que te están enviando a la nevera. Son las hormonas las que te hacen ser una persona comprometida y estar satisfecha o te provocan ansiedad y depresión. Tus hormonas son las que te permiten concentrarte durante la larga reunión que tienes hoy y recordar sus detalles importantes al día siguiente.

> Los antojos no indican que te falte fuerza de voluntad: son tus hormonas que te están enviando a la nevera.

Las hormonas son las responsables de tus dolores de cabeza, el brillo de tu pelo, tu memoria y tu felicidad

Pocas mujeres relacionan sus síntomas con sus hormonas. Los sofocos, la esterilidad, la sensibilidad mamaria, las menstruaciones irregulares y los problemas de tiroides..., *estos* síntomas sí los relacionamos con nuestras hormonas. Pero ¿y si tienes una mata de pelo sana, una memoria ágil, una libido fuerte, una energía sólida, duermes bien por la noche, tienes energía para ir al gimnasio y no necesitas tentempiés entre comidas? También son síntomas de nuestras hormonas, solo que positivos.

El equilibrio hormonal es mágico: te sientes llena de energía y alegre, estás dispuesta a pasar a la acción, tienes buena memoria, te encuentras bien, brillas y experimentas una satisfacción y una gratitud profundas, sea cual sea tu edad. Muchas mujeres padecen desequilibrios hormonales, pero pocas saben que estos son la causa de sus síntomas. Al fin y al cabo, ¿quién se supone que nos lo *debería* haber enseñado?

La sociedad, incluido el campo de la medicina, se centra en combatir las enfermedades y las dolencias crónicas. Sin embargo, velar por tu propia salud es un proceso distinto y mucho más divertido que el de combatir la enfermedad y las dolencias, en el que esperamos que otros resuelvan los problemas por nosotros. Yo me concentro más en la abundancia y en la salud, porque todo aquello a lo que le prestas atención crece. La magia de la salud y la vitalidad surge cuando nos proponemos estar sanas y vitales.

> Velar por tu propia salud y vitalidad es un proceso mucho más divertido y poderoso que luchar contra la enfermedad y las dolencias.

LA MAGIA DEL EQUILIBRIO HORMONAL

¿Tienes muy pocos de los «síntomas» que cito a continuación? Probablemente, los tenías cuando eras más joven. ¿No te importaría volver a tenerlos, a pesar de tu edad? Todos estos síntomas los provoca el sistema endocrino:

- Piel reluciente.
- Pelo grueso y sano.

- Uñas fuertes.
- Buen humor, incluso durante el periodo.
- Cintura marcada.
- No tener dolor de cabeza.
- Mucha energía.
- Saber cuándo has comido suficiente.
- Peso estable y saludable sin hacer dieta.
- Libido fuerte.
- Ser feliz y reírte a menudo.
- Valor y motivación para probar cosas nuevas.
- Curiosidad.
- Capacidad para relajarte, incluso en los momentos de estrés.
- Buenos hábitos de sueño.
- Despertarte con mucha energía.
- Motivación para moverte y hacer ejercicio.
- Ir todos los días al baño.
- Agudeza mental y atención.
- Buena memoria.
- Comer con regularidad sin necesitar picar entre horas.
- Estar satisfecha en general, sin razón alguna.
- Llorar solo cuando la situación realmente lo justifica.
- Tener pocas arrugas para tu edad.
- Que no te crezca el pelo donde no debe.
- Transpiración normal.
- Manos y pies ni fríos ni calientes.
- Buena concentración.
- Metabolismo sano.

En realidad, no hay nada en nuestro cuerpo que no esté bajo la influencia de las hormonas. Pero solo cuando estas trabajan en armonía entre ellas, cuando el sistema endocrino está equilibrado, se obra la magia: no solo te sientes sana, vital y fuerte, sino segura, tienes buen aspecto, duermes bien, te brillan los ojos, estás estable emocionalmente, tu mente está despierta, experimentas una dicha profunda y te sientes verdaderamente afortunada y satisfecha contigo misma.

LAS MUJERES SOMOS SENSIBLES A LOS CAMBIOS HORMONALES

En nuestro cuerpo apenas sucede nada sin que haya hormonas implicadas. Muchos «trastornos femeninos» son problemas hormonales que nos están indicando que algo no anda bien, porque nos guste o no, las mujeres somos más sensibles a los cambios hormonales que los hombres, y más vulnerables a padecer un desequilibrio hormonal. Las hormonas te avisan cada vez que se produce un desequilibrio. Por eso es conveniente entender bien su influencia, porque nos ayudará a envejecer sanas.

> Cuando conoces tu funcionamiento hormonal, cuentas con una poderosa herramienta que te ayuda a conservar la vitalidad y la salud durante la edad madura.

La calidad de vida empieza con el equilibrio hormonal

Si comparamos las hormonas con la instalación eléctrica de una casa, los hombres tendrían un solo interruptor, mientras que las mujeres tendríamos un complejo cuadro eléctrico. En los hombres, el papel principal lo desempeña la testosterona. Esta hormona empieza a desempeñar un papel importante en la pubertad, al poco tiempo toma el control y el interruptor se pone en *ON*. A partir de los cuarenta, el interruptor regresa paulatinamente a la posición *OFF*. Esto sucede a un ritmo aproximado de un dos por ciento anual, y es bastante claro y predecible.

Las mujeres tenemos un cuadro eléctrico complejo, porque cada mes nuestro útero se prepara para albergar al óvulo para su fecundación. Las mujeres experimentamos más cambios hormonales en un mes que los hombres en toda su vida. Nuestra calidad de vida, y con ella la posibilidad de desarrollar todo nuestro potencial, empieza con unas hormonas capaces de hallar el equilibrio entre ellas, de sustituirse cuando sea necesario y de hacer lo que haga falta a favor de la energía y la salud.

Tienes más influencia de lo que imaginas

¿Te sientes, a veces, víctima de tus hormonas? ¿Has gritado desesperada alguna vez: «¡son mis hormonas!» cuando has tenido algún encontronazo con tu pareja y, al cabo de una hora, te has preguntado por qué has tenido ese pronto? ¿Te pones a llorar desconsoladamente por nada? Muchas mujeres se sienten víctimas de sus hormonas, pero, normalmente, solo se refieren a sus fluctuaciones hormonales mensuales: antojos premenstruales o, en una etapa más madura, la menopausia con sus correspondientes sofocos. Como ya habrás visto, el abanico de efectos hormonales es mucho más extenso que todo eso. Tus hormonas están contigo *a diario*, no puedes huir de ellas.

> Tus hormonas no son unas aventureras que van a lo suyo.

Tengo buenas noticias para ti: ya no tienes por qué sentirte víctima de tus hormonas. Por el contrario, tienes mucha influencia sobre ellas. Y conocer a fondo el funcionamiento hormonal es un instrumento importante para controlar no solo tu salud física, tu vitalidad y tu peso, sino también tu salud mental y emocional. Sí, ¡también tu estado de ánimo!

Tus hormonas no son unas aventureras que van a lo suyo en tu cuerpo, sobre las cuales no tienes ningún control. Si sabes cómo funcionan, puedes hacer que trabajen *a tu favor*, en lugar de tener la sensación de que siempre van en tu contra.

De hecho, en realidad, no hay conflicto, porque tanto tus hormonas como tú queréis lo mismo: que estés lo más sana y feliz durante el mayor tiempo posible. Cuando conoces tu sistema hormonal y lo incluyes en tu equipo, cuentas con un poderoso aliado para tu salud y tu vitalidad. Pero ¿cómo puedes colaborar con tus hormonas?

Tus hormonas se comunican con tu entorno

Puedes considerar tus hormonas como si fueran guardaespaldas que siempre están dispuestas a defenderte las veinticuatro horas del día siete días a la semana. Exploran el entorno para valorar si es seguro para ti. Aunque te parezca que tu cuerpo es independiente de su entorno –pues podrías tomar un avión a Tahití y sacarlo de su entorno actual–, en realidad tu cuerpo siempre responde a él. Y eso es bueno, porque, de lo contrario, no podrías sobrevivir. Cuando en Montana hace frío, tu cuerpo hace todo lo posible para conservar el calor, pero si aterrizas en el clima tropical de Tahití, hará lo posible para enfriarse.

De hecho, tu cuerpo siempre se está comunicando con su entorno para averiguar qué es lo que necesitas. ¿Ha de calentarte o enfriarte? ¿Has de dormir o despertarte? ¿Debe almacenar grasa o utilizarla? ¿Tienes hambre o estás llena? ¿Te apetecería tener relaciones sexuales ahora o prefieres estar a solas? Tu cuerpo nunca se desvincula de su entorno y tus hormonas siempre se están adaptando a él para mantenerte sana.

Tu entorno no es el ideal para tus hormonas

Ahora llegamos al núcleo de la cuestión y a la clave de todos los problemas hormonales: las circunstancias en las que se encuentra tu cuerpo no son las ideales. Tus hormonas preferirían que estuvieras todo el día al aire libre, en un clima maravilloso, sin contaminación ambiental, que no hicieras nada más que recoger hortalizas, frutas, frutos secos, raíces y algunos insectos, que hablaras con otras mujeres, jugaras con los niños y te reunieras con tus seres queridos alrededor de una hoguera por la noche, para preparar una comida deliciosa. Después, un hombre salvajemente atractivo te invitaría a esconderte entre los arbustos con él. Me imagino que tu realidad es un poco distinta. La mía también.

TU ENTORNO ES MÁS IMPORTANTE QUE TU GENÉTICA

Las dolencias y enfermedades se suelen atribuir a la genética. Tus genes no son inalterables, todo lo contrario, son tan flexibles como una rama de sauce. Se han realizado muchas investigaciones con gemelos idénticos, que comparten los mismos genes y, por consiguiente, el mismo ADN. Pero resulta que nunca viven de un modo idéntico y rara vez padecen las mismas dolencias o enfermedades. De hecho, sus vidas y salud física, mental y emocional suelen ser bastante dispares. Incluso con una alta predisposición genética a ciertas enfermedades, un gemelo puede verse afectado de una dolencia a los treinta y tres años y el otro a los ochenta, o no padecerla en absoluto. Esta es una muestra del poder que tiene el entorno y lo débil que puede ser la genética.

La salud de la mujer parece ser más vulnerable

En la sociedad occidental actual, la salud de la mujer parece ser más vulnerable que la de los hombres. Nuestra esperanza de vida es de ochenta y tres años, tres años y medio más que ellos, pero experimentamos *siete* años más de enfermedades crónicas variadas. Esos años que vivimos de más son de dudosa calidad. No quisiera ser cínica, pero, de acuerdo con esta estadística, podríamos plantearnos una amarga pregunta: ¿vivimos más las mujeres o morimos más lentamente?

No se trata solo de los últimos siete años. Como mujeres, padecemos una serie de enfermedades crónicas a lo largo de nuestra vida que los hombres parecen esquivar, eso excluyendo las dolencias relacionadas con nuestros órganos femeninos: útero, ovarios, vagina y senos.

En Occidente, las mujeres tenemos quince veces más posibilidades de padecer síntomas de tiroides hipoactiva (hipotiroidismo). La artritis reumatoide, la osteoartritis, la pérdida ósea, el síndrome de fatiga crónica, el alzhéimer, los aneurismas cerebrales y las enfermedades cardiovasculares son mucho más comunes en las mujeres. Lo mismo sucede con las enfermedades autoinmunes como la de Crohn, la tiroiditis crónica (Hashimoto), la celiaquía y la esclerosis múltiple. La depresión, la ansiedad y el insomnio afectan el doble a las mujeres que a los hombres. El setenta y cinco por ciento de las prescripciones de fármacos para el insomnio y la depresión, una industria de mil millones de dólares, son para mujeres. Además, aumenta el número de mujeres que sufren trastornos de los que no se sabe mucho, como síndrome premenstrual, síndrome del ovario poliquístico, endometriosis, menstruación dolorosa, migraña, sensibilidad mamaria, fibroides (miomas), pérdida del cabello, lipedema, problemas de tiroides, cambios de humor, trastornos de las adrenales y pérdida de memoria.

Este tipo de trastornos, sobre los que no existen suficientes conocimientos, son mucho más comunes en las mujeres que en los hombres. Una cuarta parte de las mujeres estadounidenses toman medicación para problemas relacionados con la salud mental. Los centros psiquiátricos están llenos de mujeres, no de hombres. Cada vez hay más mujeres jóvenes que tienen problemas de fertilidad y que padecen enfermedades, como el alzhéimer y el párkinson, a edades más tempranas. Hay muchas mujeres mayores de cuarenta que experimentan una amplia gama de trastornos etiquetados como «menopáusicos» o «perimenopáusicos». Una de cada tres tendrá cáncer. El cáncer de mama afecta a una de cada ocho mujeres. En la década de los cincuenta, esta cifra era de solo una de cada veintidós.

La epidemia a nivel global sigue reclamando más víctimas. Las mujeres jamás han estado menos sanas que ahora, en toda la historia de la humanidad. ¿Qué está sucediendo? La respuesta es que vivimos en un mundo que cada vez distorsiona más nuestro equilibrio hormonal. Los hombres también experimentan trastornos hormonales, pero las mujeres somos más propensas.

> Vivimos en un mundo que cada vez distorsiona más nuestro equilibrio hormonal.

TU ENTORNO TRASTOCA TU EQUILIBRIO HORMONAL

¿Cuáles son los principales disruptores endocrinos que amenazan la salud de las mujeres?

LA DIETA

En nuestra dieta podemos encontrar muchos disruptores endocrinos. Por una parte, le faltan algunos nutrientes esenciales, como las grasas saludables, que el cuerpo femenino necesita para estar sano. Por otra, está llena de aditivos químicos que conducen al caos hormonal; los principales culpables son los xenoestrógenos, una categoría de disruptores endocrinos que tienen un efecto similar al de los estrógenos (*xeno* significa 'otro' o 'extraño'). Puesto que los primeros se asemejan tanto a los segundos, las mujeres somos mucho más sensibles a sus efectos que los hombres. Trataré este tema con más detalle en el capítulo dos.

LOS INTENTOS POR ADELGAZAR

Vivimos en una sociedad que concede un gran valor a la delgadez. A la mayoría de las mujeres, esto les fomenta una actitud que las perjudica. Los hombres tienen más masa muscular por naturaleza, mientras que las mujeres almacenan más grasa.

¿Has hecho alguna vez lo imposible por adelgazar? No eres la única. Las mujeres tienen más tendencia que los hombres a hacer dieta, y el resultado es que engordan más y están menos en forma, porque hacer dieta trastoca por completo el sistema endocrino femenino. Esto provoca angustia y frustración, y conduce a probar otra dieta en cuanto se acerca la primavera. Las dietas causan estragos en nuestras hormonas.

Sí, aunque tengas más de cuarenta, *puedes* adelgazar y estar sana físicamente, pero solo si ya estabas sana. Se suele decir que para estar sana has de adelgazar. Pero yo prefiero exponerlo de otro modo: primero has de estar sana, y luego el adelgazamiento se producirá por añadidura y espontáneamente. Explicaré esto en el capítulo cuatro.

LA BÚSQUEDA DE LA JUVENTUD Y LA BELLEZA

Mantenerse bella el máximo tiempo posible también está muy valorado en nuestra sociedad. Y «bella» equivale a «parecer joven». Preferimos evitar el envejecimiento todo lo posible. Especialmente, parece que las mujeres tengamos que cumplir esta expectativa. ¿Cuántos productos de cuidado personal y cosméticos has utilizado hoy? Las mujeres, para parecer más jóvenes y estar más guapas, nos pasamos media vida untándonos la piel, el pelo y las uñas con un cóctel de productos. Lo que no sabemos es que muchos de estos productos químicos son disruptores endocrinos que absorbe nuestro cuerpo. La piel absorbe hasta el sesenta por ciento del producto que le aplicas. Afortunadamente, ahora tenemos productos alternativos excelentes, elaborados con ingredientes naturales y de todos los precios. Hazles un favor a tus hormonas y cambia a una marca que no tenga sustancias químicas disruptoras endocrinas y cancerígenas.

¿UN CÓCTEL DE DISRUPTORES ENDOCRINOS PARA TU PIEL?

Las mujeres usamos un promedio de quince productos cosméticos y de cuidado personal diferentes al día. Según una investigación de la Universidad de Medicina de la Prefectura de Kyoto, esto implica aplicar sobre la piel una media de quinientas quince sustancias químicas sintéticas al día. Los perfumes contienen aproximadamente doscientas cincuenta. No hay ningún investigador en el mundo que esté estudiando los efectos de estas sustancias sobre nuestra salud.

Diez ingredientes que debemos evitar a toda costa
- Parabenos.
- Ftalatos.
- Triclosán.
- Aluminio.
- Lauril sulfato de sodio.
- Alcohol (también llamado etanol).
- Fragancia o perfume, un término que sirve para camuflar una variedad de sustancias químicas.
- Butihidroxianisol (BHA) o butilhidroxitolueno (BHT).
- Benzofenona-3 (oxibenzona).
- Cocamidopropil betaína.

LOS PRODUCTOS QUÍMICOS DEL HOGAR

¿Quién hace la mayor parte de las tareas domésticas? Estas tareas todavía suelen recaer en las mujeres. El trabajo del hogar es otra de las formas en que se puede alterar tu sistema endocrino, porque te expone a muchas sustancias disruptoras. Los productos de limpieza, el detergente para la colada, las toallitas para la secadora y los herbicidas para las plantas del jardín, todos estos productos suelen contener sustancias químicas que perjudican a nuestras hormonas.

LOS MEDICAMENTOS

Ante todo quiero aclarar algo: doy gracias por los medicamentos, porque pueden salvar vidas. Pero para la mayoría de las mujeres tomar medicación a largo plazo no es la solución para sus problemas. Muchas toman la píldora anticonceptiva durante años, que restringe y altera el funcionamiento hormonal. Hay millones de mujeres en el mundo que toman la píldora, no por su función anticonceptiva, sino para enmascarar un sinfín de disfunciones hormonales que, indudablemente, no se resuelven. Cuanto más persiste el problema hormonal, más cuesta recobrar el equilibrio del sistema endocrino.

¿Has tomado medicación durante largos periodos de tiempo? Puede que la medicación sea necesaria, pero, con frecuencia, no es un remedio que cure. Solo el cuerpo puede sanarse a sí mismo. Aunque los cirujanos y otros especialistas lo recompongan después de un accidente, el responsable de la curación sigue siendo tu cuerpo.

LA MAYOR PARTE DE LOS MEDICAMENTOS NUNCA HAN SIDO PROBADOS EN MUJERES

Hasta 1993, las mujeres (y los animales de sexo femenino de los laboratorios) eran sistemáticamente excluidas de las investigaciones médicas. Los científicos daban por hecho que los ciclos hormonales femeninos o el uso de la píldora influirían en los resultados de las pruebas, pero en la vida real las mujeres tienen sus ciclos menstruales y muchas toman la píldora; por lo tanto, ¡es importante entender cómo influyen estos factores en la eficacia de los fármacos! Todavía existen casos de medicamentos comunes en los que nunca se ha estudiado su efecto en las mujeres. Hay un estudio denominado, *Gender and Health Knowledge Agenda* [agenda de conocimiento para el género y la salud], encargado por el Ministerio Holandés de Salud, Bienestar y Deporte y publicado en 2015, que demostraba que las mujeres padecen efectos secundarios graves por los medicamentos un sesenta por ciento más que los hombres.

La medicina no se ha interesado demasiado por las diferencias entre hombres y mujeres. La mayoría de los médicos no entienden la influencia de las hormonas en la vida de las mujeres. No tienen muchos conocimientos sobre el cuerpo femenino y las complejas formas en que interactúan las hormonas. En futuras investigaciones, todavía se han de aclarar y comprender muchas cosas en este campo. Los profesionales no asocian nuestros trastornos al sistema endocrino, todavía se manda a casa a muchas mujeres diciéndoles que han de «aprender a vivir con ello». Nuestra medicina es fantástica cuando se trata de arreglar algo que se ha roto en nuestro cuerpo, pero no tanto en lo que concierne a ayudarnos a mantener la salud.

> Nunca son los médicos los que te curan;
> en última instancia, siempre es tu cuerpo
> el responsable de la curación.

Esta es la razón por la que es tan importante que seas tú misma quien controle tu propia salud. Ha llegado el momento de que aprendas más y te responsabilices. El conocimiento y la confianza en sí mismas son una gran medicina para las mujeres. Ten presente que tu médico rara vez tendrá tiempo para mantener una conversación profunda contigo, y no es muy probable que salga a la luz la perjudicial discusión que has tenido con tu madre y que te ha provocado la subida de tensión. Es muy posible que salgas de la consulta con una receta para la hipertensión. Pero la hipertensión no se debe a la falta de betabloqueantes, como un dolor de cabeza tampoco se debe a la falta de analgésicos. Siempre hay algo que anda mal.

Lo más seguro es que tu médico no recibiera más de seis horas de formación sobre nutrición en todos sus años de estudio. ¿Qué médico te pregunta lo que tienes en la nevera y en los armarios de tu cocina? No necesitas un médico para darte cuenta de que la nutrición y el estilo de vida tienen una gran influencia sobre tu salud.

> ¿Qué médico te pregunta lo que tienes en
> la nevera y en los armarios de tu cocina?

EL ESTRÉS

No te lo voy a preguntar, porque ¿qué mujer *no* está estresada hoy en día? El estrés no es bueno para nadie; además, también es el peor de los disruptores endocrinos. Aunque esto sea igualmente aplicable a los hombres, aquí es donde hay muchas mujeres que llevan las de perder, porque gracias a nuestro sistema endocrino, somos más sensibles al estrés que los hombres. Especialmente, a las mujeres mayores de cuarenta años el estrés puede complicarles las cosas, si quieren tener un cuerpo sano y gozar de una vida fantástica. En el capítulo dos, explicaré cómo funciona esto y por qué la relajación es esencial para las mujeres de dicha edad.

El estrés es el peor de los disruptores endocrinos.

POCA ACTIVIDAD FÍSICA

En un entorno ideal, estarías activa la mayor parte del día. Eso les encanta a las hormonas. Como media, nos movemos solo tres horas al día, a excepción de los fines de semana, que estamos más activas. Con «movernos», me refiero a participar en actividades como caminar, ir en bicicleta, hacer las tareas del hogar e ir a comprar. ¿Cuántas horas al día estás físicamente activa? ¿Y también haces ejercicio? Con «ejercicio» me refiero a cualquier actividad que suba tu frecuencia cardíaca y que realizas para mejorar tus habilidades y tu resistencia. Pueden ser ejercicios cardiovasculares, circuito, intervalos o entrenamiento con pesas. Hacer suficiente actividad física y ejercicio es importante para tus hormonas.

¿Rara vez estás físicamente activa, ni tienes ganas de hacer ejercicio, porque estás demasiado cansada? Un cuerpo malnutrido no tiene ganas de moverse. Empieza por mejorar tu nutrición y sentirás ganas de estar físicamente activa. De verdad, ¡te lo prometo!

¿QUIERES TENER MÁS? ¡EMPIEZA A HACER ENTRENAMIENTO CON PESAS!

A medida que envejecemos disminuye nuestra fuerza muscular, a menos que sigamos usando plenamente nuestra musculatura. Cuanto más mayor te haces, más importante es hacer ejercicio. La buena noticia es que puedes seguir creando masa muscular hasta una edad bastante avanzada. Los centros de *fitness* deberían estar llenos de personas de más de cuarenta: necesitan entrenamiento con pesas y ejercicios cardiovasculares más que ninguna otra cosa. De ti depende de si a los ochenta estarás usando un andador o seguirás yendo a hacer senderismo en la montaña. Un efecto secundario curioso que se ha descubierto, en un estudio estadounidense, es que las mujeres se vuelven más valientes cuando crean masa muscular.[1] Las mujeres que hacían entrenamiento con pesas no se ponían tan nerviosas cuando conducían por una ciudad desconocida y tenían más iniciativa para pedir un aumento de sueldo a su jefe. A más músculos, más testosterona, por consiguiente, más decisión y más agallas. Por experiencia personal, puedo decirte que es cierto.

UN CICLO DE SUEÑO DISRUPTIVO

Muchas mujeres trabajan de enfermeras, cuidadoras, azafatas u ocupan otros puestos donde se hacen turnos. Por desgracia, esto no es bueno para el sistema endocrino. La hormona del crecimiento solo se activa durante el sueño y se encarga de reparar las células. La hormona del sueño, la melatonina, es un poderoso antioxidante, que genera nuestro cuerpo para protegernos de las infecciones y del envejecimiento. Aunque no trabajes por turnos, hemos alargado el día y acortado la noche, debido a la luz artificial, lo cual aumenta la probabilidad de que nos falten horas de sueño. Dormir mucho y profundamente es lo mejor que puedes hacer. Las mujeres tenemos el doble de posibilidades de padecer insomnio que los hombres.

¿Te das cuenta de que hay muchos factores que indican que vives en un entorno que no es favorable para mantener el equilibrio del sistema endocrino? Por eso es tan importante saber qué necesitan tus hormonas para funcionar lo mejor posible.

TRABAJA CON TUS HORMONAS

Si quieres formar un equipo extraordinario con tus hormonas, es importante que seas consciente de que estas siempre están haciendo todo lo posible para conservar tu salud. Tu misión es proporcionarle a tu cuerpo, cargado de hormonas, el mejor de los entornos. Por eso es necesario que sepas más sobre ellas, porque colaborar es más inteligente que luchar. Pero lo más importante es que luchar contra las hormonas es inútil: siempre perderás la batalla. Tus hormonas son mucho más fuertes que tu fuerza de voluntad. ¿Te resulta familiar esta frustrante afirmación? Te has prometido que dejarías de comer entre horas, pero sucumbes a la tentación de un trozo de chocolate. O esta otra: te propones ir al gimnasio dos veces a la semana, pero a las tres semanas, ya estás buscando excusas para no ir. Estos son ejemplos de la lucha de tu fuerza de voluntad contra tus hormonas. ¿Cuántas veces has experimentado esto?

Sin embargo, no es tan difícil trabajar con las hormonas, porque tu cuerpo funciona con lógica. Voy a darte un ejemplo.

Tu instinto de supervivencia siempre vencerá a tu fuerza de voluntad

Si miras la televisión hasta bien avanzada la noche, le estás diciendo a tu cuerpo que todavía es de día. Tus hormonas no entienden de televisores u ordenadores, solo del día y la noche. Muchas mujeres tienen antojos nocturnos. ¿A ti también te sucede? Quizás sea la causa de años de frustración, pero para tus hormonas es pura lógica. Aunque sean las once de la noche, si tienes encendida la luz artificial, les estás indicando a tus hormonas que es pleno día, pero al mismo tiempo sienten que estás cansada. Para tu cuerpo, sentir cansancio en pleno día indica peligro, porque puede flaquear tu atención. Tus hormonas no saben que estás holgazaneando viendo una película en el sofá o que estás sentada delante de tu ordenador sin peligro alguno.

Imagina que, de pronto, tuvieras que huir de un oso o, lo que sería más probable en nuestra realidad, tuvieras que extinguir un incendio que has provocado por dejar las velas demasiado cerca de las cortinas. ¿Cómo responderías mejor? Asegurándote de que tienes algo de energía almacenada. Preferiblemente, comiendo algo que dé energía rápidamente. Para tus hormonas, esto es perfectamente lógico. Así que, aunque te hayas propuesto no picar nada por la noche, tu instinto de supervivencia siempre derrotará a tu fuerza de voluntad. Y así es como desaparecen esas seis últimas galletas que quedaban en el frasco o las porciones de *pizza* que habían sobrado...

¿Entiendes ahora por qué es importante saber cómo «piensan» tus hormonas? Si sabes cómo actúan, no cuesta tanto; en este ejemplo de comer por la noche, bastaría con darle a tu cuerpo la señal de que es tarde y de que estás a salvo. Una hora antes de acostarte, apaga la tele y el ordenador, baja la intensidad de las luces, escucha música tranquila y llévate un libro a la cama o date un baño relajante. Si estás cansada, vete a la cama a tu hora y evita la tentación de volver a sumergirte en el universo de Internet. Notarás que tus hormonas te pedirán alimentos dulces y otros caprichos con menos frecuencia.

EL ENTORNO MÁS IMPORTANTE PODRÍA SER TU DIETA

Tus hormonas reaccionan directamente a tu entorno. Pero situarte en un entorno más saludable, afortunadamente, no supone hacer un cambio tan radical como emigrar a la soleada Tahití. El tipo de entorno más importante podría ser tu dieta: es el entorno al que invitas a tu cuerpo.

Eres lo que comes, en un nivel mucho más profundo de lo que puedes imaginar. Cada segundo mueren diez millones de células y nacen otras nuevas. Todo esto pueden hacerlo gracias a los alimentos. Nuestro cuerpo es una estructura que está en continuo proceso de reconstrucción y autocuración. Un corte en un dedo o un cardenal en la pierna se curan solos. Es el mismo proceso de curación que tiene lugar en nuestro interior, donde no podemos verlo.

Cada segundo generamos millones de células nuevas gracias a nuestra dieta

Podemos hablar de renovación celular masiva gracias a lo que comemos. No solo el pelo y las uñas están formados de tejido vivo que se renueva y repara a sí mismo constantemente, sino también el corazón, el hígado, los riñones e, incluso, los huesos. La dieta determina si nuestro cuerpo cuenta con los nutrientes necesarios para autorreconstruirse, cada segundo, con células sanas y nos indica si tenemos suficientes nutrientes para producir las hormonas correctas en la cantidad adecuada.

Tu cuerpo del futuro está en tu plato de hoy

Lo que comes importa. A mí me gusta decir: «Tu cuerpo del futuro está en tu plato de hoy». En realidad, es un poco simplista, porque también es importante que tu cuerpo pueda absorber los nutrientes, usarlos y eliminarlos como corresponde. En el peor de los casos, tomarás buenos nutrientes, pero los expulsarás sin haberlos aprovechado. Cuanto mejor sea tu alimentación, más se equilibrará tu cuerpo, en particular tu sistema digestivo, y mejor digerirás y absorberás los valiosos nutrientes.

La dieta tiene mucha influencia sobre tu cerebro y tus emociones. Existe una relación directa entre lo que comes y tu capacidad de concentración, tu salud mental y tu estado emocional. Asimismo, influye enormemente en tus hormonas y estas, a su vez, influyen en tu estado de ánimo. En el capítulo dos, trataré este tema con más detenimiento.

Hay algunas células que se autosustituyen en un día, mientras que otras tardan más, pero en siete años, prácticamente, todas las células de tu cuerpo se habrán renovado por completo. ¡Eso significa que en siete años puedes ser una persona totalmente nueva! Tu aspecto y tu estado de ánimo dependen en gran medida de lo que pongas en tu plato.

La comida que pones en tu plato: un punto de partida para el cambio

Por propia experiencia, y para muchas de las mujeres a las que guío, los alimentos que pones en tu plato son un punto de partida esencial para el cambio. Si empiezas a alimentarte bien, tus hormonas se reequilibrarán solas. Los antojos desaparecerán, porque un cuerpo bien nutrido no mendiga comida. Observarás que duermes mejor y que, gracias a ello, tienes más energía. Más horas de sueño equivalen a estar más relajada. Te resultará más fácil conseguir un peso saludable. Posiblemente, no tendrás que volver a hacer ninguna otra dieta para adelgazar, lo cual te ayudará a evitar un disruptor endocrino importante. Una dieta sana te aportará más energía para estar activa, y así pondrás menos excusas para ir al gimnasio. Es verdad, ¡un cuerpo sano *quiere* actividad! Una alimentación correcta te ayudará a sentirte más sana, y eso hará que te sientas mejor y que aumente tu autoestima. Puede que hasta te decidas a encontrar otro trabajo mejor o que te sea más fácil decir «no» sin sentirte culpable, y eso te proporcionará más tiempo para hacer lo que es importante para ti.

La brújula nutricional es lo que recomiendo a todas las mujeres que quieren reequilibrar su sistema endocrino. Es el inicio del camino para conseguir más vitalidad y salud. Un cuerpo sano puede ayudarte a gozar del tipo de vida que deseas, tanto si eres joven como si ya has alcanzado la menopausia. Pero, primero, déjame contarte algo más sobre la menopausia, porque existe mucha confusión sobre este tema.

EL PROBLEMA NO ES LA MENOPAUSIA

El mito principal es que nuestro cuerpo empieza su declive a partir de los cuarenta. Si siempre te estás recordando que tu salud va a comenzar a fallar a partir de esa edad, eso se hará realidad: a tu cuerpo le afecta lo que piensas. Los pensamientos son incluso más fuertes que las hormonas. Por eso, si quieres vitalidad y salud, tus convicciones respecto al envejecimiento son importantes.

Hay otra convicción que puedes adoptar: podemos vivir hasta una edad avanzada sana y vital: física, mental y emocionalmente. Esta es la conclusión a la que he llegado en estos últimos años. Y es la línea de pensamiento que me encantaría que compartieras.

Lo que pretendo en este libro es ayudarte a trabajar conjuntamente con tu sistema endocrino, para que puedas obtener, al menos, un ochenta y cinco por ciento de salud y vitalidad. Por esta razón, no puedo evitar hablar de la menopausia, una etapa de la vida en que muchas mujeres experimentan todo tipo de trastornos de salud, que se atribuyen a sus hormonas.

> No culpabilicemos a nuestro cuerpo de nuestros problemas en la menopausia.

La menopausia dura solo un día

Mucho se ha escrito sobre la menopausia y la perimenopausia. En los libros y en Internet, encontraremos mucha información sobre trastornos asociados a esta etapa de la vida, como si la menopausia tuviera la culpa de todo. Si no vamos con cuidado, también acabaremos creyendo lo mismo.

Los síntomas asociados con la menopausia pueden empezar alrededor de los cuarenta y cinco (generalmente, antes) y durar hasta diez años. Suelen producirse años antes de nuestra última menstruación, que normalmente es a los cincuenta y dos. A partir de esa edad, los síntomas suelen disminuir, pero no en todas las mujeres, porque cada mujer es única. *Menopausia* es la palabra que se usa para ese día a partir del cual transcurre un año y no hemos vuelto a tener la menstruación. Solo sabes que era ese día cuando no has vuelto a tener la regla en un año. Desde entonces, ya no necesitas anticonceptivos, aunque sé que hay un buen número de mujeres sanas, de más de cincuenta, que no confían demasiado en eso. Así que, en realidad, la menopausia solo dura un día. Buena noticia, ¿verdad?

No obstante, tenemos la costumbre de atribuir casi cada problema de salud que tengamos entre los cuarenta y cinco y los cincuenta y cinco años a la menopausia. Al final, puede parecer que casi todo lo que cambia en nuestro cuerpo, durante esa etapa, se deba a ella.

Cuando culpabilizamos de todos los problemas que hemos tenido, durante una década, a la menopausia, es como dar por hecho que la naturaleza ha cometido un error al crear nuestro cuerpo. Estoy segura de que eso no es cierto. Por eso, a mí me gusta decir que la menopausia solo dura un día.

No me malinterpretes, soy la última persona que trivializaría los problemas de la perimenopausia y la menopausia, porque sé que son reales, tanto los físicos como los mentales. Yo he tenido unos cuantos. Si sufres mucho estrés entre los cuarenta y cinco y los cincuenta y cinco, tu sistema endocrino se desequilibrará notablemente y sufrirás muchos síntomas. Pero, en realidad, no son la perimenopausia ni la menopausia las culpables de estos molestos y graves síntomas. Una vez más, es el entorno en el que vivimos, lo que nos rodea, lo que provoca una disrupción en nuestras sensibles hormonas que causa estos problemas.

Los síntomas de la perimenopausia vienen determinados en gran medida por el lugar en el que vives

En la sociedad occidental, el ochenta por ciento de las mujeres padecen sofocos, que pueden hacerles la vida muy difícil. A medida que las mujeres de países no desarrollados adoptan el estilo de vida y los hábitos alimentarios de Occidente, también empiezan a sufrir estos síntomas. Pero, al mismo tiempo, hay muchas occidentales que viven la menopausia sin síntomas. La conclusión lógica es que no se debe tanto a nuestro cuerpo como a nuestro entorno y nuestras circunstancias. La mayor parte de los síntomas relacionados con la menopausia (incluido el aumento de peso) y muchas enfermedades crónicas del mundo occidental se deben a nuestro estilo de vida, nuestros hábitos alimentarios y el medioambiente que nos rodea. La época anterior a la menopausia se caracteriza por nuestra hipersensibilidad al caos hormonal. Esa es la razón por la que hay muchos más síntomas que se vuelven obvios. Hasta los cuarenta, nuestro cuerpo cuida de nosotras. A partir de esa edad, hemos de trabajar con él conjuntamente y con inteligencia. ¡A los cuarenta, es el momento de pasar a la acción!

Nunca es demasiado pronto para empezar a tratar la menopausia

Nunca haré suficiente hincapié en que nuestro cuerpo es inteligente y asombroso. Si trabajas con tus hormonas, la menopausia no será una etapa llena de trastornos y malestares. Por el contrario, será un momento de transformación, crecimiento y florecimiento.

Cuando tu cuerpo te envíe señales en forma de trastorno u enfermedad, atiende sus peticiones de ayuda. Por lo general, estas peticiones se manifiestan inicialmente como un susurro, pero si no les prestas atención a los susurros y a las señales, aparentemente insignificantes, tu cuerpo puede alzar la voz, y al final acabará lanzando una bengala de emergencia. Si a partir de los cuarenta y cinco, tu cuerpo te pide ayuda a gritos, lo más normal es que hayas desoído sus súplicas durante años. Las mujeres somos bastante buenas en esto: no hacemos caso de los pequeños dolores y malestares, hasta que nuestro cuerpo tiene que usar la artillería pesada.

El desequilibrio hormonal suele producirse mucho antes de que empiece la menopausia. A veces, pregunto: «¿Es tu cuerpo el que te deja en la estacada o es a la inversa?».

Trastornos de la menopausia: la última llamada de aviso

Los achaques y los trastornos menores son avisos para que escuches a tu cuerpo y hagas todo lo necesario para formar un buen equipo. Presta atención a las pequeñas señales: pueden ser tan simples como un dolor de baja intensidad, un eccema persistente en alguna zona o un herpes labial recurrente. Si a los cuarenta y cinco ya no te sientes jovial y energética, ¿cómo estarás a los cincuenta y cinco? ¿O a los ochenta y cinco? Entre los cuarenta y cinco y los cincuenta y cinco, empezamos a experimentar los síntomas que, por conveniencia, denominamos problemas menopáusicos. Los diez más comunes son:

- Sofocos y sudoración nocturna.
- Sequedad vaginal.
- Aumento de peso.
- Trastornos del sueño.
- Agotamiento.
- Dolores de cabeza.
- Falta de libido.

- Cambios del estado de ánimo.
- Episodios depresivos o depresión.
- Menstruaciones copiosas.

Si los observas cuidadosamente, comprobarás que estos síntomas no los sufren solo las mujeres mayores de cuarenta y cinco años. Las excepciones podrían ser los sofocos, la sudoración nocturna y la sequedad vaginal, que sí son específicos de la menopausia. El resto de los de la lista también los sufren las mujeres más jóvenes y los hombres.

¿SON LOS SÍNTOMAS DE LA MENOPAUSIA EXCLUSIVOS DE LAS MUJERES?

Pim Christiaans y Hanny Roskamp, en su libro *Check Your Best Before Date* [Revísate todo lo que puedas antes de hora], escriben que el secreto mejor guardado de los endocrinólogos es que los hombres mayores experimentan los mismos síntomas que las mujeres, desde sofocos hasta cambios de humor. Y todas sabemos para qué es la Viagra. Así que quizás hasta los síntomas más propios de la menopausia –sofocos, sudoración nocturna y problemas de excitación sexual– no sean tan específicamente femeninos.

Los síntomas de la menopausia son la suma de todo lo que ha sucedido antes. Debido a los cambios hormonales, el cuerpo de la mujer es más vulnerable durante esta etapa, que es la razón por la que estos síntomas son más prominentes. La menopausia es la última llamada de aviso para el camino de envejecer con buena salud y vitalidad.

En otras palabras, nunca es demasiado pronto para empezar a tratar la menopausia. Si comienzas a trabajar con tus hormonas con suficiente antelación, tienes muchas probabilidades de que tu andadura por la menopausia te ocasione pocos problemas físicos y emocionales, y que, por el contrario, ¡te aporte más energía!

En el capítulo siguiente, presentaré las hormonas y los órganos más importantes, para que puedas averiguar si ya formas un buen equipo o si lo puedes mejorar.

RECUERDA ESTO

- En muchos aspectos, tus hormonas son las responsables de tu salud, tu vitalidad y tu aspecto.
- Tus hormonas quieren que vivas mucho y feliz.
- El sistema endocrino se desequilibra debido al entorno y la alimentación, demasiado estrés, poco ejercicio, falta de sueño y demasiadas sustancias tóxicas.
- Cuando entiendas cómo funciona tu sistema hormonal, te será más fácil trabajar con tus hormonas y formar un gran equipo.
- La alimentación es un punto de partida importante para cambiar tu vida. Cambia tu dieta, cambia tus hormonas, cambia tu vida.
- Solemos asociar la menopausia a una larga lista de síntomas. La medida en que los experimentemos dependerá mucho de nuestro entorno.

BATIDO VERDE

Para mí, los batidos son la forma ideal de tomar verduras al inicio del día. Asegúrate de que tu batido tenga suficientes grasas y proteínas; de lo contrario, tendrás hambre al cabo de una hora. Además, las grasas favorecen la absorción de las vitaminas y de los minerales en el intestino. Esta es una de mis recetas favoritas, con posibilidad de infinitas variantes. Me encanta tomarlo con cuchara en un bol grande.

Esto es lo que necesitas

1 cucharada de copos de avena integral gruesos
1 naranja
1 puñado de espinacas (aproximadamente, ¼ de taza)
½ plátano maduro
1 kiwi
7 cucharadas de leche vegetal
1 cucharada de semillas de cáñamo sin cáscara

Así es cómo se hace

Pon en remojo los copos de avena durante la noche anterior en agua. Con un cuchillo afilado, pela la naranja, como pelarías una manzana, y cuartéala. De este modo, también tomarás las semillas, la fibra y todos los nutrientes.

Pon todos los ingredientes en la batidora y bátelos hasta que obtengas una pasta densa. Pruébala para comprobar si le falta algo. A veces, le añado un chorrito de zumo de limón. Vierte la mezcla en un bol grande. Añade semillas de cáñamo en abundancia para un mayor aporte proteico. Ponle coco rallado, frutos secos troceados o semillas, si te apetece, o el resto del plátano cortado a rodajas finas.

2

SÉ ASTUTA CON TUS HORMONAS

Entender mis hormonas y cómo podía influir en ellas positivamente fue lo más importante en mi recuperación de mi síndrome *burnout*. También supuso una inyección de energía y bienestar que dura hasta hoy. Soy consciente de que, como mujer, necesito conocer a fondo mi sistema endocrino. Ojalá lo hubiera sabido antes.

> Reequilibrar tus hormonas es mucho más sencillo que vivir con un caos hormonal.

LAS HORMONAS SON LOS INSTRUMENTOS DE TU ORQUESTA

En este capítulo, voy a hablar sobre las siete hormonas más importantes y dos órganos principales. Aunque las explique individualmente, están tan vinculadas entre ellas que no puedes contemplarlas por separado. Tocan juntas, como los músicos de una orquesta.

Cada miembro de una orquesta es único, domina su instrumento y su función. La armonía musical se logra cuando todos los músicos tocan lo mejor que saben y trabajan juntos como corresponde.

He reflexionado mucho respecto a si debía dar consejos sobre cada una de las hormonas individualmente, consejos que pudieras poner en práctica de inmediato. En principio, no quería hacerlo, porque no debes pensar en las hormonas como entes separados. Es mejor entenderlas en su totalidad. *La brújula nutricional* es mi método completo para que puedas reequilibrar tu sistema endocrino mediante la nutrición. Pero después de revisar los encabezamientos de este capítulo, imaginé que no querrías esperar a empezar el trabajo, así que opté por desglosarlo para que fuera más asequible.

Probar cuenta

Recuerda que cada cuerpo es único. Lo que a una mujer le va de maravilla a otra puede que no le funcione. Has de descubrir lo que a *ti* te va bien. Sé curiosa. Prueba cosas diferentes. En lo que a tu salud respecta, el esfuerzo es lo que importa. Además, debes ser consciente de que a tu cuerpo, como organismo, le cuesta cambiar. Incorporar hoy semillas de lino a tu dieta no significa que notes los resultados en el espejo pasado mañana.

ERES ÚNICA, COMO LO ES TU EQUILIBRIO HORMONAL

Después de haber leído muchos estudios complicados y libros gordísimos, escritos por médicos, sobre las hormonas femeninas, te puedo asegurar que los especialistas en salud de la mujer y los científicos muchas veces no se ponen de acuerdo. Con su «el conocimiento es mensurable», su «demuéstralo» y su visión mecánica del organismo, aún no han conseguido descifrar el misterio del cuerpo femenino. Todavía hay demasiadas cosas que no entendemos, porque cada mujer es única.

Esto no quiere decir que no sepamos nada: los científicos están de acuerdo en los conceptos básicos. Afortunadamente, con eso basta, porque nuestro cuerpo entiende los detalles, cuando tiene que lograr el equilibrio de su sistema endocrino. Para él, mantener ese equilibrio es una tarea más, como el latido del corazón o el funcionamiento del sistema digestivo y del sistema respiratorio mientras dormimos. Solo cuando nuestro entorno ha roto este equilibrio necesita que lo ayudemos. Por desgracia, este suele ser el caso en nuestra sociedad.

¿Qué son las hormonas?

Las hormonas son las sustancias químicas que se generan en diferentes partes de nuestro organismo. Podríamos considerarlas importantes mensajeras que transportan a todo tipo de células, principalmente a través de nuestro torrente sanguíneo, las instrucciones de lo que tienen que hacer. Una vez realizado el trabajo hormonal, se descomponen en el hígado y en los intestinos, y son eliminadas. El organismo crea cientos de hormonas diferentes, pero hay unas pocas que son esenciales y sería conveniente conocerlas.

El equilibrio hormonal está fluyendo constantemente

Muchas personas visualizan el equilibrio en forma de balanza o de un balancín de sube-baja, pero el equilibrio hormonal es mucho más complejo. Se parece más a esto:

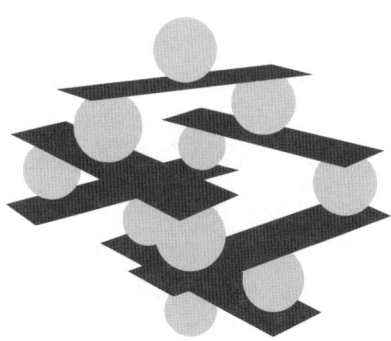

No te desanimes, no es tan complicado como parece. Nuestro cuerpo sabe intrínsecamente cómo alcanzar este equilibrio, porque está equipado para ello. Basta con que digamos que, por tu parte, lo que importa es que aportes los cimientos básicos y que te asegures de que el viento no se llevará la estructura.

El cuerpo está siempre intentando conservar el equilibrio. Monitoriza los estímulos incesantemente y hace todo lo posible por contrarrestarlos. Cuando el peligro acecha, las hormonas inyectan energía extra para que puedas correr más rápido, para que sudes y puedas eliminar el calor, para que cuando notes un olor extraño puedas averiguar la causa (¿te has dejado el gas abierto?), para que cuando huelas a tarta de manzana recién hecha tengas ganas de comértela. Todo esto son «desequilibrios» saludables. El cuerpo reacciona a ellos y se vuelve a equilibrar. A mí me gusta usar la expresión *equilibrio hormonal dinámico*.

EQUILIBRIO HORMONAL DINÁMICO

Durante nuestros años fértiles, nuestro cuerpo intenta madurar un óvulo u oocito. La glándula pituitaria –un pequeño órgano que se encuentra en el cerebro– crea la hormona folículoestimulante (FSH por sus siglas en inglés) para este proceso. La FSH se asegura de que el folículo, una bolsa llena de fluido que envuelve al oocito en los ovarios, ayude a este último a madurar. La hormona estrógeno se crea durante la maduración del óvulo en su folículo. Los estrógenos, entre otras funciones, ayudan a formar la membrana mucosa en el útero para que el óvulo fecundado se pueda nutrir. Tras, aproximadamente, catorce días, los estrógenos le dicen a la glándula pituitaria que el útero está listo, y esta genera una buena dosis de hormona luteinizante (LH), que desencadena la ovulación.

Durante la ovulación, el óvulo maduro se libera del folículo y está listo para encontrarse con el esperma y ser fecundado. El folículo vacío genera la hormona progesterona, que tiene múltiples funciones, entre las que se encuentra la implantación del óvulo fecundado. Entonces, esta hormona adopta un papel principal, y se reduce la producción de estrógenos. Si el óvulo no encuentra un espermatozoide adecuado, el útero se deshace de su recubrimiento y del óvulo, y vuelve a empezar el ciclo. (¿Sabías que es el óvulo el que elige al espermatozoide? ¡No es cierto que gana el primer espermatozoide que se cruza en su camino!). ¿Te das cuenta de lo dinámico y vulnerable que es este baile de las hormonas femeninas? ¡Hay mucho en juego!

REGLAS BÁSICAS PARA EL EQUILIBRIO HORMONAL DINÁMICO

Lo más importante que hemos de saber es que tener exceso o insuficiencia de hormonas activas en nuestro cuerpo, durante mucho tiempo, no es bueno. Esta es la regla principal. Nuestro cuerpo mantiene un equilibrio dinámico saludable, con suficientes hormonas activas, por una parte, y con la expulsión de las hormonas utilizadas, por la otra. Pero cuando hay demasiadas hormonas activas o no hay las suficientes, las cosas empiezan a torcerse.

Producción suficiente de hormonas activas

«Suficiente» en lo que respecta a la producción de hormonas significa ni mucho ni poco. Si un órgano produce en exceso cierto tipo de hormona, el cuerpo tiene una serie de recursos para remediarlo:

- Puede aumentar la expulsión de dicha hormona.
- Puede transformarla en otra distinta.

- Puede desactivar temporalmente cierta cantidad de ella.
- Puede hacer que las células no respondan a esa hormona, a fin de reducir el daño potencial que podría causar.

La insulina, por ejemplo, es una hormona que trabaja cuando detecta glucosa (azúcar) en la sangre, que esta última ha de transportar hasta las células. La insulina se asegura de que las células puedan absorber dicha glucosa. Si la insulina trabaja siempre a marchas forzadas, las células terminarán insensibilizándose a ella, lo que significa que dejarán de absorber glucosa. A esta condición la llamamos «resistencia a la insulina», y puede ser el inicio de un buen número de problemas. Afortunadamente, el problema se puede revertir y las células pueden volver a estar receptivas a la insulina.

Si tu cuerpo no produce suficiente cantidad de cierta hormona, esta, en ocasiones, puede ser sustituida por otra. Así es como la progesterona se puede convertir en estrógenos, pero también en cortisol, si tu organismo siente que lo necesita.

Los órganos que producen hormonas, también pueden encargarse de la producción de varias hormonas de sus órganos anejos. Una vez cumplidos los treinta, los ovarios, lentamente, pero sin pausa, dejan de producir tantos estrógenos y progesterona. Puesto que seguirán necesitando producir suficientes estrógenos más adelante, la tarea se transfiere lentamente a las glándulas adrenales, la piel, los músculos y las células adiposas. Cuando baja la producción de un tipo de hormona, esta es la forma en que nuestro cuerpo garantiza su equilibrio hormonal.

Eliminación suficiente de hormonas utilizadas

El equilibrio no se basa solo en la producción adecuada: la descomposición y la eliminación correctas de las hormonas utilizadas son, como mínimo, igualmente importantes. Cuando las cosas van mal en esta etapa, queda demasiada cantidad de cierto tipo de hormona en el cuerpo. Este hace todo lo posible por eliminarla. Si no puede hacerse cargo de su eliminación, queda almacenada temporalmente en la zona del cuerpo que le resulte menos perjudicial.

Almacenamiento adecuado: las células adiposas son el lugar de almacenamiento más seguro para los estrógenos

La superproducción de estrógenos puede causar graves problemas de salud. Para evitar este perjuicio, nuestro cuerpo los almacena en un lugar seguro: las células adiposas. A más estrógenos, más espacio de almacenamiento se necesita. Las células adiposas existentes pueden engrosarse o bien, en caso de excedente de estrógenos, pueden crear nuevas células adiposas.[1] Esta es la grasa persistente, esa de la que cuesta deshacerse. De ti depende facilitarle a tu cuerpo que pueda eliminar el exceso de estrógenos. Sigue leyendo, si quieres saber cómo conseguirlo.

> Las hormonas son como bolos: si derribas una, generalmente caen al menos un par más.

LOS MIEMBROS MÁS IMPORTANTES DEL EQUIPO

Eso nos conduce a nuestro equipo. Voy a presentarte a tus hormonas más importantes:

- El dúo estrógeno y progesterona.
- Insulina.
- Cortisol.
- Hormonas tiroideas.
- El dúo leptina y grelina.

También es importante que te familiarices con los dos órganos principales del equilibrio dinámico hormonal: los intestinos y el hígado. Los dos juntos son los responsables de la producción suficiente de hormonas y de su expulsión.

¿Se ha desequilibrado una hormona? Seguro que no está sola

Las hormonas trabajan juntas ingeniosamente. Por una parte, esto es fantástico, pero el hecho de que estén tan íntimamente relacionadas tiene sus desventajas, cuando sufrimos el efecto dominó: si una se desequilibra, siempre hay otras que también se ven afectadas.

Por tanto, no tiene demasiado sentido hablar solo de una hormona. La causa y el efecto no siempre son fáciles de distinguir, y podemos tener los mismos síntomas por distintos desequilibrios hormonales. Una vez visité a un grupo de mujeres en un país en vías de desarrollo. Lavaban la ropa en el río. Metían los pies en el agua y colocaban las prendas sobre piedras redondeadas para aplicarles el jabón. Cuando intenté explicarles el funcionamiento de una lavadora, una me preguntó: «Pero ¿cómo sabe la lavadora dónde están las manchas?».

Pon todo tu cuerpo a lavar

Nuestro cuerpo trabaja holísticamente: todo su funcionamiento está interconectado. Tu salud mejorará y tendrás más vitalidad si pones *todo* tu cuerpo en la «lavadora», en lugar de limpiar solo manchas concretas. El cuerpo no es como un coche, donde no te has de preocupar por el nivel de aceite si se pincha una rueda. Es mucho más complicado que todo eso. Cuando una hormona se desequilibra, puede arrastrar a muchas otras y crear un círculo vicioso.

EL CÍRCULO VICIOSO DEL DESEQUILIBRIO HORMONAL

Si por tu torrente sanguíneo circula demasiada insulina, puede ocasionarte una carencia de melatonina, la hormona del sueño, y a raíz de ello dormirás mal. Si te falta melatonina, significa que por la mañana tendrás muy poco cortisol y te despertarás cansada. La melatonina, a su vez, afecta a la hormona de la saciedad, la leptina, que deja de funcionar. Si te falta cortisol y leptina, es bastante probable que, durante todo el día, necesites fuentes de energía rápida, como los dulces. Comer muchos dulces eleva la producción de insulina. Si en la sangre circula mucha insulina, puedes acabar teniendo una carencia de melatonina... y así sucesivamente.

Los puntos de *La brújula nutricional* son tu lavadora

Para empezar a trabajar enseguida en el camino de la salud, te voy a dar algunos consejos básicos para cada hormona. Pero recuerda: si realmente quieres lavar bien tu «ropa», has de ponerla *toda* en la lavadora. Limpiando solo las manchas no obtendrás grandes resultados. Los siete puntos de *La brújula nutricional* son el ciclo de lavado completo.

> Procura entender cómo interactúan
> y trabajan juntas tus hormonas. Solo
> entonces sabrás qué es lo que anda mal
> y qué es lo mejor que puedes hacer.

RECUERDA ESTO

- En el cuerpo, las hormonas son las mensajeras que les dicen a las células lo que han de hacer.
- Conservar un buen equilibrio dinámico es un trabajo rutinario para tu cuerpo. Este tiene muchas opciones a su disposición para restaurar por sí mismo su equilibrio hormonal.
- Tener exceso o carencia de cualquier hormona, durante mucho tiempo, no es bueno y puede acarrear problemas.
- Si tu cuerpo ya no puede conservar su equilibrio, de ti depende cambiar de entorno.

GRANOLA ENERGÉTICA PARA LA MUJER

Esta es mi deliciosa granola energética para la mujer, repleta de nutrientes. La avena es un cereal extraordinario que, a diferencia de otros cereales, sube *lentamente* los niveles de azúcar en la sangre. Contiene mucho triptófano, un componente de la serotonina, la hormona de la felicidad. La canela ayuda a mantener estable el nivel de azúcar. Puedes añadirle fruta deshidratada troceada, pero la granola ya es bastante dulce por sí sola.

Esto es lo que necesitas

1 ⅔ tazas de copos de avena gruesos de cocción lenta
⅓ de taza de semillas de girasol
⅓ de taza de semillas de calabaza
⅓ de taza de nueces, troceadas finas
⅓ de taza de anacardos
⅓ de taza de coco deshidratado
½ cucharadita de canela de Ceilán
½ cucharadita de vainilla en polvo pura
Piel de 1 limón ecológico
3 cucharadas más 1 cucharadita de sirope de agave

Así es cómo se hace

Precalienta el horno a 120 °C.
Mezcla los copos de avena, las semillas de girasol y calabaza, los frutos secos y el coco deshidratado en un bol grande. En un bol pequeño, mezcla la canela, la vainilla, la piel de limón y el sirope de agave. Añade la mezcla con el agave a la del bol con los cereales y mézclalo bien. Recubre una bandeja de horno con papel para hornear engrasado. Reparte homogéneamente la mezcla por la bandeja. Hornea la granola unos cuarenta y cinco minutos o hasta que esté totalmente seca. Si tu bandeja de horno es pequeña, puede que tengas que remover la mezcla, de vez en cuando, con una cuchara de madera. Apaga el horno y deja la bandeja dentro hasta que se enfríe. Guarda esta deliciosa granola en un recipiente hermético.

1 ESTRÓGENOS Y PROGESTERONA: UN DELICADO TÁNDEM

Los estrógenos y la progesterona son unas hormonas fundamentales que actúan en tándem: unas veces, hay más estrógenos, otras veces, más progesterona, y así es como ha de ser. Estas dos hormonas desempeñan un papel esencial en lo que respecta a la fertilidad y el embarazo, pero es igualmente importante mantener su equilibrio una vez pasados los años fértiles.

Los estrógenos son unas hormonas que se generan principalmente en los ovarios, durante la mayor parte de nuestra vida. Para ser exactos, hay tres tipos diferentes: estrona, estradiol y estriol, de los cuales el estradiol es el más importante. La estrona se produce en el tejido adiposo, incluidos los senos, y aumenta, relativamente, después de la menopausia.

Una de las muchas tareas de los estrógenos es la mitosis o división celular, bajo cuya influencia desarrollamos los pechos y redondeamos las caderas en la pubertad. Unos cinco años antes de la menopausia, la producción de estrógenos en los ovarios empieza a disminuir. Durante el resto de la vida, esta tarea la asumirán, en menor medida, las glándulas adrenales, la piel, los músculos y las células adiposas. El cuerpo sigue produciendo estrógenos en la madurez, aunque los ovarios ya no sean los responsables de esta tarea, y esto es muy bueno.

> Un gran número de los trastornos que padecen las mujeres son ocasionados por un desequilibrio entre los estrógenos y la progesterona.

LOS ESTRÓGENOS SON MULTIFUNCIÓN

Los estrógenos tienen algo más de cuatrocientas funciones esenciales en el cuerpo, incluidas la fertilidad, los niveles de energía, las articulaciones, las mucosas, la libido y la calidad de la piel. También son responsables de aportar oxígeno y glucosa al cerebro, regulando de ese modo las funciones mentales. Tienen una gran influencia en el estado de ánimo, la memoria y la capacidad de concentración. No es de extrañar que nuestro cuerpo se asegure de tener producción de estrógenos a una edad madura, porque seguimos necesitándolos. Recuerda que la regla básica del equilibrio hormonal es: no es bueno ni el exceso ni la deficiencia de ninguna hormona. En ese caso, ¿cuándo se puede decir que hay un exceso o una deficiencia de estrógenos?

> **DEPRESIÓN POR DEFICIENCIA DE ESTRÓGENOS**
>
> Un nivel bajo de estrógenos conduce a una menor producción de serotonina. Una deficiencia de serotonina no es buena: puede provocarte un aluvión de sentimientos depresivos, hacerte sentir una ansiedad inexplicable o que experimentes una falta de deseo sexual y cambios de estado de ánimo repentinos e imprevisibles, que te hacen sentir que te estás volviendo loca. No estás loca: lo que sucede es que tu cuerpo no produce suficientes estrógenos, y por consiguiente tampoco la serotonina necesaria. Durante esas etapas, es casi imposible resistirse a los antojos, porque los dulces y los hidratos de carbono elevan temporalmente los niveles de dopamina, que provoca un sentimiento de alegría y satisfacción.

La dopamina y la serotonina son sustancias químicas –neurotransmisores– que produce el cuerpo para aportarnos alegría y satisfacción.

INSUFICIENCIA DE ESTRÓGENOS, PRINCIPALMENTE DESPUÉS DE LA MENOPAUSIA

¿Cuándo suele haber insuficiencia de estrógenos? Los niveles bajos de esta hormona se producen:

- Temporalmente, durante la segunda mitad del ciclo menstrual.
- A largo plazo, lo que conducirá a la menopausia, o después de que esta se haya producido.

Unos cinco años antes del inicio de la menopausia, los ovarios reducen la producción de estrógenos. Esto puede coincidir con muchas fluctuaciones, picos y valles, del ciclo menstrual. Puede que sufras estas fluctuaciones, unas mujeres son más sensibles que otras. Los niveles bajos de estrógenos suelen ser los culpables de los sofocos, el agotamiento y los cambios de humor.

Los niveles bajos de estrógenos también influyen sobre otras dos sustancias químicas: la dopamina y la serotonina. Son las encargadas de los sentimientos de felicidad y satisfacción. El cuerpo necesita suficientes estrógenos para producir estas sustancias.

Antojos incontrolables de alimentos en el periodo premenstrual

Los niveles de estrógenos temporalmente bajos en relación con la progesterona pueden despertar mucho el apetito. Muchas mujeres lo notan durante las dos semanas entre la ovulación y la menstruación. Esto explica los antojos que solemos tener antes del periodo: tu cuerpo te lleva a la caja de bombones del fondo del armario y tu fuerza de voluntad no puede hacer nada para remediarlo.

El cuerpo también segrega dopamina cuando consumimos opio, nicotina o marihuana, que es la razón por la que son adictivos. No es de extrañar que muchas mujeres aseguren que son adictas al dulce, al pan, a las patatas, a la *pizza*, al helado o al chocolate durante la segunda mitad de su ciclo menstrual. El chocolate es el favorito de muchas de ellas, posiblemente porque contiene magnesio, un nutriente que nos suele faltar, además de una sustancia química denominada feniletilamina, que es muy importante en la producción de serotonina.

En cuanto empieza la menstruación, cesan los antojos. Considérate afortunada si solo tienes antojos un par de días, porque muchas mujeres los sufren dos de cada cuatro semanas.

Con la dieta, podemos influir en nuestro nivel de estrógenos. El hambre y los antojos extremos, durante la segunda semana del ciclo, suelen ser el resultado de la combinación de los niveles fluctuantes de azúcar en la sangre y de la resistencia a la insulina. Por eso, has de seguir mis consejos para evitar el exceso de insulina o la resistencia a la insulina (página 88) e intentar mantener tu nivel de azúcar en la sangre lo más estable posible, especialmente, durante las dos primeras semanas del ciclo. Los puntos de *La brújula nutricional* también te ayudarán a reducir los antojos.

> Un nivel estable de azúcar en la sangre te ayudará a lograr el equilibrio entre los estrógenos y la progesterona.

Insuficiencia de estrógenos prolongada y menopausia

Los niveles de estrógenos en el cuerpo descienden lenta pero implacablemente hasta conducirnos a la menopausia. Esto es lo que dictaba la naturaleza, pero las fluctuaciones de estrógenos, especialmente en relación con la progesterona, pueden acarrear problemas. Los síntomas típicos de estas fluctuaciones son:

- Sofocos y sudoración nocturna.
- Problemas de memoria y de concentración.
- Fatiga prolongada.
- Cambios bruscos en el estado de ánimo.
- Signos de depresión.
- Trastornos del sueño.
- Falta de libido.
- Dolor en las articulaciones.
- Pérdida de masa ósea.
- Membranas mucosas secas (ojos, vagina).
- Piel y pelo secos.
- Palpitaciones cardíacas, mareo.
- Hambre.

Tarde o temprano, muchas mujeres experimentarán algunos o la mayoría de estos síntomas. Unas son más sensibles que otras al lento descenso de sus niveles de estrógenos y a las fluctuaciones de estos respecto a la progesterona. En la siguiente sección volveré a este tema.

Los estrógenos previenen las arrugas

Quizás te hayas fijado en que muchas mujeres delgadas, de aproximadamente sesenta años, tienen más arrugas. Esto se debe principalmente a que tienen menos células adiposas y, por consiguiente, solo pueden generar dosis pequeñas de estrógenos. El cuerpo necesita cierta cantidad de estrógenos para su buen funcionamiento y no tener arrugas. Esta puede ser la razón por la que muchas mujeres engordan unos kilos en la menopausia. Nuestro cuerpo puede producir más estrógenos gracias a esas células adiposas.

> La grasa corporal es tejido hormonalmente activo: puede producir estrógenos y testosterona.

LOS SOFOCOS PUEDEN ARRUINARTE LA VIDA

En 1967, llegamos a la Luna, pero todavía no sabemos exactamente qué es un sofoco. Tiene relación con la disrupción de la señal entre el cerebro y el resto del cuerpo, debida a las fluctuaciones hormonales. Por desgracia, no hay una solución universal que se pueda aplicar a todas las mujeres. Los sofocos se agravan cuando algo nos genera estrés, así que evitemos azúcares, lácteos, gluten, alimentos refinados, café, alcohol, tabaco y fuentes de estrés externas. Procura tener suficiente actividad física y descansar. Bebe bastante agua y come grasas saludables. La raíz de maca puede ayudarte, al igual que otras plantas medicinales, como el sauzgatillo (*Vitex agnus castus*) y la *Cimicifuga racemosa* (*cohosh* negro). A algunas mujeres la acupuntura y los ejercicios respiratorios les dan buenos resultados. Si nada de esto te ayuda y tu vida cotidiana se ve alterada por los sofocos, pide ayuda a tu médico de familia o a un endocrinólogo para que te suministre la terapia hormonal adecuada.

Cuando le expliqué esto a una clienta que se lamentaba de que siempre había estado delgada, pero que a los cincuenta y cinco años, de pronto, se le había formado un michelín, me dijo: «Así que

¿tengo que elegir entre las arrugas o el michelín?». Le respondí que había una tercera opción: el entrenamiento de fuerza. El entrenamiento de fuerza genera músculo y este, a su vez, produce testosterona. Gracias a la enzima aromatasa, esta testosterona se puede convertir en estrógenos. El entrenamiento de fuerza tiene muchas ventajas para las mujeres.

Puede que te preguntes por qué muchas mujeres que ya tenían sobrepeso todavía engordan más durante la menopausia. ¿Quizás a ti te sucede lo mismo? Puede haber muchas razones. En el capítulo cuatro volveré a este tema.

CONSEJOS PARA LA INSUFICIENCIA DE ESTRÓGENOS

COME SEMILLAS DE LINO RECIÉN MOLIDAS

Las semillas de lino contienen lignanos, que son fitoestrógenos (estrógenos derivados de las plantas que se asemejan a nuestros estrógenos). Si a tu cuerpo le faltan estrógenos, estos fitoestrógenos pueden ayudarlo a equilibrar sus niveles. Muele las semillas en una batidora o en un molinillo de café eléctrico. Las semillas de lino molidas se estropean fácilmente, así que almacénalas en pequeñas cantidades, en un frasco hermético de vidrio, en la nevera. El aceite de linaza no contiene lignanos.

AÑÁDELE MACA A TU BATIDO

El superalimento maca es un adaptógeno que estimula el sistema endocrino para que se reequilibre. Los efectos de la maca en el sistema endocrino femenino están documentados.[2]

EVITA EL GLUTEN Y LOS LÁCTEOS EN LA MEDIDA DE LO POSIBLE

Para un buen funcionamiento del sistema endocrino, incluida la influencia de los estrógenos en los niveles de dopamina y serotonina, has de tener un intestino sano (el noventa por ciento de la serotonina se produce en los intestinos). El gluten y los productos lácteos pueden alterar la buena función intestinal.

DATE REGULARMENTE BAÑOS CON SALES DE MAGNESIO
Muchas mujeres padecen insuficiencia de magnesio. Las investigaciones han demostrado que este mineral puede ayudar a aliviar los síntomas de la deficiencia de estrógenos. El magnesio también facilita la relajación. Añade regularmente magnesio (sales de Epson) a tu bañera o a tu baño de pies.

DISFRUTA DEL CACAO PURO
El cacao puro es una gran fuente de magnesio.

EXCESO DE ESTRÓGENOS, PRINCIPALMENTE DEBIDO A DISRUPTORES EXTERNOS

En las mujeres es mucho más común tener una proporción elevada de estradiol respecto a la progesterona que a la inversa. Esto se denomina *dominancia de estrógenos* y significa que existe una disrupción grave en el sistema endocrino. Se dice que el ochenta por ciento de las mujeres occidentales padecen dominancia de estrógenos.

La dominancia de estrógenos

En los casos de dominancia de estrógenos se suele dar por hecho que el cuerpo produce demasiados estrógenos. Esto puede suceder, especialmente, en los casos de obesidad, porque las células adiposas podrían estar produciendo más estrógenos de la cuenta. No obstante, la principal causa de la dominancia de estrógenos no está en nuestro cuerpo, sino en las sustancias químicas de nuestro entorno que se asemejan a los estrógenos. Una vez entran en el cuerpo, estas sustancias se comportan como estrógenos. Se denominan *xenoestrógenos*.

Los xenoestrógenos tienen el mismo efecto en nuestro cuerpo que los estrógenos, solo que son más fuertes. Estas sustancias químicas, que suelen ser derivados de la industria petroquímica, se encuentran en el petróleo.

DEL PETRÓLEO A MILES DE PRODUCTOS

Probablemente pienses que el petróleo no es un producto natural, pero lo es. El crudo se origina en los restos de plantas y animales prensados, que tienen millones de años de antigüedad. Hacia finales del siglo xix, la industria química descubrió que podía fabricar miles de productos con el crudo. Su procesado condujo a la producción del plástico, medicamentos, telas, herbicidas, productos de limpieza, pesticidas, gasolina, tintes, edulcorantes y potenciadores del sabor, por nombrar solo unos cuantos. En casi todos los alimentos procesados podemos encontrar pequeñas dosis de crudo, por ejemplo en la carne y los productos lácteos, porque los animales comen hierba tratada con pesticidas e ingieren habitualmente antibióticos. También se encuentra en productos como el jabón, el champú, la laca de uñas, los cosméticos, otros artículos de higiene personal y los perfumes. Lo encontrarás en moquetas, muebles, pinturas y materiales de construcción. Se utilizan más de cien mil sustancias químicas, y cada año se añade un millar o más. A pesar de todo el procesado, nuestro cuerpo sigue reconociendo su origen natural –el petróleo– y por eso le afecta.

La principal causa de la dominancia de estrógenos no son los propios estrógenos del cuerpo, sino los xenoestrógenos.

Yo suelo hablar de «tsunami de xenoestrógenos», porque no podemos huir de ellos. Salir corriendo no sirve de nada. Es necesario manejarlos con inteligencia, porque tener demasiados estrógenos conlleva una intoxicación lenta del organismo.

La dominancia de estrógenos puede provocar innumerables problemas en nuestro cuerpo.

TRASTORNOS MÁS COMUNES PROVOCADOS
POR LA DOMINANCIA DE ESTRÓGENOS

Los problemas más comunes provocados por la dominancia de estrógenos, que pueden empeorar si la situación se prolonga, son fatiga, retención de líquidos e hinchazón; almacenamiento excesivo de grasa en las piernas, caderas y senos; obesidad persistente; celulitis; falta de libido; menstruaciones pesadas y dolorosas; insomnio; sudoración nocturna; cambios de humor; síndrome del ovario poliquístico; síndrome premenstrual (SPM); fibromialgia; migraña hormonal; ataques de ansiedad; depresión; pérdida del cabello; problemas de la vesícula biliar; trastornos de la glándula tiroides; endometriosis; sensibilidad mamaria; quistes mamarios; miomas, y todos los tipos de cáncer sensibles a las hormonas. ¿Te das cuenta de cómo estos síntomas y enfermedades se pueden producir con más frecuencia en las mujeres que en los hombres?

LAS MUJERES SOMOS MÁS VULNERABLES

El sistema endocrino de la mujer es más vulnerable a todos los xenoestrógenos que el del hombre. Esto tiene que ver con el hecho de que el equilibrio entre estrógenos y progesterona es más importante en las mujeres que en los hombres.

En los seres humanos y en otros animales el exceso de estrógenos afecta a su fertilidad; a veces, veremos que esto se describe como «sobredosis» de la hormona femenina estrógeno. Los científicos de todas partes del mundo están observando los resultados de esta contaminación: osos polares con genitales masculinos y femeninos, ranas macho que tienen ovarios, peces y tortugas macho con órganos sexuales femeninos...[3] Todo en la naturaleza se está confundiendo con esta sobredosis de hormonas femeninas.

LOS HOMBRES NO ESTÁN INMUNIZADOS

Uno de cada siete hombres occidentales tiene problemas de fertilidad. La disminución de la calidad del esperma y el aumento del cáncer de próstata están asociados a la gran influencia que ejercen los xenoestrógenos. Los hombres, al tener demasiados estrógenos en comparación con la testosterona, pierden el bello corporal y desarrollan problemas de almacenamiento de grasa en el pecho y en las caderas. Sin embargo, pueden estar años con esta dominancia de estrógenos sin percatarse de ello, porque no les provoca la larga cadena de síntomas dolorosos y molestias que sufrimos nosotras.

LAS MUJERES DE MÁS DE CUARENTA SON
ESPECIALMENTE VULNERABLES

A partir de los cuarenta, la hormona que se esfuerza por mantener el equilibrio de estrógenos-progesterona empieza a disminuir. Normalmente, los estrógenos también disminuyen, así que no hay problema. Esto es un proceso normal que no debería ocasionar trastornos. Pero los estrógenos extra de fuentes externas rompen este equilibrio. Además, los xenoestrógenos tienen un poderoso efecto sobre los propios estrógenos, y por esta razón rompen el equilibrio todavía más. Y al ser sustancias ajenas al organismo, cuesta más descomponerlos y eliminarlos.

Los estrógenos garantizan la división celular

Algunos de los trastornos que ocasiona la dominancia de estrógenos en la división celular son miomas, quistes, endometriosis y tumores, que son tejidos que no pertenecen a nuestro cuerpo.

En cientos de estudios se ha examinado la relación entre las sustancias químicas disruptoras de hormonas y el cáncer. Estas sustancias se consideran uno de los dos factores de riesgo del cáncer de mama.[4] La dieta y el estilo de vida son el segundo factor más importante. Esto tiene su lógica, porque a través de la dieta podemos influir mucho en nuestros niveles de estrógenos y garantizar que eliminamos el exceso de estrógenos y xenoestrógenos.

No es fácil eliminar los xenoestrógenos

Nuestro cuerpo suele estar bien preparado para eliminar el exceso de estrógenos propios, así como algunos xenoestrógenos. Pero no lo está para manejar una sobredosis de xenoestrógenos, porque es difícil deshacerse de ellos. La descomposición y eliminación puede ser un arduo trabajo y requerir mucha energía y nutrientes. Si nuestro cuerpo tiene problemas en eliminarlos, los almacenará en las células adiposas para protegernos.

EVITA LOS XENOESTRÓGENOS Y POTENCIA SU ELIMINACIÓN

Por una parte, es importante evitar los xenoestrógenos en la medida de lo posible, y por otra, es igualmente importante su eliminación segura. De este modo, nuestro cuerpo decidirá deshacerse de las células adiposas, que ya no serán necesarias para almacenar los xenoestrógenos como medida de protección. Mediante la dieta, puedes ayudar a tu cuerpo a romper y eliminar el exceso de estrógenos.

> Los xenoestrógenos pueden permanecer almacenados en las células adiposas durante décadas; esta es una de las razones por las que a las mujeres nos cuesta tanto adelgazar.

LOS INHIBIDORES DE LA AROMATASA REDUCEN LA CONVERSIÓN DE LA TESTOSTERONA EN UNA CANTIDAD AÚN MAYOR DE ESTRÓGENOS

El problema de tener exceso de estrógenos es que no solo es demasiado respecto a la progesterona, sino también respecto a la testosterona. La testosterona femenina es la que nos ayuda a crear masa muscular y a quemar grasa, nos proporciona un color de piel saludable y aumenta nuestro deseo sexual. El entrenamiento de fuerza nos ayuda a crear testosterona, así que es un buen recurso. Elegir alimentos que inhiben la enzima aromatasa también es una buena solución. Esta enzima se puede encontrar en el tejido adiposo subcutáneo y permite la conversión de la testosterona en estrógenos. Y eso es lo último que queremos que suceda. Los consejos dietéticos de *La brújula nutricional* incluyen muchos inhibidores de la aromatasa.

CONSEJOS PARA EL EXCESO DE ESTRÓGENOS

COME MUCHAS VERDURAS FRESCAS Y GERMINADOS

La clorofila de las verduras ayuda al hígado a eliminar y neutralizar los xenoestrógenos. Procura comer 450 g de hortalizas al día, la mitad de ellas verduras, y medio crudas. Las hortalizas crucíferas (todo tipo de coles, brócoli, rábanos, rúcula, berros y coles de Bruselas), en particular, contienen una sustancia química denominada diindolilmetano (DIM), que ayuda a eliminar el excedente de estrógenos. El brócoli es excelente. También puedes tomar DIM como suplemento.

COME MUCHA FIBRA

Los estrógenos usados han de ser excretados por el intestino. La fibra dietética contribuye a generar una flora intestinal beneficiosa, que ayudará al intestino en su función de eliminación. La fibra saludable se encuentra en las hortalizas, las frutas, las semillas de lino, la cáscara de la zaragatona (*psyllium*), el coco rallado, el salvado de avena y las legumbres. También en las ciruelas pasas.

EVITEMOS LA CARNE Y LOS PRODUCTOS
LÁCTEOS NO ECOLÓGICOS

Toda la carne de granja ganadera, el pescado de piscifactoría y los productos lácteos están contaminados con diversas sustancias químicas. Evítalos en la medida de lo posible. Veremos más sobre este tema en el capítulo ocho.

BEBE ALCOHOL CON PRECAUCIÓN

El alcohol puede incrementar tus niveles de estrógenos. Además, hace trabajar más al hígado, al que vas a necesitar para eliminar el exceso de estrógenos.

REDUCE TU EXPOSICIÓN DIARIA A LOS XENOESTRÓGENOS

Todo lo que inhalas, rocías o untas sobre tu piel, tu cuerpo lo absorbe. Utiliza artículos de higiene personal, perfumes, cosméticos y productos del hogar que sean cien por cien naturales o lo más naturales posible. Sustituye la píldora por otro método anticonceptivo, ya que la píldora contiene grandes cantidades de hormonas sintéticas.

BEBE AGUA CON LIMÓN O CON POMELO

Cada mañana exprime un limón o un pomelo y ponlo en dos vasos de agua grandes: estas frutas son potentes inhibidores de la aromatasa. (Lee la información de los prospectos de cualquier medicamento que tomes, para saber si puedes tomar pomelo).

INSUFICIENCIA DE PROGESTERONA

La progesterona es la segunda hormona más importante en la mujer. Se genera principalmente en los ovarios, durante la segunda etapa del ciclo. Una vez cumplidos los cuarenta, disminuye su producción. Después de la menopausia, la producción de progesterona la asumen las glándulas adrenales y el cerebro. Pocas mujeres padecen exceso de progesterona; una deficiencia de esta hormona es lo más común.

La progesterona favorece el descanso y la relajación

La progesterona, además de su importante función en la fertilidad y el embarazo, es también la hormona que nos aporta paz. Si tu cuerpo crea la cantidad correcta de progesterona, te resultará más fácil relajarte y estar alegre. Tiene un efecto positivo en el sueño. Por otra parte, favorece el funcionamiento de la tiroides, regula las mucosas, baja la presión sanguínea, regula la temperatura corporal e impulsa la quema de grasa. ¡Es una hormona de la que vale la pena ser amigas!

Por desgracia, nuestro cuerpo tiende a producir muy poca, demasiado poca en comparación con los estrógenos, ya que, como sabes, deberían estar equilibrados.

Síntomas de la insuficiencia de progesterona

Los síntomas que podrían indicar una deficiencia de esta hormona son:

- Todo tipo de trastornos premenstruales.
- Sensibilidad e hinchazón mamaria.
- Ciclos menstruales irregulares.
- Menstruaciones con mucho sangrado.
- Menstruaciones dolorosas.
- Retención de líquidos antes de la menstruación.
- Trastornos del sueño.
- Ataques de ansiedad.

La insuficiencia de progesterona significa automáticamente exceso de estrógenos, así que la lista de síntomas de la dominancia de estrógenos también podría indicar una deficiencia de progesterona. Siempre depende de la proporción entre estas dos hormonas. Y ¿qué es lo que hace que tu cuerpo no fabrique suficiente progesterona?

Causa n.º 1: sin óvulo, no hay folículo y, sin este, no hay progesterona

Si todavía no estás en la menopausia, la mayor parte de la progesterona la crearás en los ovarios. Durante la ovulación, cada óvulo maduro se despoja de su folículo, que pasa a llamarse cuerpo lúteo; este es el principal productor de progesterona. Así es como se mantiene el equilibrio entre los estrógenos y la progesterona. A eso de los treinta, la producción de progesterona empieza a disminuir, y nada menos que diez años antes de la menopausia, la ovulación también disminuye. Si un mes no hay óvulos maduros, tampoco se crea progesterona: ¡sin óvulo, no hay folículo y, sin este, no hay progesterona! Puesto que tendrás la menstruación con o sin óvulo, no sabrás si se ha producido esto. Después de algunos meses sin óvulos maduros, se puede desarrollar una deficiencia de progesterona. Esto no necesariamente ha de suponer un problema, a menos que quieras quedarte embarazada. Los niveles bajos de progesterona y de estrógenos a los treinta y tantos no tienen por qué dar síntomas desagradables, si tu cuerpo está equilibrado hormonalmente de otro modo: está trabajando tal y como lo diseñó la naturaleza.

> La progesterona es la materia prima de la hormona del estrés cortisol. En un periodo de estrés prolongado, el cortisol consumirá la progesterona y creará una disrupción del equilibrio hormonal.

Causa n.º 2: el cortisol roba progesterona

Existe otra razón por la que la progesterona puede disminuir su producción por causas no naturales y crear un desequilibrio. La progesterona es la materia prima de la hormona del estrés cortisol, que nuestro cuerpo crea automáticamente durante las etapas de estrés. Nuestro cuerpo está programado para sobrevivir. Si tiene que elegir entre la hormona del estrés cortisol y la relajante progesterona, optará siempre por el cortisol. ¡Esta hormona puede salvarte la vida! Pero tu cuerpo no sabe si corres verdadero peligro de muerte cuando estás viendo una película de suspense, se acerca un examen, vas al dentista o ingieres comida rápida llena de aditivos. Él solo sabe que está estresado, así que produce cortisol por si acaso. La relajante progesterona siempre lleva las de perder.

EL ESTRÉS DESPUÉS DE LOS CUARENTA TRAE PROBLEMAS

Si tienes más de cuarenta y padeces estrés, significa que tu salud está sufriendo un ataque extra. Tus ovarios estarán produciendo menos progesterona y las glándulas adrenales asumirán parcialmente esta tarea. No obstante, si el estrés se prolonga, estas últimas convertirán la progesterona en cortisol, provocando que disminuya todavía más. Si además tienes xenoestrógenos circulando por tu cuerpo, puedes esperar padecer la larga lista de síntomas que he mencionado al hablar de la dominancia de estrógenos y la deficiencia de progesterona. Son las dos caras de una misma moneda. Si crees que tienes demasiado estrés y que podría estar provocando tu deficiencia de progesterona, lee los consejos sobre el cortisol (páginas 106 y 108).

Causa n.º 3: las infecciones por cándida consumen progesterona

Una infección por cándida (una proliferación de levaduras en el intestino, vagina o ambos lugares) puede bajar mucho tu nivel de progesterona. Una dieta adecuada te servirá para combatir la cándida. Cuida bien tu tracto gastrointestinal y tu sistema inmunitario, y la cándida tendrá poco futuro contigo. Consulta los consejos para un intestino sano (página 139).

Tu tiroides necesita progesterona

También necesitas suficiente progesterona para que la tiroides funcione correctamente. Ahora que ya lo sabes, puede que no te sorprenda saber que una cuarta parte de las mujeres mayores de cuarenta tienen problemas de tiroides. Normalmente, los largos periodos de estrés antes de los cuarenta hacen que la progesterona salga siempre perdiendo.

CONSEJOS PARA LA INSUFICIENCIA DE PROGESTERONA

TOMA MÁS VITAMINA C

Las adrenales necesitan mucha vitamina C para producir cortisol y progesterona, así que come muchas frutas y verduras. Puedes aumentar tu ingesta de superalimentos ricos en vitamina C, como la acerola (cereza de Barbados) y el *camu camu*. Se comercializan en polvo y se pueden añadir fácilmente al batido. También puedes tomar un suplemento de vitamina C.

REDUCE LA CAFEÍNA Y EL ALCOHOL

La cafeína y el alcohol aportan una ración directa extra de cortisol a tu cuerpo y, por consiguiente, reducen la progesterona. Procura evitarlos en la medida de lo posible.

PRUEBA EL SAUZGATILLO (*Vitex agnus castus*)

Esta planta se comercializa como suplemento. El sauzgatillo se viene usando desde hace miles de años para paliar el síndrome premenstrual y tratar la infertilidad. Cincuenta años de investigaciones científicas han demostrado que ayuda a aumentar la progesterona.[5] (Recurre a un experto; muchos de los productos que hay en el mercado apenas tienen efecto, si es que hacen algo).

RELÁJATE Y DESCANSA MUCHO

No es fácil reducir el estrés, pero, normalmente, puedes proporcionarle a tu cuerpo una alternativa: descansar más. Nútrete con la meditación, el *mindfulness*, el yoga, pasear, ejercicios de respiración relajantes, un baño o una afición. Cualquier cosa que te ayude a reducir el estrés es un extra.

APLICA *LA BRÚJULA NUTRICIONAL*

La brújula nutricional te indica la dirección correcta para crear una dieta con el menor número posible de sustancias químicas estresantes.

RECUERDA ESTO

- Tus hormonas trabajan juntas: si una se descontrola, muchas veces también lo hace el resto. Lo mejor es cuidar de todas ellas a un mismo tiempo.
- La disrupción del equilibrio entre los estrógenos y la progesterona puede provocar muchos trastornos físicos y mentales, y es bastante frecuente.

- Las sustancias químicas y el estrés pueden romper este equilibrio. Evita ambas cosas: prevenir es mejor que curar.
- La alimentación puede tener un efecto positivo en tu nivel de estrógenos y, por consiguiente, en tu equilibrio entre los estrógenos y la progesterona. Es importante que tus niveles de azúcar (glucosa) en la sangre permanezcan lo más estables posible.

MACA MÁGICA

La maca es un superalimento para las hormonas femeninas. Mejora el equilibrio de nuestro organismo mediante la estimulación de la producción hormonal. Lo malo es que no tiene buen sabor. Suelo añadirla a batidos mágicos y sabrosos con muchos otros alimentos beneficiosos. Las almendras son una excelente fuente de calcio de absorción fácil. El cacao crudo es uno de los alimentos más nutritivos del mundo y la mejor fuente de magnesio, además de aportar potentes antioxidantes. Las semillas de cáñamo son una excelente fuente de proteína vegetal, magnífica para las arterias y la memoria. Añadir un dátil, que tiene silicio, beneficia a las articulaciones. Prepara tu batido con canela de Ceilán, y tu azúcar en la sangre se mantendrá estable. Yo suelo tomarme esta deliciosa bebida como sustituto de una taza de café.

Esto es lo que necesitas

1 dátil
1 taza de leche de almendras
1 cucharadita de cacao crudo
1 cucharadita de maca
1 cucharadita de semillas de cáñamo sin cáscara
6 trozos de plátano maduro
¼ de cucharadita de canela de Ceilán
Una pizca de sal marina celta (sal gris)

Así es cómo se hace

Sácale el hueso al dátil y córtalo a trocitos. Si usas un dátil deshidratado, ponlo en remojo en agua caliente durante unos minutos. Echa todos los ingredientes en una batidora y bátelos bien. Bébetelo lentamente y disfrútalo. ¡Es un alimento poderoso!

2 INSULINA: HORAS EXTRA

A la insulina le exigimos mucho en su trabajo. Todos fabricamos insulina, no solo las mujeres. Su misión es garantizar que la energía llegue al cerebro y a los músculos. Siempre necesitamos insulina, incluso cuando dormimos.

Nuestro cuerpo usa energía constantemente. Por suerte, hay muchas formas en que podemos activarla. La alimentación es una de las más importantes. La energía de los alimentos llega al torrente sanguíneo a través de los intestinos. Sube el nivel de glucosa, también denominado nivel de azúcar en la sangre.

Cuando escuchas las palabras *azúcar en la sangre*, puede que solo pienses en el azúcar (blanco, glas...). Por eso prefiero usar el término *glucosa*, para indicar que hay muchos más alimentos, aparte del azúcar, que pueden subir el nivel de glucosa.

> Mantener la estabilidad de la glucosa en la sangre quizás sea la estrategia más importante para lograr un buen equilibrio hormonal.

¿QUÉ ES LA INSULINA?

La insulina transporta glucosa a las células

Un nivel alto de glucosa en la sangre no es saludable para el cuerpo, porque afecta a todo tipo de procesos orgánicos y provoca mucha inflamación. Nuestro organismo desea que estos niveles vuelvan a la normalidad lo antes posible. Además, esa energía ha de llegar a las células musculares y al cerebro, porque son los únicos que pueden beneficiarse de ella. En cuanto sube la glucosa en la sangre, el páncreas recibe la señal de fabricar insulina, que transporta esa glucosa a las células. Cuando llega la insulina, las células se abren y absorben la glucosa. Así que la insulina se puede considerar la llave que abre todas las puertas celulares.

El exceso de glucosa se almacena en las células adiposas

El exceso de glucosa se almacena en los músculos y en las células hepáticas, donde se puede disponer de ella rápidamente. Si a pesar de ello, sigues teniendo exceso de glucosa, esta se almacenará en las células adiposas como reserva para los tiempos de escasez, lo cual en nuestra sociedad actual no suele ocurrir.

LAS MÚLTIPLES VÍAS QUE CONDUCEN A UN NIVEL ALTO DE GLUCOSA EN LA SANGRE

Tus niveles de glucosa no subirán solo porque hayas ingerido algo dulce. Los hidratos de carbono refinados, como el arroz blanco, la pasta no integral y el pan blanco, se comportan exactamente igual que el azúcar. Por eso, a veces, se los llama hidratos de carbono «rápidos»: provocan un aumento de la glucosa basal (glucosa en ayunas), porque al grano se le ha extraído la fibra. Las féculas, entre las que se encuentran las patatas y otros tubérculos, también aumentan rápidamente la glucosa en la sangre, al igual que los cereales, pero lo mismo sucede con la leche, y este efecto se traduce en una mayor producción de insulina. Además, el ochenta por ciento de los productos de los supermercados esconden azúcares. ¿Te das cuenta por la tabla que viene a continuación de cuántas veces obligamos a actuar a la insulina?

Los niveles de glucosa en la sangre suben rápidamente a causa de:	Los niveles de glucosa descienden por la:
Todo tipo de azúcares, incluidos los que no se ven	Insulina
Ingredientes de los productos *light*	Insulina

Los niveles de glucosa en la sangre suben rápidamente a causa de:	Los niveles de glucosa descienden por la:
Hidratos de carbono simples	Insulina
Azúcares lácteos	Insulina
Féculas	Insulina
Café	Insulina
Alcohol	Insulina
Cereales	Insulina
Sustancias químicas en los alimentos	Insulina
Estrés	Insulina
Comer en exceso	Insulina

Vale la pena recordar que hay muchas formas de subir el nivel de azúcar en la sangre, pero solo una de hacer que vuelva a la normalidad: la insulina. La insulina es un arma de defensa que hemos de utilizar lo menos posible.

CUANDO HAY INSULINA EN LA SANGRE, NUESTRO CUERPO NO PUEDE QUEMAR GRASA

Un día, desayunando en un hotel escuché a una mujer que le estaba diciendo a una amiga que había dejado de tomar azúcar. A continuación, se llevó un cruasán de queso a la boca. Junto a su plato, tenía un vaso de leche, otro de zumo y una taza de café solo. Pensé: «¡Vaya! Menos mal que ha dejado de tomar azúcar». El problema es que a la insulina no le importa si te estás tomando ese desayuno o si te estás comiendo un buen trozo de pastel. La insulina ya está haciendo horas extra.

La mayor parte de las mujeres dejan de tomar azúcar porque quieren adelgazar. No es mala idea, pero, por desgracia, no es suficiente. Lo malo es que si la insulina circula por tu cuerpo, este no quemará grasa. Por el contrario, utilizará la forma de glucosa a la que es más fácil acceder: la circulante.

¿TE PARECE RARO QUE CUESTE TANTO ADELGAZAR?

¿Has observado a cuántos productos de la columna izquierda de la tabla anterior eres adicta? En nuestra sociedad, no nos lo hemos puesto fácil. Los humanos estamos diseñados para la escasez, pero vivimos en un paraíso, que conlleva una enorme cantidad de estrés. No es de extrañar que la obesidad y la diabetes se hayan convertido en problemas graves. Pero si conoces el funcionamiento de tu cuerpo, tienes la herramienta más importante para prevenir ambas condiciones, o incluso curarlas.

Demasiadas subidas y bajadas

Si tu cuerpo produce exceso de insulina, con demasiada frecuencia, en algún momento, las células se volverán «sordas» a la insulina y absorberán menos glucosa. Se agotarán lentamente debido a todas las veces que se han abierto para absorber la glucosa. Puesto que tu cuerpo seguirá queriendo bajar tus peligrosamente elevados niveles de glucosa, el páncreas producirá insulina extra.

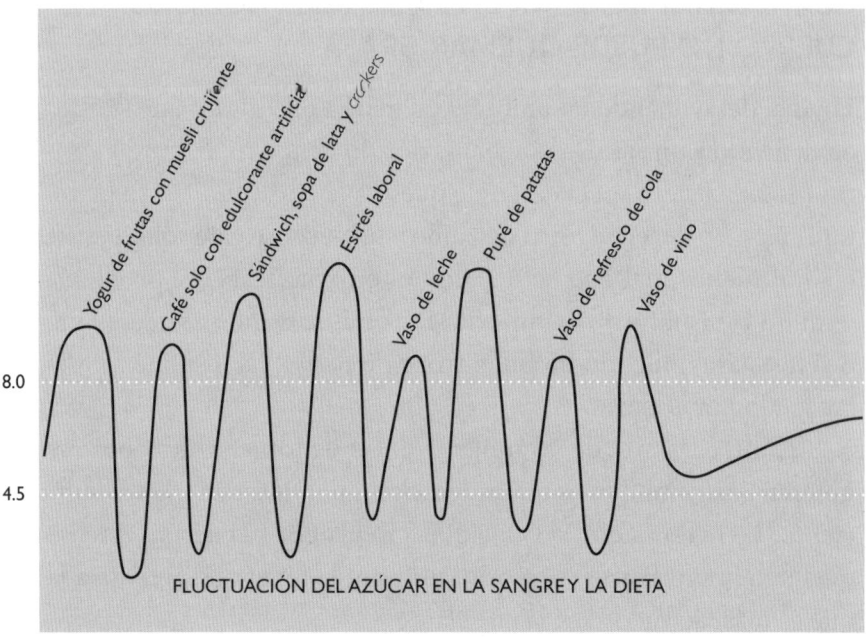

Esta dosis extra de insulina hará que baje rápidamente tu nivel de azúcar en la sangre, a medida que tus células absorben la glucosa. Un bajón de glucosa no es agradable: sientes debilidad, temblores o mareos, no puedes pensar con claridad y puedes tener dolor de cabeza intenso. Puedes sufrir un ataque de pánico, ansiedad o estrés. Si tu glucosa hace picos con frecuencia, es bastante probable que también te encuentres con algún que otro valle. En esos momentos tu cuerpo te envía a buscar alimento, porque quiere protegerte dándote más energía.

LA FLUCTUACIÓN DEL AZÚCAR EN LA SANGRE ES AGOTADORA

En Holanda, lo llamamos el «bajón de la comida»: después de una comida que incluye unas cuantas rebanadas de pan y un vaso de leche, el nivel de azúcar experimenta un pico, y luego viene su correspondiente valle. Es como si desapareciera la energía de tu cuerpo. Una taza de café ayuda temporalmente, pero con frecuencia vuelve el bajón a eso de las cuatro de la tarde, hora en que muchas mujeres lamerían el papel pintado de la pared si fuera dulce. En resumen: la fluctuación de la glucosa no solo no es saludable, sino también agotadora.

Los antojos no son por falta de fuerza de voluntad

¿Estás familiarizada con el fenómeno de que si desayunas algo dulce, sigues teniendo antojos de comer dulce durante el resto del día? No eres la única. En términos biológicos, no existe la fuerza de voluntad, los antojos no tienen nada que ver con eso. Si tu nivel de glucosa en la sangre es demasiado bajo, tu cuerpo te envía en busca de comida. Es su instinto de supervivencia haciendo su trabajo.

La resistencia a la insulina es la precursora de la diabetes

Si el periodo de «sordera celular» dura mucho tiempo, sufres el riesgo de retener demasiada insulina en la sangre, incluso cuando la glucosa ya ha vuelto a la normalidad. Esto se denomina *resistencia a la insulina*, y si no haces nada al respecto, es la precursora de la diabetes. Así, es casi imposible adelgazar, hagas lo que hagas. Esto puede resultar muy frustrante, pero, por suerte, es reversible.

....

La resistencia a la insulina implica que hay demasiada insulina en circulación constante en el torrente sanguíneo y, con esa condición, resulta casi imposible adelgazar.

....

CRÓNICO SIGNIFICA 'PROLONGADO', NO 'ETERNO'

La palabra *crónico* significa 'prolongado', no 'eterno'. Puesto que tratamos los síntomas, en lugar de la causa, de muchas enfermedades crónicas, como la diabetes tipo 2, hemos acabado creyendo que una enfermedad crónica es para siempre. Pero eso no es cierto. La mayor parte de las enfermedades crónicas pueden desaparecer si tratamos la raíz del problema. Si tu alarma contra incendios se dispara, no le sacas las pilas para que deje de sonar: buscas dónde está el fuego y lo apagas.

SÍNTOMAS DE RESISTENCIA A LA INSULINA

Los síntomas de resistencia a la insulina (inminente) son:

- Deseo incontrolable de comer alimentos dulces o hidratos de carbono rápidos (como el pan).
- Obesidad persistente, aunque no comas demasiado.
- Fluctuaciones en la energía.
- Ganas de picar a lo largo del día.
- Malestar cuando llevas un rato sin comer (dolor de cabeza, mal humor).
- Cansancio después de comer.
- Michelín creciente en la cintura, a pesar de hacer ejercicio.
- Menstruación irregular.

DIABETES TIPO 2: ¿DEMASIADOS DULCES?

Al final, el páncreas se agota por producir toda esa insulina y tira la toalla. En el pasado, este era el tipo de diabetes que solo padecían las personas mayores, pero, en la actualidad, cada vez hay más jóvenes, incluso niños, que tienen que afrontar esta enfermedad. La producción excesiva de insulina, con demasiada frecuencia, suele ser la causa, y como has visto no se debe solo a comer demasiados alimentos dulces.

¿Podría la diabetes estar relacionada con las sustancias químicas?

Cada vez hay más pruebas científicas que indican que existe una conexión entre la exposición a sustancias químicas y el desarrollo de la diabetes. En un estudio realizado en 2006, se investigó la conexión entre la diabetes y la cantidad de contaminantes orgánicos persistentes (COP) en el cuerpo de estadounidenses adultos. Los COP son sustancias tóxicas que no se pueden descomponer; si el cuerpo no puede deshacerse debidamente de ellas, quedan almacenadas en las células adiposas. El resultado fue alarmante: a mayor cantidad de estas sustancias, mayor posibilidad de desarrollar diabetes.[6] Los participantes más expuestos a los COP tenían casi cuarenta veces más probabilidades de padecer la enfermedad. Desde entonces, muchos estudios de seguimiento han ratificado inequívocamente la conexión entre ciertos COP y la diabetes.[7] Si padeces resistencia a la insulina o diabetes y quieres revertirla, revisa las sustancias químicas de tu entorno y haz lo posible por sustituirlas por otras menos nocivas.

EL EXCESO DE INSULINA PROVOCA UN CAOS HORMONAL

Demasiada insulina en la sangre provoca un caos hormonal, pues implica que hay muchas otras hormonas que no pueden hacer bien su trabajo. Cuando hay un exceso de insulina en el cuerpo, durante mucho tiempo, todas sus funciones se ven alteradas. ¿Has observado que cuando comes algo dulce o unas sobras de espaguetis por la noche, no duermes bien? La insulina interrumpe la producción de la hormona del sueño, la melatonina, lo cual dificulta conciliar el sueño. También altera la producción de la hormona dehidroepiandrosterona (DHEA) y la hormona del crecimiento, dos de las que necesitas para estar vital en la edad avanzada. Pero el principal problema es que propicia la inflamación crónica que, al final, conduce a una serie de enfermedades crónicas.

Conclusión: mantén tu nivel de glucosa en la sangre lo más estable posible

Mantener estable el nivel de glucosa en la sangre es esencial para tu vitalidad y tu salud. Al cambiar tu dieta, evitar el estrés y estar físicamente más activa, te aseguras de que tus niveles en la sangre se mantienen estables. Se parecería al siguiente gráfico:

SÉ ASTUTA CON TUS HORMONAS

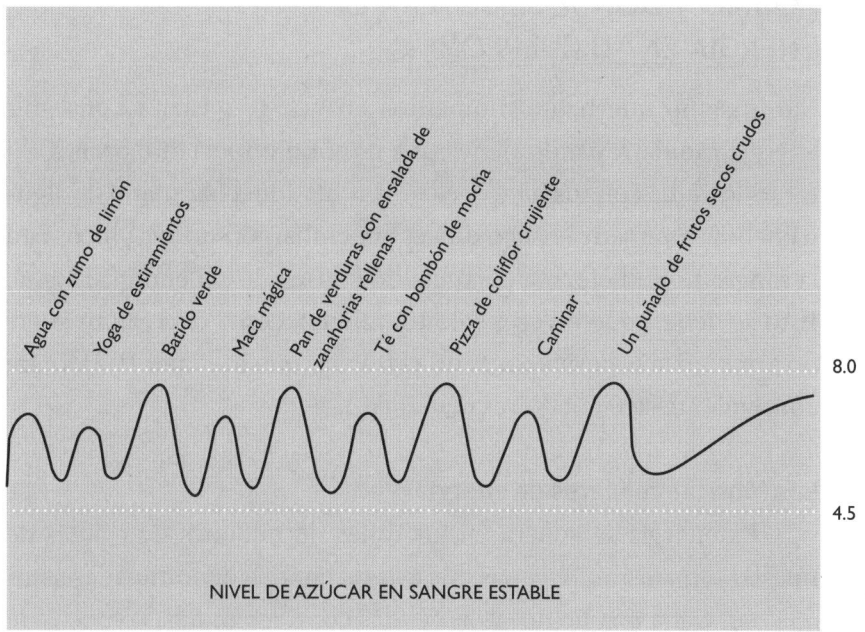

NIVEL DE AZÚCAR EN SANGRE ESTABLE

MIDE TUS NIVELES DE GLUCOSA EN LA SANGRE

Te estarás preguntando cómo son tus niveles de glucosa durante el día. Averígualo fácilmente con un glucómetro, que puedes comprar por Internet o en una farmacia. Haz mediciones a diferentes horas del día. Empieza temprano por la mañana, antes de desayunar. Luego, antes de cada comida y una o dos horas después de estas. Entender tus niveles de azúcar en la sangre te aportará información importante sobre tu salud. Si siempre estás entre 4,5 y 8 mmol/l (72-145 mg/dl), ¡enhorabuena! Si tus picos y valles son mayores, sigue mis consejos sobre la insulina (página 94).

¿CÓMO Y DÓNDE SE GENERA LA ENERGÍA EN TU CUERPO?

Me imagino que habrá momentos en que te gustaría conseguir energía rápida. Cuando tienes una reunión importante o vas a estar todo el día con tus nietos, es muy tentador echar mano de alguna bebida energética o algo dulce. Sin embargo, subir la glucosa en la sangre no es la forma correcta de conseguir esa energía rápida. Esto se debe a que no eres solo tú quien necesita energía; tu cuerpo también la necesita por todo el trabajo que hace por ti. ¿Dónde consigue nuestro cuerpo esa energía?

Las fábricas celulares de energía

La energía se genera en los miles de millones de células de nuestro organismo, en unas fábricas de energía denominadas *mitocondrias*. Cada una de nuestras células contiene muchas o pocas de estas fábricas. Las células musculares tienen muchas (las neuronas y las células oculares también), mientras que las células adiposas abdominales apenas tienen. ¡Cada célula muscular de los deportistas de elite puede tener hasta mil! Recuerda esto: cuantas más fábricas de energía tengas, más energía notarás. No es de extrañar que los deportistas de elite, con una buena musculatura, tengan mucha energía, mientras que las personas con sobrepeso tienen bastante menos, ya que muchas de sus células carecen de fábricas de energía.

¿QUIERES TENER MÁS ENERGÍA? CREA MÁS MÚSCULO

Hacer ejercicio y crear más masa muscular es una forma estupenda de lograr tener más energía. Lo digo por experiencia propia: a los tres meses de haber empezado el entrenamiento de fuerza, ya notaba que tenía mucha más energía durante el día. Te aseguro que eso me afirmó en mi resolución de proseguir.

Para estar generando energía ininterrumpidamente, las mitocondrias necesitan los restos digeridos y utilizables de los alimentos que has comido. Todo lo que comes se descompone en el intestino y se divide en partículas utilizables y desechables. Tu cuerpo elimina las segundas, mientras que las primeras son transportadas a través del torrente sanguíneo hasta el hígado y desde allí hasta los billones de fábricas de energía.

Las partes útiles de los alimentos digeridos son, en realidad, tu fuente de energía. Alimentan tu cuerpo para realizar todas sus funciones: limpieza de células viejas, creación saludable de células nuevas, latido cardíaco, circulación de la sangre, respiración, digestión, regulación de la presión sanguínea, equilibrio hormonal y, lo más importante, asegurarse de que te puedas concentrar en esa reunión y que no pierdas la paciencia cuando tus nietos pongan patas arriba tu sala de estar.

> Una dieta saludable de vitaminas, minerales, oligoelementos y todas esas sustancias invisibles y desconocidas, ¡esa es tu verdadera fuente de energía!

El aporte de energía que consigues con un trozo de pastel, una porción de *pizza*, una taza de café solo o una bolsa de caramelos es a corto plazo. Lo que realmente necesita tu cuerpo para mantener unos niveles de energía constantes son los nutrientes que solo puedes encontrar en la comida real.

> **EL ATAJO INTELIGENTE PARA ELIMINAR LA GLUCOSA SIN INSULINA**
>
> ¿Has comido demasiados alimentos dulces o has estado muy estresada? ¡Mueve tu cuerpo! Sube y baja diez tramos de escaleras, ve a dar una vuelta en bicicleta, limpia ventanales o salta a la cuerda. ¡Trabaja tus músculos! Al utilizar los músculos, consumes más glucosa y reduces sus picos. Además, durante la actividad física tus células musculares absorben directamente la glucosa, sin la intervención de la insulina, y siguen haciéndolo hasta dos horas después. La actividad física es tu principal herramienta contra la resistencia a la insulina.

Los puntos de *La brújula nutricional* te enseñarán a mantener estable tu nivel de azúcar, sin tener que eliminar de tu dieta todos los dulces o tu taza de café diaria.

CONSEJOS PARA EVITAR EL EXCESO DE INSULINA Y LA RESISTENCIA A LA INSULINA

COME 450 G DE VERDURAS AL DÍA

Lo mejor que puedes darle a tu cuerpo para contrarrestar los bajones de azúcar es cualquier cosa que genere energía realmente. Empieza comiendo muchas hortalizas de todos los colores del arcoíris. Las verduras fermentadas son excelentes, porque te ayudan a regenerar la flora intestinal, que seguramente estará afectada por haber comido demasiados alimentos dulces. El chucrut es una buena opción. Mezclar verduras con sal y envasarlas en un frasco hermético hace que fermenten, un proceso muy saludable para el intestino.

COME SEMILLAS DE CÁÑAMO, QUINOA Y HUEVOS ECOLÓGICOS

La mejor forma de contrarrestar la adicción al azúcar es con proteínas vegetales saludables, que son los pilares de la dopamina y la serotonina. Tu cuerpo usará estos neurotransmisores para crear sentimientos positivos sin que haya azúcar de por medio.

TOMA ACEITE DE PESCADO, DE KRILL O DE ALGAS

Estos ácidos grasos omega-3 hacen que tus células sean más sensibles a la insulina.

COME MENOS DULCE E HIDRATOS DE
CARBONO NOCIVOS Y AÑADE CANELA

No importa lo que te cueste, intenta alejarte de la maldición del dulce. Reduce la dosis paulatinamente. Añade canela a todo lo que puedas, porque esta favorece la estabilización de los niveles de azúcar. No sustituyas nada por productos *light*, porque te llevarán de la sartén al fuego. Encontrarás más información sobre este tema en el capítulo nueve.

PROCURA EVITAR LAS BEBIDAS O LAS COMIDAS
EN LATA O ENVASADAS EN CARTÓN

Puede haber muchos contaminantes en tu comida. Empieza por evitar, en la medida de lo posible, los alimentos enlatados o envasados en cartón recubierto de plástico, porque contienen la hormona disruptora bisfenol A (BPA). El vidrio es un material excelente para envasados.

MUÉVETE, PREFERIBLEMENTE POR LA
MAÑANA ANTES DE DESAYUNAR

Si hay algo que puede activar tu metabolismo y ayudar a estabilizar tu nivel de azúcar en la sangre, es esto: actividad física por la mañana con el estómago vacío, antes de desayunar. Tu metabolismo permanecerá activo durante varias horas, así que es una forma muy eficaz de perder peso. Empieza caminando rápido hasta que sudes, durante un par de minutos; ve alternándolo con caminar a un ritmo más lento durante tres minutos.

RECUERDA ESTO

- Existen muchas razones por las que pueden subir los niveles de azúcar. La insulina es la única hormona que puede bajarlos y, por eso, muchas veces se agota.
- Necesitar insulina con demasiada frecuencia puede provocar resistencia a la insulina y diabetes tipo 2.
- Si tienes insulina en la sangre, tu cuerpo no puede quemar grasa; a la insulina también se la conoce como la «hormona del almacenamiento de grasa».
- La estabilización de los niveles de glucosa es la estrategia principal para un buen equilibrio hormonal. Puedes influir mucho en ese equilibrio a través de tu dieta.
- La actividad es la herramienta más importante para mantener unos niveles de azúcar equilibrados y prevenir la resistencia a la insulina.

BONIATO CRUJIENTE Y CHIRIVÍA ESTILO PATATAS FRITAS

Cuando eres consciente de que quieres mantener estables tus niveles de azúcar, no es necesario que evites todas las cosas dulces. El boniato es dulce, pero no te provocará un pico de azúcar exagerado y aporta algo de flora intestinal beneficiosa. Cómelo junto con otras hortalizas. Puedes usar esta sencilla receta para asar muchos otros tipos de hortalizas. Por ejemplo, calabaza, apionabo, remolacha, coliflor, cebolla, rábano, tupinambo y zanahoria. ¡Es muy sencilla! Cuando descubras la comodidad de asar hortalizas en el horno, tu vida no volverá a ser la misma. Asa una variedad de verduras en el horno, sírvelas con una buena ensalada verde, con algunas legumbres y un delicioso aliño, y ya tienes una comida completa. Puedes variar las especias y las hierbas aromáticas. Para que estén crujientes, a veces les espolvoreo sémola de maíz molida (polenta)

Esto es lo que necesitas

1 boniato grande
1 chirivía grande
1 cucharada de aceite de coco
1 cucharadita de canela
2 cucharaditas de semillas de comino
1 cucharadita de comino en polvo
1 cucharada de sémola de maíz (opcional)
Una pizca de sal marina celta (sal gris)

Así es cómo se hace

Precalienta el horno a 175 °C. Recubre una bandeja con papel para hornear sin engrasar. Pela el boniato y la chirivía y córtalos al estilo juliana (en tiras tipo patatas fritas). Colócalos en un bol grande y añádeles el resto de los ingredientes. Mézclalo todo. Espárcelos por la bandeja de horno y ásalos durante unos veinte minutos.

3 CORTISOL: DESCONTROLADO

Ahora vamos a ver al salvaje macho alfa hormonal: la hormona del estrés cortisol. El cortisol se fabrica en las glándulas adrenales, principalmente cuando nuestro cuerpo tiene que pasar rápidamente a la acción. El intestino y el cerebro también generan pequeñas cantidades de cortisol. Es la hormona que hace que te despiertes por la mañana y la que marca tu ritmo circadiano (día y noche): todos los días necesitamos cortisol para funcionar adecuadamente. Si estamos en peligro, nuestro cuerpo genera adrenalina y cortisol extra. Estas hormonas son unas compañeras increíbles en casos de verdadera necesidad. El cortisol también nos ayuda cuando tenemos que hacer un examen o dar una conferencia ante mucho público. Una dosis diaria normal de cortisol está bien; una sobredosis durante demasiado tiempo destruye nuestro cuerpo.

LA SALUD Y EL ESTRÉS NUNCA CAMINAN DE LA MANO

Para las mujeres, el cortisol probablemente sea el principal disruptor del equilibrio hormonal y, por ende, de la salud. La buena salud y el estrés prolongado nunca se han llevado bien. El cortisol puede ser como un barco a la deriva. Un exceso de esta hormona es el comienzo de una serie de problemas asociados. Se dice que el noventa y cinco por ciento de todos los problemas de salud y enfermedades se agravan o se originan por el exceso de estrés. La lista de síntomas asociados con el cortisol alto parece interminable. Como habrás visto, el estrés es uno de los principales disruptores del nivel de azúcar en la sangre.

> Ninguna dieta saludable puede contrarrestar el exceso de estrés.

Hay historias de madres que, en un caso de urgencia extrema, han sido capaces de levantar un coche para liberar a su hijo que estaba debajo. ¡Este es el poder de estas hormonas del estrés! Pero pagamos un precio por ello, porque si nuestro cuerpo tiene que producirlas durante mucho tiempo, nuestro equilibrio hormonal se verá seriamente alterado.

El estrés prolongado y la glándula tiroides

El cortisol lo producen las glándulas adrenales. Si estas han de estar fabricándolo continuamente en grandes cantidades, se pueden agotar de repente. A fin de proteger tus adrenales, la glándula tiroides puede decidir frenar tu metabolismo para que te tomes las cosas con calma. Si combates los síntomas del hipotiroidismo con medicación, no irás a la raíz del problema. Hay muchas mujeres que no obtienen ningún beneficio con este tipo de fármacos. Lo mejor es darles un descanso a tus adrenales.

El cortisol roba a la dopamina y a la serotonina

Tras un largo periodo de estrés, puede llegar un momento en que tengas demasiado y muy poco cortisol a la vez. Por la mañana puede que te levantes enseguida (demasiado cortisol) y por la tarde puede que estés agotada (insuficiente cortisol), o a la inversa. Un poco de estrés está bien, pero si no lo controlas, tampoco es bueno. El estrés también roba serotonina y dopamina, neurotransmisores que generan sentimientos de gozo, dicha y motivación.

> Si ya no sientes verdadero gozo o alegría y la vida se ha vuelto un poco insulsa, atención: puede que hayas soportado estrés durante demasiado tiempo.

EL ESTRÉS TIENE MUCHAS CARAS OCULTAS

Probablemente, sabrás que padeces mucho estrés, aunque muchas mujeres descartan el efecto del estrés con demasiada rapidez. Tuve una clienta que me contó que ella no se estresaba. Pero hacía seis meses que se había caído del caballo y había estado ingresada dos semanas en el hospital. Todavía tenía dolores todos los días. Su hija padecía anorexia y su esposo corría el riesgo de perder el trabajo. Ella trabajaba más de cuarenta horas a la semana. Pero ¿estrés yo? No, realmente, no tenía nada de... Con frecuencia, las mujeres estamos tan acostumbradas a soportar niveles altos de estrés durante años que, sinceramente, ya no sabemos qué es estar relajadas.

¿Tienes entre cuarenta y sesenta años? En ese caso, perteneces a la primera generación de mujeres que trabajan a tiempo completo y que también tienen toda la responsabilidad del trabajo doméstico, en un mundo que se vuelve cada vez más estresante. Los cambios suceden con mucha rapidez. Nada parece seguro, y muchas personas sienten que no están a salvo en este mundo.

El estrés puede estar en cualquier parte

Puede que nos acostumbremos a los altos niveles de estrés y que ya no los sintamos. Y ese estrés no viene solo de una sobrecarga de trabajo o de problemas económicos. Para tu cuerpo, las fuentes de estrés pueden estar en cualquier parte: mala dieta, ritmo circadiano alterado debido a trabajar por turnos, ir al dentista, sustancias químicas, atascos de tráfico diarios, medicación, demasiado ejercicio, insuficiente ejercicio, miedo, tristeza, sentimiento de impotencia en una relación y, sí, incluso enamorarse puede provocar estrés. Cuando se padece estrés prolongado, todo parece estresante, hasta lo más trivial.

Cada persona reacciona al estrés de un modo diferente. Los síntomas comunes del exceso de estrés son:

- Trastornos del sueño.

- Irritabilidad.
- Agobio.
- Problemas de concentración.
- Dificultad para perder peso.
- Comer en exceso.
- Saltarte comidas.
- Tener ganas de comer dulce, café, alcohol o bebidas energéticas con frecuencia.

> **LAS MUJERES ESTRESADAS SUELEN COMER DEMASIADO**
>
> Las investigaciones revelan que las mujeres, más que los hombres, solemos responder al estrés comiendo demasiado y que elegimos alimentos menos saludables.[8] Es lógico, porque necesitamos desesperadamente algo que, aunque sea de forma temporal, nos haga sentirnos bien y nos dé energía. Los alimentos adictivos, como los dulces, la comida basura y el café, tienen ese efecto. Por desgracia, estos alimentos no harán feliz a nuestro cuerpo.

EL ESTRÉS ENGORDA: ASÍ ES COMO FUNCIONA

El cortisol y el azúcar te aportan energía rápida. Como sucede con el azúcar, el cortisol garantiza que la glucosa esté disponible enseguida, en este caso procedente de tus glándulas adrenales. Bajo estrés agudo, la glucosa también se conseguirá de las reservas que hay en los músculos y en el hígado. Esto aumenta tus niveles de glucosa en la sangre. La insulina lleva la glucosa a las células. El cortisol proporciona energía rápida para pasar a la acción. Pero si no sales corriendo enseguida o luchas por salvar tu vida, esta inyección de glucosa no se utilizará y se almacenará en tus células adiposas. Por consiguiente, el exceso de estrés puede hacerte engordar.

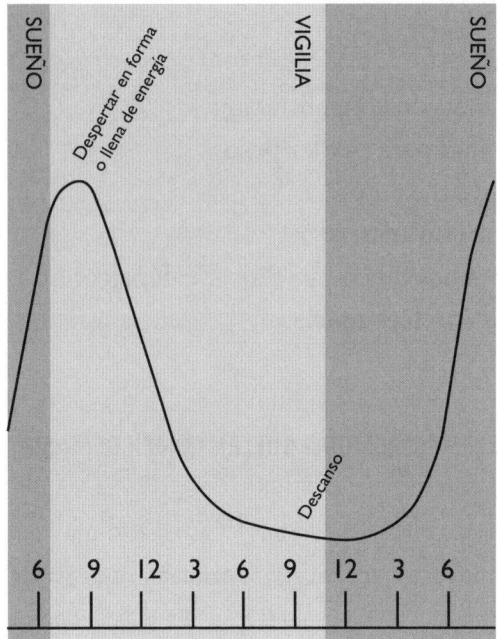

SALUDABLE

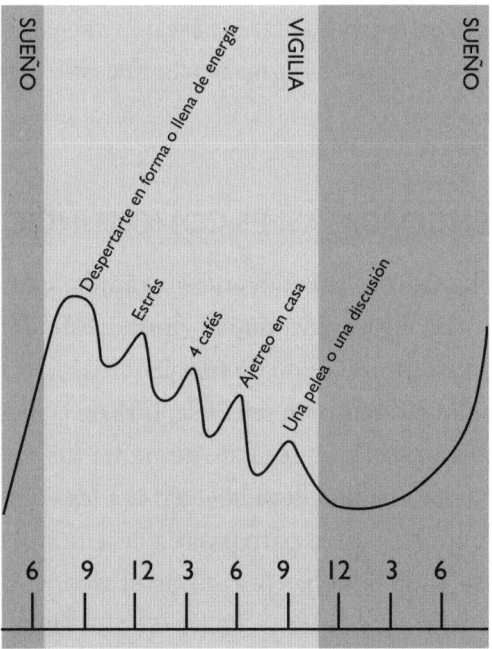

NO SALUDABLE

El cortisol, igual que los niveles de azúcar, debe permanecer relativamente estable, sin demasiadas fluctuaciones. No solo aumenta el nivel de azúcar en la sangre, sino también la presión arterial. Y, como sucede con el azúcar, puede conducir a una inflamación crónica.

Normalmente, el cortisol hace un pico una hora después de levantarnos y desciende a lo largo del día. Las investigaciones demuestran que muchas mujeres tienen picos de cortisol a eso de las cinco de la tarde. Es cuando llegan a casa exhaustas, los niños o su pareja (¡o ambos!) reclaman su atención y se han de poner a trabajar en la cocina para preparar la cena. Valdría la pena practicar media hora de relajación a esa hora.

> **¿CÓMO SE CONVIERTE TU CINTURA EN UN IMÁN PARA LA GRASA?**
>
> En las mujeres de cuarenta en adelante, esta es la receta final para aumentar el michelín en esta zona: comer y beber muchos alimentos procesados, dulces, café o alcohol, y tener mucho estrés. Si lo hacen, ¡su cintura se convierte en un imán para la grasa! Asegúrate de que la insulina y el cortisol no tengan que trabajar horas extras. También es cierto que algunas mujeres *pierden* peso cuando sufren exceso de estrés. Cada cuerpo tiene su propia estrategia de supervivencia.

LA HORMONA DE REDUCCIÓN DEL ESTRÉS: LA OXITOCINA

Reducir el estrés es crucial para tu salud y tu vitalidad a largo plazo, pero esto es más fácil decirlo que hacerlo, porque tu sentido común sencillamente no puede hacer que no te preocupes por tu siguiente examen o por un hijo o una hija en apuros. No es tan fácil. El cortisol lo controla el llamado cerebro reptiliano, sobre el cual poco puedes influir. Es tu instinto de supervivencia, la parte de tu cerebro que pasa a la acción en situación de peligro. Ante una emergencia, el cerebro no reptiliano (el humano) respondería demasiado despacio.

Por fortuna, hay una hormona que puede reducir tu estrés y que tú misma puedes estimular: la oxitocina. La oxitocina es la hormona que segregamos cuando estamos amamantando, pero también cuando tenemos relaciones sexuales y abrazamos. Si estás sometida a mucho estrés, procura tener algo o a alguien a quien abrazar o cuidar.

Baja tu estrés con una conversación

Existe otra forma de reducir el estrés, y es a través de una conversación. Las mujeres podemos disminuir notablemente nuestro nivel de estrés conversando. Se han realizado estudios que han revelado que en las mujeres, no en los hombres, esto conduce a la producción de niveles significativamente elevados de oxitocina.[9] No es de extrañar, por tanto, que ¡las mujeres necesitemos conversar más que los hombres! Trabaja con tus hormonas y procura tener un grupo de amigas que puedan ayudarte a reducir tu estrés escuchándote. No conocía este hecho, pero durante décadas he utilizado la estrategia de eliminar mi estrés charlando, llamando a una amiga y teniendo una buena sesión de descarga. Siempre me siento más relajada y aliviada después de una de ellas. Ahora, lo entiendo: ¡la oxitocina!

¿Qué te ayuda a relajarte?

Todo lo que te resulte divertido y relajante puede ayudarte a reducir tu estrés: meditar, caminar en la naturaleza, practicar yoga, nadar, cuidar del jardín, esculpir, recibir un masaje, colorear un cuaderno..., no importa lo que sea. Ten algo en tu vida que te divierta y te relaje, y ¡disfrútalo con gusto! No puedes conducir sin gasolina en el tanque: vas a repostar antes de que se vacíe. Haz lo mismo con tu cuerpo. Si no puedes hacerlo sola, pide ayuda a un *coach*. Tus pensamientos también pueden ocasionarte exceso de estrés. Si aprendes a verlos solo como lo que son y a preocuparte menos por ellos, saldrás ganando.

PLAN DE QUINCE MINUTOS A LA SEMANA PARA PREOCUPARSE

Una vez recibí un consejo de oro de un *coach* para el estrés, que uso habitualmente. En aquella época, me preocupaba mi situación económica, porque me estaba planteando dejar mi trabajo y trabajar por mi cuenta. Pero en mi cabeza siempre había una vocecita que me decía: «Sí, pero...». Mi *coach* me aconsejó que reservara quince minutos a la semana para atender a esa voz y que no la escuchara durante el resto del tiempo. Los viernes, entre las cinco menos cuarto y las cinco, le concedía a esa vocecita todo el espacio que necesitaba y escuchaba pacientemente todas sus objeciones respecto a dejar mi trabajo. Si hacía acto de presencia en algún otro momento de la semana, le decía: «No, solo puedes hablar los viernes, a las cinco menos cuarto», y no le hacía caso. Me hizo falta un poco de práctica, pero gracias a ello aprendí a no dejarme llevar por los pensamientos de miedo que me impiden crecer.

> Para nuestro cuerpo, el estrés y el azúcar se parecen mucho.

CONSEJOS PARA LA FLUCTUACIÓN DEL CORTISOL

HAZ TODO LO POSIBLE POR MANTENER ESTABLE
TU NIVEL DE AZÚCAR EN LA SANGRE

El cortisol sube los niveles de azúcar. A veces, no puedes hacer nada (temporalmente) al respecto, pero utiliza la alimentación para mantenerlos lo más estables posible.

TOMA MÁS VITAMINA C

Refuerza tus adrenales con vitamina C. Come mucha fruta y verduras frescas. Puedes aumentar tu dosis de vitamina C con superalimentos como el *camu camu* y la acerola. Estos suplementos vienen en polvo y se pueden añadir a los batidos.

AUMENTA TU DOSIS DE ÁCIDOS GRASOS OMEGA-3

Las investigaciones han demostrado que los ácidos grasos omega-3 ayudan a reducir el cortisol. Algunos alimentos que los contienen son las semillas de lino y las nueces. También obtienes una considerable cantidad tomando aceite de pescado, de krill o de algas. En el capítulo siete encontrarás más información.

PRECAUCIÓN CON EL CAFÉ, EL CHOCOLATE, LAS
BEBIDAS ENERGÉTICAS Y EL ALCOHOL

Estos alimentos suben aún más el cortisol. Sustitúyelos por otros, siempre que puedas, como té verde o blanco, infusiones de hierbas, leche vegetal o agua caliente con jengibre.

ALGUNAS PLANTAS PUEDEN AYUDARTE A REDUCIR EL CORTISOL

Prueba la rodiola, la valeriana o la salvia (*Salvia officinalis*) para ayudarte a relajarte.

CONSIGUE MUCHA OXITOCINA

Concédete una sobredosis de abrazos, sexo y conversación.

RESPIRA

Tu respiración es una forma excelente de influir en tu estrés. Al inhalar en menos tiempo que al exhalar puedes relajar el sistema nervioso. Inspira tranquilamente llevando el aire hasta el abdomen en dos tiempos, espira en dos tiempos y espera dos tiempos más para iniciar el ciclo siguiente. Hazlo durante unos minutos. Coloca las manos en el abdomen para que puedas sentir su movimiento de subida y bajada. ¡Puedes hacerlo en el trabajo o en el cuarto de baño!

DATE UN BAÑO CON SALES DE MAGNESIO ANTES DE ACOSTARTE

El estrés consume mucho magnesio. Utiliza un suplemento o date baños de agua templada con sales de magnesio (sales de Epsom). Añade una esencia relajante como la lavanda. El magnesio te ayuda a relajarte. Sumérgete en la cama después y dormirás como un bebé.

FATIGA ADRENAL: CUANDO SE PARA EL TREN

Si padeces estrés desde hace tiempo, puedes acabar exhausta. Tarde o temprano, tus glándulas adrenales, simplemente, pueden dejar de funcionar debido a que han estado trabajando demasiado durante años. Si tus glándulas adrenales están exhaustas, producirán muy poco cortisol. Esto es el síndrome *burnout*, y realmente puedes sentirte física, mental y emocionalmente quemada. Hablo por experiencia propia. Es como si tu agotado cuerpo hubiera abandonado el volante de tu vida y hubiera dejado el coche en el aparcamiento. La fuerza de voluntad no sirve de nada y tu cerebro ha perdido el rumbo por completo.

¿Puede el agotamiento adrenal provocar síntomas de la menopausia?

Muchas mujeres llegan a la menopausia con fatiga adrenal. Esto podría explicar por qué, actualmente, hay tantas mujeres que padecen síntomas importantes de menopausia. Por desgracia, pocos médicos saben reconocer la fatiga adrenal, así que vigila tu nivel de estrés. Tus glándulas adrenales no son solo esenciales para tu equilibrio hormonal, sino que controlan la cantidad de dicha y placer que experimentas en tu vida. ¿Te gustaría medir tu nivel de cortisol? Muchos médicos naturistas y de medicina alopática pueden hacerte una prueba de saliva para el cortisol.

La fatiga adrenal suele ser el resultado de años de hacer demasiado por los demás, pero no lo suficiente por ti. La recuperación exige un enfoque múltiple: físico, mental y emocional.

En lo que respecta a tu dieta, *La brújula nutricional* es, por propia experiencia, la vía más rápida de dirigir tu recuperación. Con ella, por una parte, le darás a tu cuerpo los nutrientes que necesita, y por otra, eliminarás el estrés y los disruptores hormonales de tu dieta lo antes posible. Es una forma estupenda de empezar. Busca ayuda profesional, algún *coach*, psicólogo o terapeuta ortomolecular, si crees que lo necesitas. No tienes por qué hacerlo sola. ¡Realmente, no!

CONSEJOS PARA EL CORTISOL BAJO

TOMA MÁS VITAMINA C

Cuando tengas fluctuaciones de cortisol, ayuda a tus adrenales con vitamina C. Come mucha fruta y verduras frescas. También puedes tomar superalimentos, como el *camu camu* y la acerola, que encontrarás en las tiendas como suplementos en polvo y que son fáciles de añadir a tu batido. Elige principalmente frutas rojas y púrpura.

TOMA INFUSIONES DE REGALIZ Y COME POMELO

Los investigadores han descubierto que ambos alimentos pueden aumentar el nivel de cortisol.[10] Vigila tu presión arterial, el regaliz puede subirla. Lee la información de los prospectos médicos para saber si puedes tomar pomelo.

PRUEBA EL *ASHWAGANDHA* Y LA *MACA*

El *ashwagandha* es la planta más utilizada en la medicina ayurvédica, y puede ayudar a las glándulas adrenales. La maca puede favorecer tu equilibrio hormonal.

COME SEIS VECES AL DÍA

Una insuficiencia de cortisol puede hacer que te des atracones. Es mejor comer poco y a menudo, seis veces al día, en horas establecidas, que comer mucho, tres veces al día. Concéntrate especialmente en las grasas saludables, los germinados, la proteína vegetal y la fibra, come más de lo que estabas acostumbrada. Cuidado con los dulces y los hidratos de carbono rápidos, porque pueden agravar los problemas adrenales.

TOMA UN BUEN COMPLEJO VITAMÍNICO Y DE MINERALES

El estrés ha agotado tu cuerpo, creando carencias de todo tipo de vitaminas y minerales. Compénsalo con un buen complejo vitamínico ortomolecular que incluya las importantes vitaminas B.

NO QUIERAS ABARCAR DEMASIADO DURANTE ALGÚN TIEMPO

Atiende tu necesidad de paz y relajación, y cuídate bien. Tu cuerpo lo necesita.

RECUERDA ESTO

- El segundo disruptor del equilibrio hormonal para las mujeres y, por consiguiente, de su salud, después de la fluctuación de los niveles de azúcar, es el estrés.
- El estrés tiene muchas caras: tu cuerpo puede estar estresado sin que te des cuenta o te sientas estresada.
- La oxitocina puede ayudarte a reducir el estrés; el sexo, los abrazos y conversar, también te ayudan a reducir el cortisol.

- Descansa y relájate mucho para contrarrestar el estrés. Busca ayuda profesional si te resulta difícil. Por más sana que sea tu dieta, no es fácil contrarrestar el exceso de estrés.

SOPA DE FRUTA FRÍA CON SUPLEMENTOS EXTRA DE VITAMINA C

Las frutas rojas y púrpura, como el arándano negro, las frambuesas, las fresas, las moras y la granada, tienen muchos antioxidantes y otras sustancias que previenen el cáncer. También son potentes inhibidores de la aromatasa, que ayudan a mantener el equilibrio entre la testosterona y los estrógenos. Para ayudar un poco más a tus glándulas adrenales, prueba esta sopa, con una inyección de camu camu, acerola o acaí en polvo, superalimentos que aportan grandes dosis de vitamina C. En mi etapa de estar quemada, tomaba esta sopa con frecuencia.

Una forma sencilla de añadir proteína vegetal es con una cucharada de mantequilla de frutos secos o de semillas. Mis favoritas son de almendra, anacardo y tahini, que está hecho de semillas de sésamo. Hacen que el batido sea más cremoso. No las excluyas: necesitas grasas para reducir el ritmo de tu sistema digestivo, a fin de que pueda absorber las vitaminas y minerales, y te sientas saciada más tiempo.

Esto es lo que necesitas

1 taza de frutas del bosque congeladas variadas rojas y púrpura
½ taza de agua de coco
1 taza de espinacas o de alguna otra verdura de hoja verde
1 cucharadita colmada de mantequilla de almendra
¼ de cucharadita de canela de Ceilán
1 cucharadita colmada de acaí en polvo, acerola o camu camu (opcional)

Así es cómo se hace

Deja descongelar las frutas del bosque durante unos diez minutos. Echa todos los ingredientes en la batidora y bátelos hasta que tengan una textura cremosa. Pon la mezcla en un tazón. Añade Granola energética para la mujer (página 61). Tómate la sopa lentamente con una cuchara.

4 HORMONAS TIROIDEAS: LOS ANÁLISIS NO SIEMPRE SON DE FIAR

Cada segundo, nuestras hormonas tienen que adaptarse a su entorno para mantenernos con vida. La glándula tiroides es especialmente sensible a lo que sucede fuera y dentro del cuerpo. Las mujeres tenemos la tiroides más grande que los hombres; la consecuencia es que esto nos hace más sensibles a nuestro entorno. Por desgracia, no podemos decir que esto nos favorezca, en nuestra sociedad actual. En algunas mujeres, esta glándula es hiperactiva, pero lo más habitual es que sea al revés. La hormona tiroides estimula el metabolismo, haciendo trabajar a las mitocondrias, los billones de fábricas de energía que tienen nuestras células. Por esta razón, es importante que cuidemos bien esta glándula, para proteger nuestra salud y nuestros niveles de energía.

SÍNTOMAS DEL HIPOTIROIDISMO

Los síntomas que puedes experimentar cuando algo no funciona bien en esta glándula son de lo más diverso, porque tiene un campo de acción muy amplio en nuestro organismo. Pueden ser fatiga extrema, piel seca, caída del cabello (incluidas las cejas), uñas quebradizas, estreñimiento y retención de líquidos, inflamación persistente, espasmos musculares, problemas articulares, manos y pies fríos, trastornos del ritmo cardíaco, aumento de peso sin causa aparente, obesidad persistente, falta de concentración, pérdida de memoria, fibromialgia, depresión y trastornos del sueño... y eso no es todo. Estos síntomas también se pueden presentar cuando no le sucede nada a tu tiroides, sino que se deben a que hay algo más en tu cuerpo que no está funcionando bien.

Si tu tiroides trabaja correctamente, tendrás energía, pensarás con claridad y estarás alegre. Las hormonas que fabrica tu tiroides son tu cargador de batería física, mental y emocional.

¿MENOPAUSIA O PROBLEMAS DE TIROIDES?

En Estados Unidos, el veinticuatro por ciento de las mujeres de más de cuarenta y dos años toman medicación para la tiroides y el once por ciento toman antidepresivos. Mary Shomon, que ha estudiado los problemas de la glándula tiroides como ninguna otra persona, llama a la menopausia «tiropausia». Es la etapa en que nuestros niveles de energía, estados de ánimo y peso pueden cambiar drásticamente debido a que nuestro cuerpo produce menos estrógenos y progesterona, y a que hay un exceso de cortisol; todo ello afecta al funcionamiento de las hormonas tiroideas.

EN LO QUE RESPECTA A LA TIROIDES, LAS PRUEBAS NO SON DE FIAR

Las funciones de las hormonas tiroideas son complejas y, en general, no muy bien entendidas. Pueden aparecer problemas en distintas partes del cuerpo. La glándula tiroides recibe, desde una pequeña parte de tu cerebro, la pituitaria, la orden de producir hormonas tiroideas. Esa señal es la hormona estimulante de la tiroides (TSH), que hace que esta segregue la hormona tiroxina (también conocida como tetrayodotironina o T4). No obstante, no es la T4 la que está activa en tu cuerpo, sino otra hormona, la T3 (triyodotironina). La T3 se crea mediante la conversión de la T4, en la que se usan sustancias que incluyen progesterona del hígado y otras células corporales. Para una buena función tiroidea, entre otras cosas, necesitas suficiente progesterona, porque la T3 es la única hormona tiroidea activa que controla todo tu metabolismo: el procesamiento de los nutrientes, la renovación celular y la eliminación de desechos. Hay muchos pasos en todo esto; por tanto, también hay muchas cosas que pueden ir mal.

El diagnóstico de los problemas de tiroides en las mujeres
Una cuarta parte de las mujeres de más de cuarenta años han de afrontar los síntomas del hipotiroidismo. Esto supone una incidencia veinte veces mayor que en los hombres. Muchas mujeres viven con problemas tiroideos sin saberlo, o se les dice que no les pasa nada, cuando no es cierto. Los médicos suelen limitarse a comprobar el funcionamiento de la tiroides y pasan por alto la existencia de un problema en la conversión de la T3 activa libre. Por consiguiente, es importante no ceñirse a comprobar la cantidad de TSH y T4, sino también la de T3 libre que crea nuestro cuerpo.

La tiroides puede volverse hipoactiva a raíz de un trastorno autoinmune, como la enfermedad de Hashimoto. Por esta razón será necesario revisar si el organismo está produciendo anticuerpos contra la peroxidasa tiroidea (TPO), lo que podría indicar la presencia de una enfermedad autoinmune. Insístele a tu médico para que te mande hacer esta prueba; muchos facultativos no están bien informados sobre los últimos descubrimientos respecto a los problemas de tiroides. Sin hacer pruebas para los niveles de TSH, T4 y T3 libre, y la producción de anticuerpos, ni tu médico ni tú sabréis qué está ocurriendo exactamente. Busca siempre la causa, no te limites a combatir los síntomas. Recuerda que, en los análisis de sangre, no siempre sale reflejada la hipoactividad de la tiroides.

EL ESTRÉS Y LA TIROIDES HIPOACTIVA

El estrés tiene una gran influencia en la tiroides. Cuando estás sometido a mucho estrés, la hormona cortisol consume mucha progesterona. Debido a esta circunstancia, el cuerpo dispone de menor cantidad de esta última, que es la que garantiza la conversión de la T4 y la T3. Tu tiroides funciona correctamente (no padeces hipotiroidismo) pero tienes *síntomas* de una tiroides hipoactiva, porque la conversión de la T4 y la T3 no se está produciendo correctamente.

La tiroides puede ralentizar su funcionamiento para protegerte

La tiroides puede reducir su funcionamiento debido a la carencia de hormonas adrenales. La hipoactividad de esta glándula también ralentiza el metabolismo, para proteger a tu cuerpo de más sobrecarga. De hecho, la tiroides pone freno a tu sobrecargado cuerpo. ¡Una tiroides hipoactiva puede ser un ingenioso mecanismo corporal de defensa!

Detrás del cincuenta por ciento de los casos de disfunción tiroidea suele haber unas adrenales con demasiada carga. En lugar de escuchar a nuestro cuerpo y bajar el ritmo durante un tiempo, tomamos medicamentos para que la tiroides siga funcionando (¡aunque nuestra tiroides muchas veces no sea la raíz del problema!) y resoplando. Es probable que, tarde o temprano, esto nos pase factura con otros problemas de salud graves.

Es normal ver que la tiroides funciona más lenta cuando hay inflamación crónica, y también hay una relación entre la resistencia a la insulina y la dominancia de estrógenos. La cuestión está en saber qué se debe a qué.

> Puedes tener síntomas de hipotiroidismo, aunque tu tiroides funcione correctamente.

> **LA PÍLDORA Y LA TIROIDES**
>
> Desgraciadamente, la píldora también puede tener un efecto negativo sobre el funcionamiento de la tiroides. Puede provocar una carencia de nutrientes importantes que necesita esta glándula, como magnesio, selenio, zinc y las importantísimas vitaminas B. Igualmente, pasa factura al hígado, que es donde se descomponen las hormonas sintéticas. Si tienes problemas de tiroides, deberías utilizar otro tipo de método anticonceptivo.

LOS DISRUPTORES HORMONALES Y LA TIROIDES

Los disruptores hormonales no solo alteran la función de los estrógenos, sino que también pueden alterar la función de las hormonas tiroideas. Entre las ciento cincuenta sustancias químicas conocidas que son disruptoras de la tiroides se encuentran los bifenilos policlorados (PCB), las dioxinas y el bisfenol A (BPA).[11] Pueden tener un efecto en la propia tiroides y en los niveles de T3 libre. Una sustancia que ingerimos frecuentemente es el BPA, que se encuentra en la fina capa de plástico que recubre el interior de las latas y las cajas de cartón de la comida envasada. Dado el aumento de problemas de tiroides en las mujeres, parece aconsejable evitar al máximo estas sustancias. Evita igualmente los metales pesados, como el mercurio (el pescado graso puede estar contaminado), el flúor de los dentífricos, el cloro y el bromo, ya que todas estas sustancias pueden causar problemas de tiroides.

Consejos para los síntomas del hipotiroidismo
TOMA MÁS YODO

Una tiroides sana necesita yodo, además de otros nutrientes. El yodo se encuentra en los huevos ecológicos, el pescado blanco, la salicornia (espárrago de mar), las algas y la sal yodada. (Nota: este consejo no es aplicable a todos los trastornos autoinmunes de la tiroides; a veces, demasiado yodo puede ser perjudicial).

COME ALGUNAS NUECES DE BRASIL TODOS LOS DÍAS

Las nueces de Brasil tienen selenio, y tu cuerpo lo necesita para la conversión de la T4 y la T3. Cómpralas lo más frescas posible y guárdalas en la nevera.

EVITA EL GLUTEN EN LA MEDIDA DE LO POSIBLE

La celiaquía o la intolerancia al gluten triplican la incidencia de los síntomas de una tiroides hipoactiva. El gluten puede perjudicar la pared intestinal, impidiendo que tu cuerpo absorba los nutrientes que necesita para su buen funcionamiento. En Italia se han realizado estudios que demuestran que los alimentos sin gluten pueden contrarrestar los síntomas de una tiroides hipoactiva.[12] (¡Ahora, puedes comprar pasta sin gluten incluso en Italia!).

EVITA LAS DIETAS SIN HIDRATOS DE CARBONO

Muchas mujeres que quieren adelgazar evitan los hidratos de carbono. Sin embargo, nuestro cuerpo los necesita para garantizarse una buena conversión de la T4 a la T3, así que no los elimines por completo.

USA DENTÍFRICO SIN FLÚOR

Hay cientos de estudios que muestran la relación entre el uso de dentífricos con flúor y los problemas de tiroides.[13]

CUIDADO CON LOS PRODUCTOS DE SOJA NO FERMENTADOS

La soja contiene goitrógenos, sustancias que pueden alterar la producción de hormonas tiroideas e interferir en la absorción de yodo por parte de la glándula.

REDUCE EL ESTRÉS

Procura que el cortisol no te robe la progesterona; para ello, incluye mucha relajación en tu agenda.

RECUERDA ESTO

- Una cuarta parte de las mujeres de más de cuarenta experimentan síntomas de hipotiroidismo.
- Normalmente, hablamos de una tiroides hipoactiva, pero muchas veces es alguna otra cosa que no funciona correctamente en nuestro organismo y no se debe a la función de las distintas hormonas tiroideas.
- Un buen análisis de los niveles hormonales es esencial para entender qué te está sucediendo exactamente.
- Los disruptores hormonales pueden afectar negativamente a tu tiroides y a tus hormonas tiroideas. Evita siempre que puedas los alimentos que vienen envasados en plástico, latas y cajas de cartón recubiertas con una fina capa de plástico.

ENSALADA DE GARBANZOS Y *MEZCLUM* CON TAMARI Y NUECES DE BRASIL

Suelo llevar esta ensalada a las barbacoas. No esperes demasiado a servirte, ¡porque el bol se acaba rápido!

Le pongo nueces de Brasil, especialmente, para la tiroides. Las semillas de cáñamo son una proteína completa. Esta ensalada es estupenda para todos los que van a una barbacoa y prefieren (como yo) comer frutas y verduras, en lugar de mucha carne o pescado. El tamari es una salsa salada de soja que no tiene trigo.

Esto es lo que necesitas

Para la ensalada

½ taza de nueces de Brasil
Una pizca de tamari
½ taza de semillas de calabaza
Unas 8 tazas de mezclum, como canónigos, berros y espinacas
1 taza de garbanzos cocidos (si los usas envasados por comodidad, elige los que van en frasco de vidrio)
1 taza de piña troceada
½ taza de semillas de cáñamo sin cáscara
Una pizca de sal marina celta (sal gris)

Para el aliño

3 cucharadas más 1 cucharadita de aceite de oliva
1 cucharadita de curri en polvo
1 cucharadita de cúrcuma en polvo
½ limón exprimido
1 cucharadita de jengibre fresco rallado
1 cucharadita de miel cruda

Así es cómo se hace

Corta las nueces de Brasil en tres o cuatro trozos. Tuéstalas en una sartén sin aceite, a fuego alto, hasta que se doren un poco. Saca la sartén del fuego y échales el tamari por encima. Remuévelas hasta que estén bien cubiertas con el tamari. Ponlas en un bol grande y déjalas enfriar. Tuesta las semillas de calabaza en una sartén limpia hasta que se abran y estén un poco doradas. Ponlas con las nueces de Brasil y déjalas enfriar. Luego añade el resto de los ingredientes de la ensalada y mézclalos bien. Pon todos los ingredientes del aliño en un frasco vacío, ciérralo y agítalo. Pruébalo para ver si has conseguido el equilibrio correcto entre el ácido y el dulce. Por último, mezcla el aliño con la ensalada y sírvela.

5 LEPTINA Y GRELINA: SIÉNTETE LLENA CUANDO TOCA

La leptina y la grelina son como los estrógenos y la progesterona: hormonas inseparables. Tienen que estar compensadas entre ellas. Si una mujer está sana, ambas trabajan cuando es necesario. La grelina es la hormona que envía las señales de hambre, despierta el apetito. Esta hormona se crea principalmente en el estómago. Su contrapartida, la leptina, se conoce como la hormona de la «saciedad»: te advierte oportunamente de que ya has comido bastante.

¿TIENES SUFICIENTE LEPTINA?

Cuando comes, la leptina es la hormona que te da el mensaje a tiempo de: «Gracias, ya tengo bastante». Si rara vez recibes esta señal (excepto si has comido tanto que estás *realmente* llena), es probable que tengas deficiencia de leptina.

Esta hormona, principalmente, la producen las células adiposas. Por consiguiente, podríamos sacar la conclusión de que las personas con sobrepeso se deberían sentir llenas automáticamente más rápido, puesto que tienen más células adiposas: a más células adiposas, más producción de leptina. Esto sería lo lógico: ¿por qué ibas a necesitar tanta comida, si tu cuerpo tiene suficiente grasa almacenada? Esto es justamente lo que dictaba la naturaleza, pero la función normal y saludable de la leptina y la grelina ha dejado de existir en nuestra sociedad. También hay un vínculo entre la disrupción de estas dos hormonas y una tiroides hipoactiva, así que, para las mujeres, es especialmente importante gestionar correctamente la leptina y la grelina en el contexto del equilibrio hormonal general.

LA RESISTENCIA A LA LEPTINA: CUANDO TUS CÉLULAS ESTÁN SORDAS AL «YA TENGO BASTANTE»

Es evidente que muchas mujeres se debaten contra la deficiencia de leptina, o, más bien, contra la resistencia a la leptina. Si tu cuerpo ha producido exceso de leptina por las razones que sea, por ejemplo, si tienes sobrepeso, tus células acabarán ensordeciendo a sus señales. Es igual que la resistencia a la insulina. Si tienes sobrepeso, con un índice de masa corporal de veinticinco o más, dejarás de recibir la señal de que ya has comido bastante. Debido a esto, te encuentras en un nocivo círculo vicioso: no recibes la señal de que has comido demasiado; por tanto, es probable que comas más de la cuenta, que engordes más y que cada vez recibas menos señales de saciedad. Casi todas las mujeres con sobrepeso padecen resistencia a la leptina, pero se atormentan con la idea de que no tienen fuerza de voluntad para dejar de comer. Nunca es una cuestión de fuerza de voluntad. Repito: ¡son tus hormonas! La resistencia a la leptina puede provocar obesidad persistente.

Las mujeres padecen más resistencia a la leptina que los hombres

Por nuestra condición de mujer, desgraciadamente, somos más propensas a padecer resistencia a la leptina que los hombres, puesto que tenemos más células adiposas que ellos. Incluso una mujer delgada puede padecerla. En las mujeres delgadas, las células adiposas no están en el exterior, sino en el interior, concretamente entre los órganos de la cavidad abdominal. Esto significa que tienes demasiadas células adiposas en comparación con la masa muscular, de ahí que hacer ejercicio para incrementar la masa muscular sea una gran idea.

La insuficiencia de leptina no solo es una de las causas importantes de comer en exceso, sino que tiene un papel principal en las enfermedades autoinmunes y en todo tipo de inflamación oculta subyacente a toda una gama de enfermedades crónicas. Y ¿qué es lo que provoca esta desgracia con la leptina?

LA FRUCTOSA O AZÚCAR DE LA FRUTA: PARECE INOCENTE, PERO NO LO ES

Para el buen funcionamiento de la leptina, es necesario que los triglicéridos estén bajos. Los triglicéridos son pequeñas partículas de grasa que circulan por el torrente sanguíneo. Necesitamos algunos, pero no muchos. La comida basura, los alimentos procesados, los hidratos de carbono nocivos y todos los azúcares, especialmente la fructosa, aumentarán el nivel de triglicéridos en la sangre. Si tienes demasiados, la señal que la leptina le manda a tu cerebro de que ya has comido bastante, quedará bloqueada. La única forma de recobrar tu conciencia corporal de saciedad es reduciendo el número de triglicéridos. Esto se consigue evitando al máximo todos los dulces, los hidratos de carbono rápidos y los procesados, pero principalmente la fructosa.

La fruta es cada vez más dulce

La fructosa es un edulcorante que se encuentra de forma natural en la fruta fresca y en la deshidratada, y en otros productos naturales, como la miel y el sirope de agave. Esta forma natural de fructosa no suele ser el problema, pero es mejor no abusar. Muchas mujeres que quieren comer de forma más saludable sustituyen los nocivos dulces procesados por fruta fresca o deshidratada. Es un paso en la dirección correcta, pero te advierto que nuestra fruta se vuelve más dulce cada año. ¿Sabías que los kiwis eran originalmente una fruta ácida? Y las manzanas y naranjas no eran tan dulces como lo son ahora. Los injertos y modificaciones a los que se somete a la fruta hacen que sea cada vez más dulce. Además, en comparación con hace cincuenta años, consumimos más bebidas y comidas que llevan fructosa oculta. Comer dos piezas de fruta al día con toda su fibra es saludable, pero beberse un zumo de seis naranjas es propiciar un aumento de la glucosa.

> Sobre el año 1900 ingeríamos 15 g de fructosa al día. Ahora tomamos unos 65 g.

Si tienes sobrepeso, problemas de azúcar en la sangre o diabetes, no comas mucha fruta dulce, hasta que tu cuerpo haya vuelto a equilibrarse. Vale más elegir frutas ácidas, como frutas del bosque, manzanas ácidas, granadas, pomelos y limones.

> **¿CUÁNTA FRUCTOSA HAY EN ESE ENVASE SIN AZÚCAR?**
>
> Irónicamente, la mayoría de los productos para diabéticos están edulcorados con fructosa, porque la fructosa hace que los niveles de azúcar suban más lentamente que la glucosa. Pero eso no convierte a esos productos en saludables. Diabética o no, evita comprar productos sin azúcar.

La fructosa ataca al hígado sano

No obstante, el mayor problema no es la fruta que comes. El problema de la fructosa es que, junto con la glucosa, se encuentra en prácticamente todos (casi el ochenta por ciento) los alimentos procesados, incluidos los que son salados, como el kétchup y la mantequilla de cacahuete. Pero no procede de la fruta, sino del maíz. Es barata, muy dulce y fácil de añadir a todo tipo de productos. A diferencia de la glucosa, la fructosa no se puede regular mediante la insulina ni se puede almacenar como reserva en los músculos y las células adiposas. La fructosa va directamente al hígado, donde se convierte en ácidos grasos, incluidos los triglicéridos de la sangre. El exceso de fructosa se convierte en grasa en el hígado. Esto puede provocar el hígado graso, incluso aunque seas joven.

Puede que no percibas ningún problema enseguida, pero un hígado graso tiene dificultades para llevar a cabo todas sus funciones. Con el tiempo, esto puede provocar inflamación hepática y otras enfermedades de este órgano.

La fructosa: la vía más rápida hacia el envejecimiento

El hígado graso es una de las consecuencias de consumir fructosa, pero no la única: la fructosa también es la vía más rápida hacia el envejecimiento.

- Un exceso de fructosa bloquea la sensación de saciedad; por tanto, te conduce a comer demasiado y a los frustrantes kilos de más.
- ¿Eres adicta a los dulces? Es probable que sea adicción a la fructosa.
- Si tienes problemas con tu nivel de glucosa en la sangre, probablemente sea por la fructosa.
- Si tienes problemas con el colesterol, puede que también se deba a la fructosa.
- La fructosa es, en gran medida, la causa subyacente del exceso de grasa en el abdomen, a la obesidad y a la diabetes.
- La fructosa aumenta el ácido úrico, que provoca problemas como la gota, los cálculos renales y la artritis.
- Cada vez hay más personas que padecen dolor abdominal por el consumo excesivo de fructosa. El malestar abdominal idiopático puede deberse a la intolerancia a la fructosa. Se parece a la intolerancia a la lactosa: la enzima que ayuda a absorber la fructosa en el intestino delgado deja de funcionar con normalidad. Por esta razón, una gran parte de la fructosa que consumes termina en el colon, donde la fermentan fácilmente las bacterias intestinales, lo que provoca malestar abdominal, hinchazón y flatulencia.

> **EL JMAF: UN LOBO CON PIEL DE CORDERO**
>
> El jarabe de alta fructosa o JMAF es un poderoso edulcorante sintético compuesto, principalmente, por fructosa. Procede del maíz y, por consiguiente, es barato. Se utiliza en muchos de los alimentos procesados, en lugar de azúcares normales. En la lista de ingredientes lo encontrarás como jarabe de maíz, jarabe de fructosa, glucosa-fructosa, azúcar de la fruta o azúcar natural.

La intolerancia a la fructosa puede provocar depresión

Giulia Enders, en su libro *La digestión es la cuestión: descubre los secretos del intestino, el órgano más infravalorado del cuerpo humano*, escribe que en el campo de la medicina se ha reconocido recientemente que la intolerancia a la fructosa no detectada puede causar depresión. Al aminoácido triptófano le gusta unirse a la fructosa en nuestro sistema digestivo. Si no podemos absorber la mayor parte de la fructosa, defecaremos triptófano y glucosa juntos, sin haberlos utilizado. Pero el triptófano es la materia prima de la serotonina, la hormona del bienestar.

La resistencia a la leptina y la tiroides

Si ingieres demasiados alimentos procesados (cargados de azúcares, hidratos de carbono y fructosa), la hormona leptina aumentará en tu organismo. Cuando existe un nivel elevado de leptina, esta envía una señal al cerebro para que lentifique el metabolismo, lo cual dificulta el funcionamiento de la tiroides. Si tienes resistencia a la leptina, esto sucede constantemente, porque siempre habrá demasiada en tu cuerpo. La resistencia a la leptina puede afectar al buen funcionamiento de la tiroides. ¿Necesitas más razones para prestar atención a la cantidad de fructosa que consumes?

DORMIR PUEDE AYUDAR A REEQUILIBRAR LA LEPTINA

Por cada hora que no duermes, produces un cinco por ciento más de grelina y un cinco por ciento menos de leptina. La falta de sueño despierta el apetito. Un medio eficaz para restaurar el equilibrio de los niveles de leptina es garantizarte un ritmo estable de día y noche, y dormir mucho. Con esto último, me refiero a dormir de siete a ¡nueve horas!, de sueño profundo y saludable. Las mujeres necesitamos dormir más que los hombres. Acuéstate y levántate a las mismas horas, y no cambies demasiado tus horarios el fin de semana. Evita la luz artificial del ordenador, la televisión, las lámparas LED y los móviles en las últimas horas del día. Crea un entorno fresco y oscuro en tu dormitorio. No comas nada dulce, hidratos de carbono o comida basura unas horas antes de acostarte. Esto altera la producción de la hormona del sueño, la melatonina.

CONSEJOS PARA LA DEFICIENCIA DE LEPTINA Y LA RESISTENCIA A LA LEPTINA

NO COMAS DEMASIADO

No hay nada tan agradable como sentirte satisfecha después de una comida sana, en la que no te has excedido comiendo. Existe una relación entre la resistencia a la leptina y la resistencia a la insulina; revisa los consejos para esta última (página 94).

COME PROTEÍNAS Y GRASAS SALUDABLES PARA DESAYUNAR

Por la mañana, evita cualquier tipo de alimento dulce (incluida la fruta) en la medida en que puedas y come proteínas en forma de huevos, panqueques salados o batidos verdes. ¡Los aguacates son una opción excelente!

AÑADE SUFICIENTES GRASAS OMEGA-3

El omega-3 es tu mejor aliado para contrarrestar la resistencia a la leptina. Come pescado azul, nueces y semillas de lino. Toma suplementos, como aceite de krill o de algas.

COME SUFICIENTE EN LAS COMIDAS Y EVITA LOS TENTEMPIÉS

La resistencia a la leptina suele provocar deseos de comer entre horas. Procura romper este hábito. Come un poco más en las comidas (especialmente grasas saludables y proteínas) y evita los tentempiés. Si reequilibras los niveles de leptina, no volverás a tener ganas de comer entre horas.

EVITA LAS BEBIDAS DULCES

Evita todo lo que puedas las bebidas dulces, especialmente los refrescos, los zumos de frutas, las bebidas energéticas y el alcohol. Muchas de ellas están edulcoradas con jarabe de maíz alto en fructosa, aunque este ingrediente aparezca con diversos nombres. Procura no tomarlas. El alcohol también contiene azúcar, y eso significa un trabajo extra para tu hígado.

ACTÍVATE

Hacer ejercicio intenso no es una prioridad, pero moverse sí lo es. Las investigaciones avalan que las mujeres con sobrepeso tienen más antojos si hacen ejercicio intenso que los hombres. Si tienes sobrepeso, primero concéntrate en estar menos tiempo sentada y hacer más actividad física. Por ejemplo, sal a pasear o ve en bicicleta. No estés sentada más de sesenta minutos seguidos, levántate y muévete unos minutos.

DUERME SUFICIENTES HORAS DE CALIDAD

Apaga la televisión o el ordenador con tiempo suficiente. Date un largo baño de agua caliente con sales de magnesio (sales de

Epsom) y aceite relajante (lavanda). Lee un libro agradable y acuéstate a tu hora.

RECUERDA ESTO

- La leptina es la hormona que hace que te sientas llena.
- Esta hormona trabaja adecuadamente cuando no tienes muchos triglicéridos. Los alimentos procesados, los hidratos de carbono rápidos y todos los azúcares, especialmente la fructosa, provocan una subida de los triglicéridos.
- El ochenta por ciento de los alimentos procesados llevan fructosa. Se oculta tras nombres de lo más inocente, como «azúcares de frutas» y «azúcares naturales».
- Demasiada fructosa provoca hígado graso y toda una serie de problemas de salud, incluidos el aumento de peso y la obesidad.

MINITORTILLAS DE VERDURAS

Estas minitortillas son ideales para desayunar, si tienes intención de controlar tu azúcar en la sangre y no quieres comer nada dulce. También son deliciosas para comer. Un huevo contiene vitaminas A, E, D, K y B$_{12}$. Si comes poca carne, pescado y lácteos, los huevos son una importante fuente de vitamina B$_{12}$, que solo se encuentra en los productos de origen animal. También contienen hierro, zinc, selenio y ácido fólico, cuatro minerales importantes para la salud femenina. Compra siempre huevos ecológicos: los no ecológicos tienen un valor nutricional mucho más bajo. Puedes prepara estas minitortillas con distintas verduras; esto te permite ser creativa si tienes que adaptar esta receta. Pero elige verduras que se hagan rápidamente, como puerros cortados muy finos, guisantes y tomatitos. Esta es mi versión favorita. Puedes excluir el queso feta, pero ¡las hace más deliciosas!

Esto es lo que necesitas (para 6 raciones)

1 taza de calabacín rallado
1 taza de espinacas, troceadas finas
15 hojas de albahaca fresca, cortada a tiras
70 g de queso feta, troceado
1 cucharada de mezcla de hierbas
Pimienta recién molida y sal marina celta (sal gris)
3 huevos
Aceite de oliva

Así es cómo se hace

Pon todas las verduras, el feta y las especias en un bol grande. En otro bol, echa los huevos y bátelos bien. Añade las verduras y mézclalas con el huevo. Pon a calentar una sartén grande y echa un chorro generoso de aceite de oliva. Coloca tres montoncitos de la mezcla de verduras en la sartén y cháfalas con una espátula. Hazlas unos minutos por cada lado. Asegúrate de que el huevo está bien hecho. Ponlas en el horno para que se mantengan calientes, si no las vas a comer inmediatamente.

6 EL INTESTINO: EL CENTRO DE TU SALUD

Como mujer, no es posible que logres mantener un equilibrio hormonal saludable sin la colaboración de dos órganos importantes: el intestino y el hígado.

La salud comienza en el intestino, porque si tu intestino no funciona adecuadamente, todo tu cuerpo sufrirá las consecuencias, incluido el sistema endocrino. La flora intestinal está compuesta por billones de bacterias, algunas beneficiosas y otras perjudiciales que, en su conjunto, pesan unos dos kilos. Necesitas los dos tipos de bacterias, pero es importante que las beneficiosas sean mayoría. Esto reduce tu riesgo de sobrepeso y de desarrollar todo tipo de enfermedades desagradables. Lo consigues alimentando a las bacterias favorables para tu intestino. A través de una buena alimentación, por supuesto.

En un intestino sano se crean, al menos, veinte tipos de hormonas diferentes. Estas hormonas no solo afectan a tu salud física, sino también a la emocional y mental. Tu estado de ánimo y tu conducta dependen en gran medida de las bacterias intestinales.

«CACA CARA»: MALA NUTRICIÓN EN UNA DIETA SANA

Los intestinos es donde se absorben los nutrientes de los alimentos. En ese órgano es donde se descompone todo lo que comemos y se forman paquetes más pequeños de vitaminas, minerales y miles de otras sustancias utilizables. Esos paquetes pasan al hígado a través de la sangre, donde son revisados en busca de sustancias tóxicas, y luego estos miles de nutrientes alimentan a todas las células del cuerpo.

Si tu intestino no funciona bien, estos paquetes de nutrientes puede que no sean bien absorbidos. Y por muy saludable que sea tu dieta, una gran parte de valiosos nutrientes serán desechados sin usar. Yo lo llamo «caca cara». Entretanto, tus células no reciben los nutrientes que necesitan y tu cuerpo se va quedando desnutrido paulatinamente. Esto afecta a todas tus hormonas y a tu salud general, y puede causar todo tipo de síntomas que, con frecuencia, son malinterpretados.

INTESTINO PERMEABLE: AGUJERITOS ENTRE EL MUNDO EXTERNO Y EL INTERNO

Las paredes intestinales son las que realizan la importante función de distinguir entre lo que puede ser absorbido por el organismo y lo que, sin más rodeos, ha de ser eliminado sin utilizar. Los intestinos son permeables, pero solo para paquetes de nutrientes muy pequeños. Sus paredes están recubiertas de mucosa intestinal —los guardianes de tu sangre— y contienen todo tipo de enzimas que garantizan que las partículas de alimentos sean lo bastante pequeñas como para traspasarlas. Recuerda que la comida siempre es una materia extraña para tu cuerpo, tanto si te tragas por accidente un tapón de goma como si te comes una fresa. Tu intestino decide qué es lo que va a absorber tu cuerpo y qué va a desechar.

Cuando la mucosa intestinal se inflama o deteriora, pueden surgir problemas graves. Tus paredes intestinales pueden perforarse, como le sucedería a una rueda de bicicleta, por lo que se producen filtraciones del intestino a la sangre. Estos agujeros pueden dejar pasar todo tipo de bacterias, toxinas, parásitos y moléculas de alimentos al torrente sanguíneo, todos ellos cuerpos extraños para la sangre. De ese modo, el sistema inmunitario tiene que trabajar más para expulsar a los intrusos y se sobrecarga. Por si fuera poco, se puede producir una disrupción del equilibrio hormonal.

Esto se denomina intestino permeable o permeabilidad intestinal, y suele ser el inicio de muchos trastornos. Uno de los problemas es que no lo notas, porque no duele. Por esta razón, muchas veces no es diagnosticado. Tampoco ayuda que muchos médicos no conozcan esta enfermedad.

Cuando las sustancias extrañas invaden la sangre

Puesto que estas sustancias extrañas en la sangre pueden proceder de cualquier parte de tu cuerpo, los síntomas del intestino permeable son de lo más diverso. Entre ellos se encuentran:

- Todo tipo de problemas de piel: eccema, urticaria, psoriasis...
- Síndrome del intestino irritable.
- Fatiga crónica.
- Ardor de estómago.
- Reacciones alérgicas.
- Problemas articulares.
- Fibromialgia.
- Problemas de concentración y de memoria.
- Todo tipo de enfermedades autoinmunes, incluidos problemas de tiroides.
- Depresión y cambios súbitos del estado de ánimo.

> Casi un tercio de todas las personas que padecen depresión también sufren permeabilidad intestinal.

Los problemas de piel, como el eccema y la psoriasis, suelen deberse al intestino permeable, puesto que el cuerpo intenta deshacerse de las sustancias tóxicas a través de la piel, que es un órgano de desintoxicación. Aplicarte algo tópicamente para curar un problema de piel es inútil, porque no abordas la causa.

El sistema inmunitario en el intestino

El ochenta por ciento del sistema inmunitario está en el colon. Un intestino permeable puede afectar al sistema inmunitario, lo que provoca enfermedades autoinmunes. Este tipo de enfermedades son mucho más comunes en las mujeres que en los hombres, así que cuidar bien el intestino es más importante para ellas.

> **LAS MUJERES TENEMOS MAYOR INCIDENCIA DE ENFERMEDADES AUTOINMUNES**
>
> En Estados Unidos, los trastornos autoinmunes se encuentran entre las diez causas más comunes de muerte en las mujeres mayores de sesenta y cinco años, y son la segunda causa más importante de enfermedades crónicas: esclerosis múltiple, diabetes tipo 1, artritis reumatoide, Crohn, Graves, Addison, lupus sistémico y muchas otras. La epidemia de trastornos autoinmunes va en aumento, pero se desconocen las razones. Según parece, todavía nadie las ha vinculado con la salud intestinal.

Las principales causas del intestino permeable

El deterioro o la inflamación de la mucosa intestinal tiene una causa; no sucede sin más. Las causas más comunes (que llamamos *alérgenos*) son:

- Gluten.
- Fructosa añadida.
- Azúcares.
- Productos lácteos (especialmente de leche de vaca).
- Aditivos químicos en la comida, como potenciadores del sabor (el glutamato de sodio es uno de ellos), colorantes, sabores y fragancias artificiales.
- Sustancias químicas de los alimentos envasados que pasan a la comida a través de materiales como las latas y el plástico.

- Antibióticos dietéticos (que se encuentran en la carne, el pescado o los lácteos no ecológicos).
- Pesticidas (que se encuentran en las frutas y verduras no ecológicas).
- Alcohol.
- Estrés.
- Medicamentos, como los antibióticos y los antiinflamatorios.

Además, las infecciones por levaduras o los parásitos intestinales también pueden provocar permeabilidad intestinal. La levadura *Candida albicans* es una de las que pueden proliferar en nuestro organismo y causar el intestino permeable.

Después de leer la lista anterior, te darás cuenta de que tu dieta incluye muchos irritantes. El intestino puede procesar pequeñas dosis de prácticamente cualquier cosa, pero si ha de afrontar ataques agresivos a diario es demasiado, incluso para el intestino más fuerte. También debes ser consciente de que con la edad disminuye nuestra resistencia a los alérgenos. Puede que durante años no hayas tenido problemas con los productos lácteos, la fructosa o el gluten, y probablemente no se te ocurrirá pensar que tus problemas de piel, hipotiroidismo, artritis, Crohn o fatiga crónica se deban a que tu intestino tiene cada vez más dificultades para hacer su trabajo.

Cómo curar un intestino permeable

Por fortuna, hay una gran variedad de medidas que puedes tomar para darle una oportunidad de recuperación a tu intestino permeable. Para empezar, procura evitar todos los irritantes que he mencionado. Si tienes razones para creer que sufres permeabilidad intestinal, evita estos productos y sustancias durante un par de semanas para ver cómo te encuentras. Las células de tus paredes intestinales se pueden regenerar en siete días, pero si hace años que padeces esta condición, este proceso tardará más tiempo. El grado de permeabilidad intestinal puede variar, dependiendo de lo irritada que esté la mucosa y el tiempo que lleve en ese estado. Un buen suplemento de probióticos puede ayudar: aportará bacterias intestinales saludables. No obstante, es más aconsejable y económico que procedan de productos naturales parcialmente fermentados.

CURARTE A TI MISMA

Puesto que todos tenemos bacterias intestinales distintas, una persona puede tolerar cierto alimento y otra no. Quizás puedas comer fresas sin problemas, pero tienes una amiga a la que le provocan urticaria. Si cambias tu flora intestinal a través de la dieta, también podrás librarte de años de alergias alimentarias e, incluso, de enfermedades autoinmunes. Cada vez hay más mujeres que no aceptan la prognosis de que nunca se librarán de su enfermedad autoinmune. Principalmente, se curan cambiando su dieta, o al menos consiguen controlar los síntomas. Hay varias mujeres que han escrito libros sobre esto. Busca a Terry Wahls (esclerosis múltiple), Meghan Telpner (Crohn), Molly Vázquez (alopecia total) o Izabella Wentz (Hashimoto).

EL INTESTINO ES NUESTRO SEGUNDO CEREBRO

¿Sabías que el noventa y cinco por ciento del neurotransmisor serotonina, el que se encarga de aportarnos un buen estado de ánimo, se crea en el intestino? El neurotransmisor dopamina y la importante hormona del sueño melatonina, también se fabrican, en su mayor parte, en el intestino. El sistema nervioso intestinal es tan rico y complejo como el del cerebro, con el que los intestinos, a través del nervio principal (nervio vago), están conectados. El cerebro se comunica constantemente con la flora intestinal.

¿CEREBRO DEPRESIVO O INTESTINOS DEPRESIVOS?

Los antidepresivos a veces se prueban en ratones a los que se los deja nadando en un bol lleno de agua, sin un lugar donde descansar a la vista: una situación desesperada. En algún momento, se rinden y se dejan llevar. Si tras la administración de un fármaco antidepresivo siguen nadando, los científicos lo interpretan como una señal positiva de que los ratones tienen esperanza durante «más tiempo», esperanza de que todo saldrá bien. Los ratones deprimidos se rinden antes.

En 2011, el neurocientífico John F. Cryan investigó si podía influir en la conducta de los ratones con una dosis de bacterias intestinales beneficiosas. Observó que los ratones con los intestinos regenerados nadaban más rato y tenían un nivel más bajo de hormonas del estrés que el grupo de control. Las bacterias actuaron muy bien en sus intestinos, casi como un antidepresivo. Según Cryan, los ratones se comportaban como si hubieran recibido medicación para la ansiedad.[14]

El intestino influye mucho en el estado de ánimo

Hay una razón por la que a los intestinos se los denomina el segundo cerebro: tienen una gran influencia en el estado de ánimo y en las emociones. ¿Conoces la maravillosa sensación de felicidad después de haber ido al baño y vaciado bien tus intestinos? ¡Una mente clara está muy relacionada con un intestino limpio! Siempre hemos dado por hecho que nuestras emociones y estados de ánimo están en nuestra cabeza y que no tienen ninguna conexión con el resto del cuerpo. Pero cada vez hay más estudios que indican que las emociones, en realidad, se originan en nuestro intestino, ¡no en nuestra cabeza! Los estudios confirman que las personas con problemas intestinales, como el síndrome del colon irritable y la colitis ulcerosa, tienen más probabilidades de padecer depresión y ataques de ansiedad, aunque no exista causa aparente para ello. También sucede a la inversa: la flora intestinal de los pacientes de párkinson se ha comprobado que es muy distinta a la de las personas sanas.

LOS ANTIBIÓTICOS PROVOCAN EL CAOS EN EL INTESTINO

Los antibióticos son sustancias que combaten las infecciones provocadas por bacterias que han invadido nuestro cuerpo y lo han dañado. Esto es lo que llamamos inflamación. Si tu sistema inmunitario está afectado, a tu cuerpo le cuesta combatir la infección por sí solo. Los antibióticos se pueden encontrar en productos naturales, como el jengibre, la canela, el ajo, la cúrcuma y el aceite de coco, pero a veces las fuentes naturales no bastan. En algunos casos, como en neumonías graves, hacen falta medicamentos más potentes. El problema con los antibióticos es que no distinguen entre bacterias beneficiosas y perjudiciales de la flora intestinal. Esto significa que acaban con todas ellas. La consecuencia es que las bacterias nocivas pueden tomarse la revancha fácilmente. Esto debilita al sistema inmunitario, que a su vez, puede ocasionar todo tipo de problemas desagradables, incluidas las infecciones por cándidas, tan comunes en las mujeres. Si realmente has de tomar una tanda de antibióticos, asegúrate de que también tomas una buena tanda de probióticos potentes.

La salud intestinal influye mucho en el estado de salud mental y físico.

El intestino también juega un papel importante en la eliminación de sustancias tóxicas del cuerpo, que en nuestra sociedad es cada vez más importante. La eliminación de sustancias tóxicas no siempre es posible, pero ¡la resistencia a ellas va en aumento!

En resumen, cuidar bien la flora intestinal equivale a cuidar de tu salud y tu vitalidad. Tus elecciones a la hora de comer tienen un gran impacto en tu flora intestinal. Recuerda que esta vive casi exclusivamente en el colon; el secreto está en comer alimentos que vayan desde el intestino delgado hasta el colon sin ser digeridos. De lo contrario, las bacterias no obtendrán nada de ellos.

Una dieta que siga los puntos de *La brújula nutricional* significa una buena nutrición para ti y para tu amiga, la flora intestinal.

CONSEJOS PARA LA SALUD INTESTINAL

COME MUCHAS VERDURAS, GERMINADOS, HIERBAS Y LEGUMBRES

Estos alimentos contienen fibra soluble, necesaria para las bacterias intestinales beneficiosas. Los cereales pueden aportar un extra de fibra no soluble.

COME GRASAS SALUDABLES

Además de fibra, las bacterias intestinales también necesitan grasas saludables. Puedes leer más sobre este tema en el capítulo siete.

BEBE MUCHA AGUA, PREFERIBLEMENTE FILTRADA

Si vas a comer más fibra, es importante que bebas más agua; de lo contrario, terminarás teniendo problemas intestinales. Bebe agua filtrada si es posible.

TOMA KÉFIR O COME OTROS ALIMENTOS FERMENTADOS

Esto proveerá a tus intestinos de una ración extra de bacterias beneficiosas. Lo mejor es que te los prepares tú misma: los fermentados comerciales apenas contienen bacterias probióticas.

EVITA LOS AZÚCARES Y EL ESTRÉS

Las bacterias intestinales se alimentan de azúcares. Cuanto más azúcar consumes, más proliferan y más problemas ocasionan. Procura evitar comer dulce. Bajo estrés agudo, las bacterias intestinales pueden quedar totalmente colapsadas en veinticuatro horas. Presta atención a la relación entre el estrés y tu intestino.

EVITA COMER DEMASIADA PROTEÍNA Y GRASA ANIMAL

Concretamente, evita los productos de animales que no han sido criados ecológicamente. La proteína y la grasa animal no ecológica contienen antibióticos que ingieres de forma indirecta.

MUÉVETE

Al intestino sano le encanta la actividad física. Un estilo de vida muy sedentario influye negativamente en la flora intestinal. Caminar diez mil pasos al día es mucho mejor que ir a caminar dos horas el fin de semana.

RECUERDA ESTO

- Tu salud empieza en tus intestinos. Si tu microbiota (flora intestinal) no está sana, puedes tener todo tipo de problemas, físicos y mentales.
- Ciertas sustancias pueden irritar la mucosa intestinal y provocar un intestino permeable, aunque no te des cuenta. Procura evitarlas.
- El noventa y cinco por ciento de la hormona de la felicidad, la serotonina, se fabrica en el intestino. Por consiguiente, existe una relación entre tu salud intestinal y tu estado de ánimo.

SOPA CON ESPECIAS PARA INVITADOS INESPERADOS

Las lentejas, al igual que todas las legumbres, tienen mucha fibra y, por consiguiente, son ideales para los intestinos. La ventaja de las lentejas rojas es que no hace falta ponerlas en remojo. También tienen mucho hierro, que a las mujeres siempre nos va bien.

La sopa con especias, que puedes tener lista en la mesa en media hora, es una de mis favoritas. Casi siempre tengo estos ingredientes en casa, así que es ideal para cuando tienes visitas inesperadas. Los productos de lata no son mi primera opción. Los tomates frescos son mejores, por supuesto, pero a veces opto por los de lata por rapidez y conveniencia. No te compliques en la cocina.

Esto es lo que necesitas (para 4 raciones)

1 cucharada de aceite de coco
2 puerros troceados finos (si no tienes puerros, puedes usar cebollas)
4 dientes de ajo troceados finos
1 cucharada de jengibre fresco troceado fino
1 cucharada de comino en polvo
1 pizca de pimienta de Cayena

1 taza de lentejas rojas
½ taza de **passata** (tomate triturado concentrado) en envase de vidrio
1 lata grande de tomates (400 g)
3 rodajas de limón
4 ½ tazas de caldo de verduras
Cilantro fresco

Así es cómo se hace

Calienta el aceite de coco en una olla y echa los puerros troceados. Saltéalos hasta que se ablanden. Añade el ajo y el jengibre a los puerros, junto con el comino en polvo y la pimienta de Cayena. Escurre bien las lentejas y añádelas a la olla. A continuación incorpora la *passata*, la lata de tomates, las rodajas de limón y el caldo de verduras. Cuando empiece a hervir, baja la temperatura y deja que se hagan a fuego lento durante veinte minutos. Cuando estén listas las lentejas, ya puedes servir la sopa. Trocea una buena cantidad de cilantro fresco bien fino y utilízalo para adornarla.

7 EL HÍGADO: EL EQUIPO DE LIMPIEZA INDISPENSABLE

El hígado es muy feliz cuando el intestino está sano, porque si este no funciona bien, eso supone trabajo extra para él. El hígado tiene cuatrocientas funciones distintas, de las cuales, directa o indirectamente, el equilibrio hormonal es una de las más importantes. La lista de trastornos que puedes experimentar por un mal funcionamiento hepático es interminable.

CONOCE A TU TRABAJADOR HÍGADO

Trabajo 1: eliminación de hormonas usadas y otras materias de desecho

Probablemente, sabrás que el hígado está implicado en todo tipo de procesos de desintoxicación de tu cuerpo. Una de sus tareas importantes es transformar los desechos, sustancias no utilizadas y sustancias tóxicas en otras no perjudiciales, tras lo cual pueden ser transportadas sin riesgo, para ser finalmente expulsadas por el intestino y los riñones. La desintoxicación hepática conlleva tres pasos: hacer que las sustancias sean solubles en agua, neutralizar su peligrosidad y eliminarlas.

No todos los desechos y sustancias tóxicas son evitables, algunos productos son el resultado de los procesos corporales normales. A un cuerpo sano, eliminarlos no le supone ningún problema. Las moléculas de desecho propias del organismo son conocidas para el hígado y las puede descomponer con mayor facilidad que las ajenas.

Las sustancias tóxicas son más difíciles de eliminar

A medida que tu cuerpo está cada vez más expuesto al entorno, el hígado tiene que trabajar más. Los antioxidantes, normalmente creados por el hígado para proteger a las células de los radicales libres, también se utilizan para eliminar sustancias tóxicas. Si tu cuerpo no puede desintoxicarse de ellas o si tiene demasiadas, esto acabará provocando todo tipo de enfermedades crónicas y envejecimiento prematuro.

Una gran parte de estas sustancias tóxicas son los disruptores hormonales químicos de los que te he hablado anteriormente. Estas sustancias se han desarrollado para tener efectos duraderos, y a nuestro cuerpo le cuesta descomponerlas. Cuanto más tiempo y energía tenga que emplear el hígado para neutralizar y eliminar dichos disruptores hormonales, menos atención le prestará al resto de sus igualmente importantes funciones.

¿CÓMO LE PUEDES FACILITAR LA VIDA A TU HÍGADO?

¿Qué puedes hacer para facilitarle la labor a tu hígado en el resto de sus funciones? Se requieren dos pasos: prevención y mucha nutrición.

Prevenir es mejor que limpiar

Cuanta menos basura tengas en casa, menos tendrás que limpiar. Esto también se aplica a tu cuerpo. No se lo pongas más difícil de lo necesario: intenta, por todos los medios, alejar los disruptores hormonales químicos de tu vida. Comprendo que no puedas interrumpir tu medicación de golpe o dejar un trabajo en el que estés expuesta a muchas sustancias químicas, pero hoy mismo puedes empezar por cambiar tu dieta y tus productos de higiene personal, cosméticos y limpieza, y elegir otros que sean menos nocivos para el hígado. A partir de ahora, elige productos sin agentes químicos perjudiciales, preferiblemente cien por cien naturales.

Nutrición, nutrición y nutrición

Voy a explicar algo que es complicado, pero muy importante: el proceso de desintoxicación. Su importancia radica en que demuestra lo importante que es una buena nutrición para la mujer, si quiere estar sana o mejorar. ¿Vas a seguirme realmente?

El proceso de desintoxicación sigue tres pasos: primero, atrapar las sustancias tóxicas y conseguir que sean solubles en agua; segundo, neutralizar el efecto de las toxinas, y por último, eliminarlas. Este proceso ha de producirse suavemente en las tres etapas. Por desgracia, en el camino pueden presentarse bastantes fallos, porque cuando las sustancias se vuelven solubles en agua, pueden ser reabsorbidas por nuestro organismo o transformadas en otras sustancias aún más dañinas. El proceso de desintoxicación es una ardua tarea para el hígado.

A fin de que este proceso se realice correctamente, el hígado necesita una extensa gama de nutrientes: vitaminas, minerales, aminoácidos, antioxidantes, oligoelementos, salvestroles y millares más. Esto ayuda a tu cuerpo a producir las enzimas necesarias para todo el proceso de desintoxicación. El problema es que para neutralizar y descomponer todas las toxinas, se necesita una combinación de enzimas. La escasez de cualquiera de esos nutrientes, como el yodo, el zinc o el azufre, puede provocar que haya cierta sustancia tóxica que tu cuerpo sea incapaz de eliminar. Los científicos todavía no saben exactamente qué nutrientes se necesitan para eliminar un número indefinido de sustancias tóxicas. Afortunadamente, nuestro cuerpo *sí* sabe cómo gestionar este reto, y por eso es tan importante respaldarlo todo lo que podamos, comiendo la mayor combinación posible de nutrientes distintos, con una dieta de lo más variado.

Cada segundo del día y de la noche,
nuestro cuerpo se está desintoxicando.
Vale la pena considerar esta función
como un proceso cotidiano.

CÓMO FUNCIONA LA ELIMINACIÓN DE LOS XENOESTRÓGENOS

Voy a extenderme un poco más sobre el tema de la eliminación de xenoestrógenos, que pueden afectar gravemente al cuerpo femenino. Los xenoestrógenos provocan obesidad persistente y enfermedades crónicas, y al final pueden producir diversos tipos de cáncer, lo cual ilustra la importancia vital de ingerir una amplia gama de alimentos no procesados, especialmente vegetales.

La clorofila

Para neutralizar y eliminar los xenoestrógenos, en primer lugar hemos de comer hortalizas verdes. La clorofila de estas verduras ayuda a convertir los xenoestrógenos en solubles al agua, la primera fase de la desintoxicación. Las algas, como la chlorella, la espirulina y el fitoplancton marino, son otra fuente excelente. La chlorella también ayuda a eliminar metales pesados. Los xenoestrógenos, tras haberse convertido en solubles en agua, se transforman en tres tipos de estrógenos, dos de los cuales siguen siendo perjudiciales; por consiguiente, es importante neutralizarlos y desecharlos. Para ello, nuestro hígado necesita otras sustancias varias.

DIM

El diindolilmetano (DIM) es un fitoquímico que ayuda a neutralizar las sustancias químicas nocivas. Puedes encontrarlo en las verduras crucíferas: brócoli, coles de Bruselas, coliflor, kale, repollo, col china, rúcula, rábanos, colinabo y berros. Estas hortalizas han de calentarse brevemente para que liberen el DIM. Rehogar y cocer al vapor es mejor que hervir; así no desecharas este fitoquímico con el agua. Las coles de Bruselas son excelentes fuentes de DIM.

El calcio D-glucarato

El calcio D-glucarato es otra sustancia que necesita tu hígado para neutralizar y expulsar los xenoestrógenos. Lo encontrarás en la familia de las crucíferas, las legumbres, la calabaza, el melón, los espárragos, el aguacate, los copos de avena, las manzanas y los albaricoques. Los brotes de alfalfa germinada tienen mucho calcio D-glucarato.

El glutatión

El glutatión es el antioxidante más importante del cuerpo, porque está implicado en muchos procesos. La deficiencia de glutatión puede ser la causa de muchos problemas hormonales. También es la sustancia más importante para la desintoxicación y la eliminación de xenoestrógenos y metales pesados. Su precursor es el aminoácido cisteína. Ambas sustancias se encuentran en alimentos ricos en azufre, como los huevos pasados por agua, los aguacates, las espinacas cocidas, las coles de Bruselas cocidas, las nueces, las avellanas, las almendras, los higos, el pollo cocido y las semillas de girasol. Los germinados de lentejas son una de las mejores fuentes. Para producir suficiente glutatión, nuestro cuerpo necesita muchas vitaminas B_3, B_6, B_9 y B_{12}, más algo de selenio y magnesio.

Encontrarás B_3 en los copos de levadura nutricional, el cilantro, la maca en polvo y el salvado de arroz sin procesar. La B_6 está en la yema de huevo, el salvado de arroz sin procesar y todo tipo de hierbas aromáticas secas, como cebollinos, perifollo, cilantro, orégano, tomillo, romero y perejil. También está en especias, como la cayena, la cúrcuma, el curri y el pimentón. La B_9 es igualmente conocida como ácido fólico o *folato*. La hallarás en una amplia variedad de verduras crudas y hierbas, así como en el agar agar, la levadura nutricional, la remolacha, las semillas de sésamo y los tomates secados al sol.

Encontrarás dosis generosas de B_{12} en la carne, el pescado y los productos lácteos, todo ellos ecológicos, pero no es recomendable comer demasiados de estos productos si quieres mantener el equilibrio hormonal (en los capítulos ocho y diez hablaré más sobre esto). Mi fuente favorita de esta vitamina son los huevos ecológicos, pero también me tomo un suplemento sublingual todos los días. El selenio es especialmente importante para ayudar al hígado a reutilizar el glutatión, así no tiene que estar produciéndolo constantemente. Las nueces de Brasil crudas son una excelente fuente. Cómelas lo más frescas posible. También es necesario el magnesio, pero muchas mujeres tenemos deficiencia de este mineral, porque el estrés acaba con nuestras reservas. Una excelente fuente de magnesio son las algas. Asimismo, se encuentra en el cacao crudo, el trigo sarraceno, las hojas de cilantro, las semillas de margarita, las semillas secas de calabaza y el salvado de arroz no procesado.

TU CUERPO NECESITA UNA AMPLIA GAMA DE NUTRIENTES

¿Te haces una idea de la importancia que tienen todos estos alimentos (principalmente, vegetarianos) para tu salud, y también de la variedad que necesitas? Desayunar lo mismo todos los días, como un bol de yogur con granola, o la misma comida de cuatro rodajas de pan con queso, es ¡perder una oportunidad! Tu cuerpo necesita muchos nutrientes y no puedes estar comiendo sin parar. Por consiguiente, come muy variado siempre que puedas, prueba habitualmente recetas e ingredientes nuevos.

> Comer una amplia variedad de verduras, hierbas, fruta, semillas y frutos secos, automáticamente te aportará más de diez mil nutrientes diferentes. Los científicos aún no entienden muchas de sus propiedades, pero ¡tu cuerpo sí!

Ve con cuidado, porque el estrés utiliza muchos de estos nutrientes y el hígado podría no tener suficientes. Si sufres mucho estrés, a tu hígado puede resultarle muy difícil realizar el proceso de desintoxicación. Y si tu hígado no es capaz de eliminar las sustancias tóxicas, tu cuerpo decidirá almacenarlas en las células adiposas. Evita las sustancias tóxicas de tu entorno, siempre que puedas, especialmente si tienes obesidad persistente.

Por suerte, tu hígado tiene una gran capacidad de autocuración. ¡Este órgano es de suma importancia! Si lo cuidas, se recuperará y se restablecerán todas sus funciones.

CONSEJOS PARA LA SALUD DE TU HÍGADO

ELIGE PRODUCTOS NO PROCESADOS
LIBRES DE SUSTANCIAS QUÍMICAS

Come alimentos «reales», preferiblemente ecológicos. Todas las sustancias químicas que entran en tu organismo han de ser procesadas y eliminadas por el hígado.

COME UNA AMPLIA VARIEDAD DE HORTALIZAS VERDES

Ingiere la mitad de tus verduras crudas y la otra mitad medio hechas, idealmente al vapor. Esto ayudará a tu hígado con el primer paso de la desintoxicación. Aprende a preparar batidos verdes.

UTILIZA SUPLEMENTOS VERDES

Prueba la chlorella, la espirulina, el fitoplancton y la hierba de trigo. Son buenas fuentes de clorofila.

COME UNA AMPLIA VARIEDAD DE PRODUCTOS VEGETALES

En tu dieta, has de hacer hincapié en la variedad, porque tu hígado necesita muchos fitoquímicos distintos. El pomelo tiene un poderoso efecto sobre las propiedades de desintoxicación del hígado. (Pregunta a tu farmacéutico si tu medicación es compatible con el pomelo: el proceso de desintoxicación hepático es tan potente que también podría eliminar la medicación).

BEBE MENOS CAFÉ Y ALCOHOL

Tanto el café como el alcohol pueden suponer una carga extra para el hígado.

BUSCA UNA ALTERNATIVA A LA PÍLDORA

La píldora contiene grandes dosis de hormonas sintéticas, que el hígado tendrá que neutralizar y eliminar. Prueba algún método anticonceptivo no hormonal.

RECUERDA ESTO

- Tu hígado desempeña un papel importante en la eliminación de todo tipo de sustancias usadas y toxinas del cuerpo.
- Lo primero que puedes hacer por tu hígado es evitar ingerir sustancias tóxicas o entrar en contacto con ellas.
- Lo segundo es comer una gran variedad de alimentos vegetales, para que tu cuerpo ingiera el mayor número posible de nutrientes que ayuden al hígado a neutralizar y eliminar las sustancias tóxicas.

LECHE CON CÚRCUMA

La cúrcuma es una especia que se usa desde hace siglos, en la medicina china. Contiene curcumina, una sustancia antiinflamatoria, gran antioxidante y antibacteriana, y según parece, tóxica para las células tumorales. La cúrcuma no solo ayuda al intestino, sino también al hígado. La célebre frase «que los alimentos sean tu medicina» no podría ser más cierta para la cúrcuma. Añadir pimienta aumenta la eficacia de esta receta y estimula a tu cuerpo a quemar grasa. La cúrcuma es uno de los ingredientes básicos del curri. Yo suelo añadir un poco más de cúrcuma a mis platos de curri. Si no me encuentro bien o tengo una infección, me preparo una taza de leche con cúrcuma.

Esto es lo que necesitas

1 cucharadita de cúrcuma (preferiblemente, ecológica)
1 cucharadita de sirope de arce
Un toque de pimienta recién molida
1 taza de leche vegetal (la de anacardo es muy sabrosa)

Así es cómo se hace

Echa la cúrcuma, el sirope de arce y la pimienta en la taza. Calienta un poco la leche vegetal en un cazo, pero sin que hierva. Pon un poco de leche en la taza y remueve hasta que se forme una pasta homogénea. Luego, añade el resto de la leche y sigue removiendo. Tómatela lentamente. Es muy nutritiva, pruébala.

3

¿ESTÁS MALNUTRIDA?

En nuestro cuerpo, todo está interconectado. No podemos aislar un órgano del resto de nuestro organismo. Si los intestinos no trabajan correctamente, acabarás notándolo en tu piel, y si tu sistema inmunitario no funciona bien, tu cerebro fallará. Esta es la razón por la que es importante alimentar adecuadamente a todo tu cuerpo, órganos incluidos, para garantizarte un equilibrio hormonal óptimo.

MALNUTRICIÓN EN EL MUNDO OCCIDENTAL

Malnutridas en lo que respecta a nutrientes

En mi opinión, muchas mujeres occidentales están malnutridas, pero también lo están los hombres y los niños. No me refiero a las calorías, sino a los nutrientes. No soy la única que opina esto; el Centro Holandés para la Nutrición corrobora lo que digo. Si una mujer se alimenta según sus pautas, es decir, su pirámide alimentaria, de acuerdo con un informe realizado en 2011, tendrá deficiencia de seis nutrientes importantes: vitamina A, vitamina D, hierro, selenio, ácido fólico y zinc. Sin estos nutrientes esenciales, es imposible mantener el equilibrio hormonal y conservar la salud y la vitalidad a largo plazo. La vitamina A, la vitamina D, el selenio y el zinc son imprescindibles para la salud de la tiroides.

Curiosamente, el Centro Holandés para la Nutrición también indica que el noventa y cinco por ciento de los holandeses no siguen sus pautas y, por ende, probablemente tendrán más deficiencias, además de las seis que acabo de citar. Parece ser que entre las mujeres de hasta sesenta y nueve años, solo un diez por ciento come dos piezas de fruta al día y tan solo el cinco por ciento ingiere los 250 g de verduras recomendados (un poco menos de dos tazas). Así que hay bastantes posibilidades de que tu cuerpo, como el mío hace unos pocos años, tenga deficiencia de nutrientes.

> No puedes arreglar tú sola tus problemas hormonales. Solo puedes alimentar muy bien a tu cuerpo para que empiece su proceso de autocuración.

Nuestro frenético mundo necesita una nutrición potente

En mi opinión, los consejos del Centro Holandés para la Nutrición se han quedado obsoletos. Estoy convencida de que una mujer de más de cuarenta años tendría deficiencia de nutrientes aunque comiera de acuerdo con sus directrices. El consejo de que las mujeres de más de cuarenta han de comer cuatro o cinco rebanadas de pan, cuatro o cinco raciones de cereales o patatas, y dos o tres raciones de productos lácteos al día, a mi entender, es una fuente de problemas de salud. En esta frenética sociedad, con su nivel de estrés, ¡nuestro cuerpo necesita una dieta más variada y mejor!

Malnutridas en uno de los países más ricos del mundo

Holanda es uno de los países más ricos del mundo, donde puedes encontrar todo tipo de alimentos. No obstante, nos estamos acercando a los seis millones de enfermos crónicos, y la situación en otros países occidentales no es mucho mejor. En Occidente muchas personas tienen sobrepeso, y al mismo tiempo están malnutridas porque, normalmente, ambas condiciones van a la par.

LA MALNUTRICIÓN HA CONDUCIDO A LAS ENFERMEDADES DURANTE SIGLOS

Es un hecho que la malnutrición conduce a la enfermedad; basta con que revisemos nuestra historia. Podemos aprender importantes lecciones del pasado.

El escorbuto en el mar: ¿falta de ejercicio?

El escorbuto, tiempo atrás, fue una de las principales causas de muerte entre las tripulaciones de los barcos. La medicina creyó, durante mucho tiempo, que era un problema circulatorio debido a la falta de movimiento. Pero en 1747, el médico naval británico James Lind descubrió que los enfermos se curaban en seis días si comían dos naranjas y un limón. Nadie sabía exactamente por qué.

No fue hasta 1865, después de cientos de muertes, cuando la British Board of Trade ('junta de comercio británica') impuso el mandato de que el zumo de limón formara parte de la dieta diaria de los barcos mercantes. El nutriente que ahora llamamos vitamina C no se descubrió hasta 1933.

El beriberi de los arrozales: ¿una infección?

A finales del siglo XIX, en las Indias Orientales Neerlandesas, miles de personas murieron, de pronto, debido a una enfermedad desconocida hasta entonces, denominada beriberi. Los médicos pensaron que era una enfermedad infecciosa, hasta que el médico holandés Christiaan Eijkman descubrió que las gallinas que comían arroz blanco enfermaban, pero las que comían arroz integral no. Llegó a la conclusión de que el arroz blanco contenía una sustancia tóxica y que la cáscara del arroz contenía el antídoto. No se le ocurrió pensar que las personas enfermaban por falta de algún nutriente. Posteriormente, su ayudante Gerrit Grijns fue quien llegó a esta conclusión, aunque no tenía idea de cuál era ese nutriente. No fue descubierto hasta 1926, y lo llamaron vitamina B_1 o tiamina. A finales del siglo XIX, las máquinas que descascarillaban el arroz eliminaban el nutriente principal de dicho cereal, lo cual provocó que muchos pobres asiáticos enfermaran y murieran, dado que el arroz era su alimento básico.

Llenar el estómago no significa alimentarse bien.

¿Por qué la comida no puede ser la cura?

Los médicos y los investigadores siempre han pasado por alto que ha habido grandes grupos de personas que han enfermado debido a la carencia de ciertos nutrientes. Hoy en día, muchos de ellos siguen asegurando que la dieta no puede curar, porque no está probado científicamente.

¿Ha sido la Tierra siempre redonda o se volvió redonda cuando los científicos lo demostraron?

Si puedes enfermar por una falta de nutrientes, también te puedes curar introduciéndolos en tu dieta. ¿Qué opinas? Los nutrientes son importantes para todas nuestras células y pueden enfermarnos o curarnos.

LA NUTRICIÓN ES INFORMACIÓN PARA LAS CÉLULAS

Un veterinario puede conocer el estado de salud de un animal por su pelaje. Este nos indica si está sano o no. Lo mismo sucede con los humanos. Si hay algo que no funciona bien desde hace tiempo, se reflejará en nuestra piel, cabello, vello y uñas. Si a nuestro cuerpo le faltan nutrientes, en primer lugar abastecerá con sus recursos a los órganos vitales, como el corazón, los pulmones y el hígado. Si todavía quedan nutrientes, estos se destinarán a la piel, el pelo y las uñas. Tu instinto de supervivencia dice: «Sobreviviré sin una piel y un pelo hermosos, pero no sin un corazón o un hígado en buen funcionamiento». Por desgracia, desde fuera no podemos ver si nuestro corazón, hígado y pulmones reciben los nutrientes necesarios. Yo suelo decir: «La nutrición es información para todas las células del organismo». Todo lo que comemos está enviando a las células todo tipo de mensajes: fabrica esta hormona, deshazte de estas células viejas, convierte esto en proteína, activa estas células inmunitarias, activa este gen, etc. ¡La comida es mucho más que combustible!

¿Qué información necesita tu cuerpo?

Los seres humanos somos mamíferos. A mi entender, esto debería hacernos recapacitar sobre nuestra arrogancia de creernos superiores y devolvernos al lugar que ocupamos en la naturaleza. La diferencia genética entre los seres humanos y los chimpancés es inferior a la que existe entre estos últimos y los gorilas, y un simple pulgón parece tener el mismo número de genes que nosotros. Es decir, no somos tan distintos.

Comemos lo que la naturaleza nos da

Durante siglos, nuestros antepasados han sobrevivido comiendo lo que la naturaleza les daba. En todo el mundo, la naturaleza nos ha indicado siempre lo que teníamos que comer. En general, esto era una combinación de verduras, tubérculos, semillas, frutos secos, frutas, insectos, huevos, pescado y marisco, algas y carne. Los seres humanos somos omnívoros, que significa que comemos casi todo lo que nos aporta la naturaleza... afortunadamente.

El ochenta por ciento de la dieta de los inuit consiste en pescado y carne, debido a la falta de vegetación de su entorno ártico. Los masái, un pueblo nómada de África, por el contrario, dejan vivir a sus vacas. La dieta tradicional de esta tribu (además de las verduras, frutas, tubérculos, insectos y miel) consiste principalmente en leche de vaca y en la sangre de las vacas obtenida a través de sangrados.

Las mujeres siempre hemos sabido instintivamente lo que teníamos que hacer

Las mujeres de todo el mundo siempre hemos decidido qué poner «en la mesa»; prueba de ello son los más de siete mil millones de personas que habitamos este planeta. Siempre hemos sabido cómo alimentar a nuestras familias. Nunca hemos necesitado un científico, un nutricionista, un dietista o una pirámide alimentaria para hacerlo. Somos mamíferos que proceden de la naturaleza. Todo lo que proviene de la naturaleza es reconocido por las células de nuestro cuerpo. Las células de los alimentos hablan el mismo idioma: nuestro cuerpo puede trabajar de este modo.

Una cálida bienvenida

Imagina la zona de llegadas de un gran aeropuerto. En cuanto la gente reconoce a sus seres queridos tras una larga separación, hay manifestaciones de alegría o, al menos, grandes sonrisas y abrazos. Algo parecido le sucede a tu cuerpo cuando los nutrientes naturales entran en contacto con tus células: se produce una cálida bienvenida. Eso es lo que falló cuando empezamos a interferir en los productos que la naturaleza creó para nosotros. Cuando una manzana se convirtió en un pastel de manzana fabricado para poder ser comestible durante tres semanas.

UN CUERPO MALNUTRIDO IMPLORA NUTRIENTES

Un cuerpo que está malnutrido seguirá implorando alimento real durante algún tiempo. Esto explica, en parte, la causa de muchos antojos «inexplicables» de algunas mujeres, que aseguran que no tienen una razón emocional para darse atracones, pero que su cuerpo las dirige inevitablemente a la nevera. Es el organismo que ha activado el modo supervivencia el que te envía a buscar alimento, ¡porque necesita muchos nutrientes!

Un cuerpo con sobrepeso suele estar malnutrido.

¿TIENES ANTOJO DE COMER ALGÚN TIPO DE CHOCOLATE ESPECIAL O ES QUE TU CUERPO NECESITA MAGNESIO?

Los estudios han confirmado que muchas mujeres sufren deficiencias de todo tipo de nutrientes, especialmente si han experimentado mucho estrés. El estrés consume muchos nutrientes. Muchas tienen deficiencia de magnesio. Este mineral se encuentra en el chocolate. Puede que esta sea la razón por la que muchas mujeres tienen antojos de comer chocolate: porque su cuerpo necesita magnesio desesperadamente.

Tu cuerpo espera que comas una ensalada mixta o brócoli al vapor, pero mientras sigas sin entender su idioma, es bastante probable que te comas dos sándwiches gruesos de mantequilla de cacahuete, por pura costumbre. Después de habértelos comido no te quedarás satisfecha. ¿Te suena? Cuando estoy inquieta por la necesidad de comer algo, me imagino que mis células están aburridas y nerviosas, porque no tienen material para procesar y mantenerme sana. Esa imagen me ayuda a comer algo saludable, antes de caer en la tentación de tomar algo menos aconsejable, por ejemplo algo dulce. De ese modo, no suelo comer esos alimentos dulces o, a lo sumo, solo como un poco.

UN CUERPO MALNUTRIDO NO TIENE GANAS DE ESTAR ACTIVO

Lo último que desea un cuerpo malnutrido es malgastar energía moviéndose innecesariamente. Un cuerpo en este estado está siempre cansado y ha de echar mano de lo que sea para poder realizar todos sus procesos corporales, con los mínimos recursos que tiene a su disposición. Un cuerpo en este estado no hará ejercicio por gusto.

No es de extrañar que, cuando no estás bien nutrida, no tengas suficiente actividad o no hagas el ejercicio físico que necesitas. Iría contra la naturaleza de tu cuerpo. La solución es alimentarlo tan bien que le apetezca estar activo. Solo entonces sucederá espontáneamente, porque a un cuerpo sano le *gusta* la actividad, ¡puede que incluso demasiado!

¿Preferirías darte la vuelta en la cama y dormir más después de ocho horas de sueño? ¿Te apetecería hibernar medio año a las cuatro de la tarde? ¿Sueles estar demasiado cansada para hacer lo que te gustaría hacer? La falta de energía es el principal motivo por el que vienen a verme mis clientas. Todo esto son señales de que tu cuerpo está malnutrido de una u otra forma.

La manera más sencilla de obtener energía es de los alimentos. ¡Deja que tu dieta haga el trabajo por ti! Tu cuerpo necesita mucha energía para conservar el equilibrio hormonal y grandes dosis de vitaminas, minerales, enzimas y oligoelementos. Estos nutrientes solo se encuentran en los alimentos naturales. Cambia a una dieta rica en nutrientes y fuerza vital, y experimenta los efectos.

UNA DIETA NATURAL TIENE FUERZA VITAL

Los alimentos puros, reales y no procesados, con todas sus vitaminas, minerales, oligoelementos y otras sustancias invisibles (algunas de ellas todavía desconocidas), ¡son tus fuentes de energía! Esta dieta contiene algo más. Yo lo llamo luz, fuerza vital o energía sin más. La dieta contiene energía, que puedes consumir comiendo. La luz del día aporta energía vital. Por eso, en primavera y verano te sientes más viva y mejor que en otoño e invierno. En primavera y verano, sales más a la calle y estás más activa físicamente. Por algo los síntomas de la depresión también se tratan con fototerapia. ¿Qué puedes hacer para conseguir una gran dosis de fuerza vital todo el año, de modo que te apetezca saltar de la cama todos los días, con ganas de empezar la jornada, en lugar de silenciar el despertador seis veces? Las plantas transforman la luz solar en luz comestible, a través de un proceso denominado fotosíntesis. Podemos considerar la clorofila de las hojas verdes como luz solar comestible. Si quieres más energía y luz solar, empieza por aumentar la cantidad de verduras que pones en tu plato.

¿CÓMO ALIMENTAS A TUS CÉLULAS?

El alimento más nutritivo que puedes tomar es un gran vaso de zumo de verduras y frutas frescas ecológicas de licuadora de extracción lenta. Con «fresco» me refiero a un zumo que te tomas, como máximo, a los quince minutos de haberlo preparado. Este zumo contiene mucha fuerza vital. Observarás que no puedes tomar más que ese gran vaso. Tu cuerpo enviará la señal de que estás llena, porque todas tus células estarán cargadas de alimento y de luz. En realidad, ya no queda sitio para más. Tu estómago pronto volverá a estar vacío, pero todas las células de tu cuerpo estarán

> llenas. Cuando hayas experimentado esta sensación, no volverás a mirar la comida del mismo modo. Para ello, es imprescindible tener una licuadora de extracción lenta, ya que una normal destruye la fuerza vital de los alimentos.

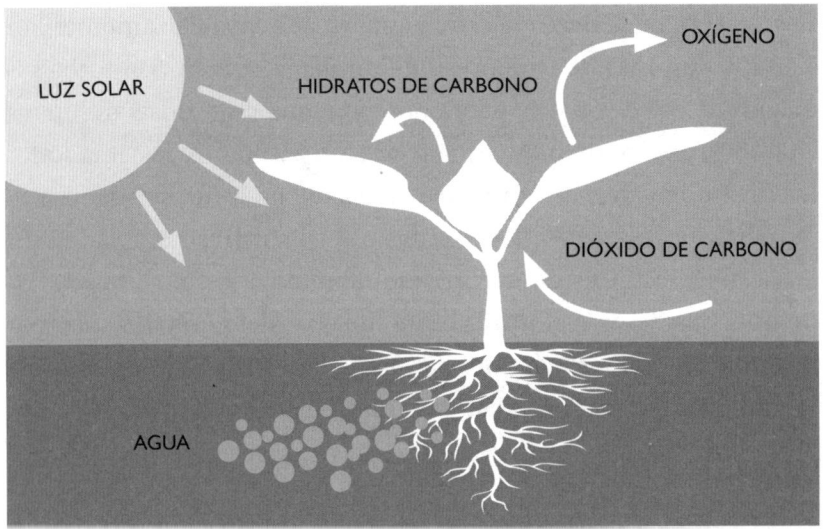

FOTOSÍNTESIS

Las semillas y los germinados tienen mucha fuerza vital. Si pones una almendra cruda o semilla de girasol en la tierra, se convertirá en una planta. Si pones una almendra tostada (a pesar de lo sabrosa que sea) en la tierra, no pasará nada. Esto es a lo que me refiero con «fuerza vital». Todos los alimentos que proceden de las plantas, especialmente las verduras, las frutas, los germinados, las hierbas, las semillas, los cereales y los frutos secos, tienen mucha fuerza vital. Come algo crudo todos los días, cuanto más fresco mejor, para conservar la fuerza vital. (Calentar un vegetal a más de 40 °C destruye parte de su fuerza vital).

Pon en remojo los frutos secos crudos y las semillas, antes de consumirlos. La humedad liberará la fuerza vital que tienen en su interior. Si los mantienes húmedos unos cuantos días, comenzará el inicio de una nueva planta. La comida que tiene mucha energía no solo llena tu estómago, sino también tus células. Te sentirás de otro modo cuando oigas el despertador...

> Si quieres estar más sana y tener más vitalidad, come alimentos que contengan mucha energía.

Los alimentos procesados no tienen fuerza vital

Los alimentos procesados carecen de fuerza vital por completo. Pueden llenar tu estómago, pero no te alimentan a nivel celular. Aparte de todos los aditivos químicos, esos alimentos, probablemente, habrán sido congelados, descongelados, calentados, pasteurizados, homogeneizados, procesados, envasados, transportados, almacenados, de nuevo transportados y puede que vuelvan a ser calentados antes de acabar en tu plato.

> No sabrás cuánto te beneficia la comida sana hasta que lo experimentes por ti misma.

Los productos ecológicos contienen más energía alimentaria

Las plantas y los alimentos silvestres que se desarrollan en un entorno lo más natural posible, son los que tienen mayores cantidades de biofotones. De ahí que la agricultura ecológica sea la más recomendable para alimentarnos. Busca la etiqueta identificativa de producto ecológico de tu país. Compra productos ecológicos de proximidad y come alimentos de temporada, para que sean lo más frescos posible. La carne de animales que pastan y que están en el exterior es mucho más saludable que la procedente de la industria cárnica, en parte por la fuerza vital que han consumido esos animales. Lo mismo sucede con los huevos de las gallinas camperas.

Come tal y como dictaba la naturaleza

Si comes una amplia gama de alimentos (alimentos reales, como dictaba la naturaleza), estarás en el camino hacia la buena salud. Pero supongo que debes de tener muchas preguntas, y como antigua «yonqui» del dulce, sé que esto es más fácil decirlo que hacerlo. En la segunda parte de este libro, responderé a muchas de tus preguntas.

CAMBIA TU MICROONDAS POR UN ARMARIO DE COCINA

Hace muchos años que el uso del microondas es objeto de debate. Los hornos microondas emplean ondas de radio para agitar las moléculas de agua de los alimentos, hasta que empiezan a vibrar a nivel atómico y se genera calor en sus núcleos celulares. Hay muchos estudios que confirman que los microondas cambian el ADN de los alimentos, lo que hace que nuestro cuerpo no los reconozca como tales, sino que los considere enemigos de los que se ha de deshacer, ya sea a través de la excreción o almacenando tejido adiposo. La vitalidad original de los alimentos queda destruida de cualquier modo, y cocinar en el microondas incluso puede crear los cancerígenos radicales libres. Vale más pecar de precavida: saca tu microondas de la cocina y usa el espacio como armario de cocina.

RECUERDA ESTO

- Durante siglos las personas han enfermado y muerto debido a la carencia de ciertos nutrientes; ahora sigue ocurriendo lo mismo.
- Nutrirse equivale a mandar mensajes a todas las células. Dale a tu cuerpo la información que precisa par mantenerte sana.
- Tus células necesitan alimentos crudos puros, tal como nos los da la naturaleza.
- Un cuerpo que padece una deficiencia nutricional seguirá implorando alimento.
- Obtienes más energía de un alimento que contiene más fuerza vital.

SUPERZUMO ANTIDESGASTE

Creo que comprarme una licuadora de extracción lenta, para prepararme mis propios zumos frescos, fue un punto de inflexión en mi etapa de estar quemada. ¡No hay ninguna otra forma de conseguir tantos nutrientes saludables en tan pocos sorbos! Si todavía no tienes una licuadora de este tipo, empieza a ahorrar, porque te ayudará a conservar el valor nutritivo y la fuerza vital de los alimentos.

Hay infinidad de recetas deliciosas de zumos. Por desgracia, en este libro solo tengo sitio para una; esta es mi favorita, la que siempre elijo, si siento que necesito un refuerzo. Gracias al dulzor de la remolacha y la zanahoria, esta receta requiere muy poca fruta. Obtendrás dos vasos.

Esto es lo que necesitas

1 remolacha roja

2 tallos de apio

3 zanahorias

1 manzana

1 trozo de jengibre de aproximadamente 1,5 cm

Así es cómo se hace

Lava las frutas y las verduras y trocéalas a trozos pequeños. Ponlo todo, jengibre incluido, en la licuadora. Echa el zumo en un vaso grande y bébetelo lentamente, con toda tu atención. Visualiza que alimentas a miles de millones de células dándoles todo lo que necesitan. Puedes usar la pulpa para hacer hamburguesas vegetales.

4

UN MOMENTO EN LOS LABIOS, ¿PARA SIEMPRE EN LAS CADERAS?

Todas sabemos que adelgazar se basa en dos acciones muy simples: comer menos y hacer más ejercicio. Aparte de que no es tarea fácil, sencillamente, tampoco es cierto. ¡Créeme, no todos los gramos que engordas entran a través de tu boca! El funcionamiento de nuestro cuerpo femenino es mucho más complejo que todo eso. Hay muchas razones por las que tu cuerpo decide almacenar grasa, no para fastidiarte, sino para protegerte.

Cuando reconozcas que para adelgazar no basta con comer menos y hacer ejercicio, tendrás un importante conocimiento que podrás usar para conseguir disfrutar de un cuerpo más sano y esbelto. Si tienes problemas de peso, no es porque tu cuerpo te esté dejando en la estacada. Cuando entiendas lo que le está sucediendo, tendrás la información esencial que necesitas para elegir otras opciones: primero recupera tu salud y luego adelgaza. Un peso saludable será la recompensa extra que conseguirás cuando sanes tu cuerpo.

DEJA DE CONTAR CALORÍAS, POR FAVOR

El mayor absurdo que hemos llegado a creer es que existe una relación entre comer cierto número de calorías y el peso. En primer lugar, sumar calorías es inútil, porque cada caloría es distinta. En segundo lugar, nuestro peso depende de muchos otros factores, aparte del número de calorías.

> ¿Adelgazar para estar más sana?
> Es más bien al revés: para adelgazar
> has de estar sana.

¿MENOS CALORÍAS, PERO MÁS OBESA?

La National Food Survey del Reino Unido ('encuesta nacional sobre alimentación') ha descubierto recientemente que en los diez años anteriores, la población ha estado comiendo un veinticinco por ciento menos de calorías que en la pasada década de los setenta. Sin embargo, la obesidad en el Reino Unido se ha multiplicado por seis en ese mismo periodo.

Todas las mujeres somos iguales, ¿verdad?

A las mujeres se nos recomienda comer unas dos mil calorías diarias. Por conveniencia nos han puesto a todas en el mismo saco, tanto si medimos 1,25 metros como 1,82 y tanto si hacemos ejercicio como si no. Esto está mal para empezar, pero vamos a pasarlo por alto: si quieres adelgazar, como mujer, has de comer *menos* de dos mil calorías. Se nos dice que de mil doscientas a mil quinientas calorías sería lo adecuado para perder peso. Pero ¿crees que vas a adelgazar comiendo mil doscientas calorías en *chips* y galletas durante una semana? Y aparte del peso, ¿cómo crees que te encontrarás o qué aspecto tendrá tu piel?

¿Bistec o chocolate? Los mismos puntos

Este puede ser un ejemplo extremo, pero, hasta hace poco, el sistema de puntos de Weight Watchers (¡una empresa que cotiza en bolsa y que cuenta con más de veinticinco mil empleados en todo el mundo!) no distinguía entre comer un bistec y unas pocas barritas de chocolate: ambos productos tenían la misma puntuación. Actualmente, el bistec tiene menos puntos, porque hasta Weight Watchers está empezando a entenderlo: una caloría no es igual a otra.

Un huevo tiene el mismo efecto en tu cuerpo que un panqueque, ¿verdad?

Un huevo duro y un panqueque contienen casi el mismo número de calorías, pero tienen un efecto completamente distinto en tu cuerpo, y eso es lo que importa. El origen de tus calorías es lo que marca la diferencia. La alimentación es información para tus células, ¿recuerdas? Un huevo pasado por agua le cuenta a tu cuerpo una historia totalmente distinta que la que le cuenta un panqueque.

Lo que importa es la procedencia de la caloría y si este alimento contribuye positivamente a tu salud. Un peso saludable es el resultado de un cuerpo sano, en el que tus hormonas y órganos puedan hacer bien su trabajo. No existe ninguna otra forma de perder peso saludablemente.

Hacer dieta significa luchar contra el instinto de supervivencia de tu organismo. Se gastan miles de millones en productos dietéticos, cuyo promedio de fracaso es del noventa y ocho por ciento. Cualquier otra industria haría tiempo que habría caído en bancarrota con semejantes resultados para sus productos o servicios. Aun cuando las personas adelgazan haciendo dieta, al cabo de un año el noventa y ocho por ciento vuelve a recuperar su peso o incluso lo aumenta. ¿Cuánto dolor, sufrimiento y frustración conlleva ese resultado? Hay muchas dietas raras circulando por ahí: ricas en proteínas, bajas en grasas, pobres en hidratos de carbono, con restricción de calorías, por grupo sanguíneo, de siete colores, la del pescado..., puedes seguir añadiendo más a la lista. La mayor parte de las dietas son directamente nocivas, y a la mayoría de las mujeres no les funcionan porque no contemplan la causa hormonal del aumento de peso. Al final, entablan una guerra con su propio cuerpo, en lugar de trabajar con él y con sus hormonas. Tus hormonas y tus órganos son los que deciden qué hace tu cuerpo con lo que come. Hacer dieta va en contra de tu instinto de supervivencia, y nunca ganarás esa guerra.

> ¿Cómo hemos podido creer alguna vez que no importaba la procedencia de las calorías que consumimos?

¿QUÉ LE SUCEDE A TU CUERPO CUANDO HACE DIETA?

La teoría de seguir una dieta se basa, en general, en que comer menos ha de funcionar. Cuentas las calorías, eliminas o reduces el consumo de ciertos alimentos y sustituyes parte de lo que comes por polvos, pastillas o batidos. Y cuando haces esto, ¿qué le sucede a tu cuerpo?

Al estar peor nutrido, necesita obtener la energía de otra parte. Las funciones corporales básicas, como el latido del corazón, la digestión y la respiración, siguen actuando y consumiendo energía. Probablemente, quieras que tu cerebro siga funcionando a la misma velocidad. Si tu cuerpo no puede extraer la energía de la comida, la siguiente fuente es tu reserva de glucógeno.

El glucógeno es el exceso de glucosa que ha almacenado tu organismo en las células hepáticas y los músculos, para que puedas acceder fácilmente a ella y conseguir esta energía extra. Los deportistas de elite hacen uso de esta reserva. Las personas que hacen dieta también. Sin embargo, tu cuerpo almacena cuatro gramos de líquido extra por cada gramo de glucógeno, así que si echas mano de la reserva de glucógeno, algunos de tus fluidos corporales también desaparecerán. Por desgracia, los primeros kilos que pierdes no tienen ni un gramo de grasa, solo tu reserva de glucógeno de emergencia y humedad.

La siguiente fuente de energía a la que recurre tu cuerpo son las proteínas de tus músculos. Estas proteínas también se pueden transformar rápidamente en energía. Para tu cuerpo, los músculos ocupan un lugar secundario en importancia en lo que respecta a tu supervivencia, así que se «comerá» parte de sus propios músculos. Muchas mujeres se lamentan de que después de haber hecho unas pocas dietas de choque, parece que pierden su silueta. Tienen razón: los músculos son los que dan forma al cuerpo. Entretanto, también se ha quemado algo de grasa, pero los músculos queman mucha energía incluso cuando están en reposo. A más musculatura, más fácil será que mantengas tu peso ideal o que adelgaces. Y hablando de calorías, un kilo de músculo quema cientos de calorías al día.

Las mujeres estamos en desventaja para adelgazar: nos cuesta mucho más crear músculo. Los hombres tienen más músculo; las mujeres tenemos más grasa.

Puede que ahora estés pensando: «Vale, esos primeros kilos no cuentan demasiado, además he de mantener mi musculatura, así que es importante el entrenamiento de fuerza. Pero en algún momento, si me ciño a mi dieta, ¿empezará mi cuerpo a quemar grasa y a perder peso?». No cabe duda de que el entrenamiento de fuerza es una buena idea, tanto si quieres adelgazar como si no lo necesitas. Pero hay un problema, y es ahí donde muchas mujeres se equivocan.

> Las dietas suelen hacer más mal que bien a las mujeres, porque nunca abordan las causas hormonales y crean más caos hormonal en su cuerpo.

Durante siglos los seres humanos han tenido que sobrevivir en tiempos de gran escasez. Seguimos estando diseñados para ello. ¡Nuestro cuerpo puede soportar la escasez mejor que la abundancia! Cuando haces dieta, tu cuerpo afronta con más eficiencia esta limitación en su alimentación, porque intenta mantenerte con vida a cualquier precio y sabe exactamente cómo hacerlo. Utiliza la energía que obtiene discriminada y eficientemente. La glándula tiroides reduce su índice metabólico para que puedas seguir funcionando. Tu organismo adopta el modo supervivencia. Eso significa que cada vez pierdes menos peso, a pesar de que comes muy poco. Si empiezas a comer todavía menos, la pérdida de peso se volverá aún más lenta, porque tu cuerpo utilizará *ese* combustible de manera más eficiente. Mientras, cada vez te será más difícil ceñirte a la dieta, porque te sentirás más cansada, desanimada, irritable o, incluso, deprimida. Tu cuerpo, cerebro incluido, necesita nutrirse, y puesto que sigues viviendo en una zona donde existen alimentos de conveniencia y comida basura, existe un elevado riesgo de que acabes cediendo a la tentación de comerte ese pastel... o diez. Si quieres adelgazar y conservar tu nuevo peso, comer menos no es la solución. Pero, entonces, ¿cuál es?

DIEZ RAZONES POR LAS QUE NO ADELGAZAS A PESAR DE COMER MENOS

Retener la grasa es una decisión que toma tu cuerpo, y puede haber muchas razones para ello, especialmente en el caso de las mujeres.

Las de más de cuarenta, en concreto, conocen el fenómeno de «engordar del aire»: comes y haces ejercicio igual que lo has hecho durante años y, de pronto, ¡aparece un michelín! ¿Puede haber algo más frustrante que tener la sensación de que te engorda el oxígeno que respiras? Créeme, yo también he experimentado esta desagradable sensación. Si no vas con cuidado, perderás la confianza en tu cuerpo, justo cuando más la necesitas, porque el sobrepeso es una señal de que algo no acaba de ir del todo bien en tu organismo y de que se han desequilibrado tus hormonas. Voy a enumerar diez razones por las que nuestro cuerpo puede decidir no eliminar peso, a pesar de comer menos y hacer más ejercicio.

CUIDADO CON LAS DIETAS BAJAS EN HIDRATOS DE CARBONO

Las dietas bajas en hidratos de carbono son muy populares: puedes comer muchas grasas y proteínas, siempre que te olvides de los hidratos de carbono. Es bastante llevadera, y, durante un tiempo, adelgazarás. No obstante, debido a la falta de hidratos de carbono (y de otros valiosos nutrientes que se encuentran en los hidratos de carbono saludables, como las vitaminas B), es probable que tu tiroides se ralentice. La glándula tiroides necesita cierta cantidad de hidratos de carbono. Una tiroides hipoactiva hace que tu metabolismo se vuelva más lento y sea más difícil adelgazar. Tarde o temprano, cualquier tipo de monodieta se volverá en tu contra.

Diez razones
- Tu flora intestinal no está bien y no trabaja como debería: las bacterias perjudiciales llevan ventaja. Cierta configuración de bacterias en tu flora intestinal puede provocar exceso de

peso persistente. Los azúcares, concretamente, llevan a la proliferación de esta flora.
- Tu tiroides decide bajar su rendimiento, porque las glándulas adrenales van sobrecargadas debido al estrés. Por consiguiente, tu metabolismo se vuelve más lento y engordas con más facilidad.
- Tus adrenales fabrican un exceso de cortisol, porque has estado sometida a mucho estrés, durante demasiado tiempo. El estrés provoca una disrupción de tu equilibrio hormonal, entre otras cosas, que provoca que en lugar de quemar grasa la almacenes. El estrés puede hacerte engordar.
- Tu cuerpo siempre está produciendo demasiada insulina, porque tus células se han vuelto insensibles a ella. Cuando hay insulina en la sangre, es imposible quemar grasa.
- Tu hígado tiene problemas para desintoxicar y eliminar las sustancias disruptoras hormonales, incluidos los xenoestrógenos. Tus células adiposas deciden almacenar estas sustancias, porque de lo contrario podrían perjudicarte. Tu cuerpo las almacena en las células adiposas. A más xenoestrógenos, más células adiposas.
- A medida que te vas haciendo mayor, la masa muscular disminuye progresivamente; esto hace que tu metabolismo se vuelva más lento. Cuanto menos músculo tienes, más lento es tu metabolismo y más difícil es perder peso.
- Tu metabolismo está confundido por todos los años de dietas (de choque) y está siempre en modo supervivencia. Ya no se fía de que vaya a tener suficiente comida en todo momento y guarda todo lo que comes en forma de grasa.
- A tu cuerpo le faltan algunos nutrientes esenciales para quemar grasa, como el magnesio, el zinc o las vitaminas B.
- Tomas medicamentos que tienen efectos secundarios que te hacen engordar y dificultan la pérdida de peso. Recuerda que la píldora anticonceptiva es un medicamento.

- Tu metabolismo acaba volviéndose más lento, porque te haces mayor, aunque hagas entrenamiento de fuerza y cuides tu musculatura.

El efecto de cada una de estas diez causas, en las que, como habrás visto, no se habla ni una sola vez de calorías, puede ser tu incapacidad para adelgazar o, incluso, que engordes comiendo menos. Existen muchas otras causas: una infección vírica, inflamación intestinal o enfermedad de Lyme, por ejemplo.

La obesidad insidiosa es una llamada de emergencia que te hace tu cuerpo. Si procuras equilibrar tus hormonas, tener una flora intestinal sana y unas glándulas adrenales y tiroides en buen estado, ayudar a tu hígado en su proceso de desintoxicación, mantener en forma tu musculatura y no sobrecargar tu organismo con sustancias contaminantes o una sobredosis de estrés, estarás ayudándolo a recobrar su equilibrio y a lograr un peso saludable. Son muchas cosas, lo sé, pero ¡no tienes que contar ni una sola caloría!

Las mujeres adelgazamos en la cocina, no en el gimnasio

Si te decides a pasar más tiempo de calidad en tu cocina, es probable que adelgaces. Con una alimentación sana, las hormonas y los órganos se reequilibran, y la recompensa extra será un peso saludable. Ten paciencia y recuerda que el peso saludable no es el mismo para todas las mujeres. Lo que importa es que tengas un cuerpo que se adecue a ti y que esté cargado de energía.

La actividad física y los deportes son muy sanos, pero, por desgracia, las mujeres perdemos menos peso que los hombres con estas actividades. Incluso en descanso, las células musculares consumen más energía que las adiposas. Si tienes mucha musculatura, tu metabolismo estará más activo y adelgazarás con más facilidad. Los músculos son buenos compañeros en la lucha contra la obesidad. Sin embargo, hacer ejercicio no tiene mucho efecto sobre tu peso, especialmente si tienes un metabolismo lento. Las investigaciones han demostrado que hacer ejercicio despierta el apetito en las mujeres. Estar menos tiempo sentadas, caminar con regularidad o ir en bicicleta acelera el metabolismo adecuadamente. La actividad física antes del desayuno, con el estómago vacío, es otra buena forma de acelerar el metabolismo.

> El secreto de las mujeres delgadas no son las dietas. El secreto es que *saben* que han de comer y *lo que* han de comer.

TUS HORMONAS DETERMINAN LO QUE HACE TU CUERPO CON LOS NUTRIENTES

El sobrepeso es una señal de que tu cuerpo ha perdido su equilibrio, aunque esos kilos de más se deban a que has ingerido demasiada comida poco saludable, durante mucho tiempo. Porque hay mujeres que comen en exceso, por supuesto. A veces, *demasiado*. Pero incluso en ese caso, son las hormonas las que hacen que comas demasiado. No tener sensación de saciedad o comer por tristeza, frustración o necesidad de hallar consuelo también es obra de las hormonas. Jamás he conocido a una mujer que se consolara con un tallo de apio; para ello, necesitamos algo más.

Las hormonas determinan qué es lo que va a hacer tu cuerpo con los nutrientes que obtiene. ¿Los va a utilizar para crear masa muscular o para almacenar grasa y dónde se almacenará esa grasa? Las hormonas controlan nuestro apetito e, incluso, nuestros patrones adictivos. Si no puedes parar después del primer puñado de cacahuetes o las dos primeras galletas, son tus hormonas las que te hacen comer como si fueras una zombie. Estarás más sana y más delgada comiendo los alimentos correctos. ¿Pesas demasiado? Deja de hacer dieta y empieza a comer alimentos *saludables*, alimentos que te aporten la máxima cantidad de nutrientes y, a la vez, la menor cantidad posible de contaminantes.

RECUERDA ESTO

- Contar calorías para mantener tu peso es nocivo y absurdo.
- Casi todas las dietas provocan un caos hormonal masivo en nuestro cuerpo y nos hacen más mal que bien.
- Nuestras hormonas dictan lo que nuestro cuerpo hace con los nutrientes.
- Puede haber muchas razones para no perder peso, a pesar de comer menos y hacer más ejercicio.
- La obesidad persistente es una llamada de atención por parte de nuestro cuerpo.
- Estar más delgada puede ser la recompensa extra que obtendrás de un cuerpo sano. Primero has de sanar tu cuerpo con alimentos saludables.
- Un cuerpo sano está deseando la actividad física.

PIZZA DE COLIFLOR CRUJIENTE

He «enverdecido» algunas recetas sustituyendo la fécula por verduras. Esta es mi receta de *pizza* favorita, con una masa crujiente de coliflor. No, no sabe a coliflor, y sí, realmente está crujiente. Puedes complementarla con cualquier cosa que te parezca sana y que te guste. Una *pizza* sin queso no es una *pizza*, al menos eso es lo que yo opino, por eso utilizo *mozzarella* de búfala y queso de cabra. Los corazones de alcachofa son de bote de cristal para facilitar las cosas.

Esto es lo que necesitas (para 3 personas)

Para la masa

1 coliflor mediana

2 huevos

100 g de harina de almendra

1 taza de copos de avena integral gruesos (o finos)

2 cucharadas de aderezo italiano

Pimienta fresca y sal marina celta (sal gris)

1 cucharada de aceite de oliva

Para cubrirla

6 tomates

1 cebolla roja

1 frasco de corazones de alcachofa (400 g)

125 g de mozzarella de búfala

1 trozo de queso de cabra aromático

1 taza de passata (tomate triturado concentrado en frasco de cristal)

1 cucharada de hierbas italianas

Un puñado de rúcula troceada

Aceite de oliva

Así es cómo se hace

Precalienta el horno a 175 °C. Recubre una bandeja de horno rectangular con papel para hornear. Sácale el tallo y las hojas a la coliflor. Trocea los cogollos en un robot de cocina hasta que parezcan arroz blanco. Bate los huevos en un bol pequeño. En otro bol grande, echa la coliflor, la harina de almendra, la avena, el aderezo italiano, la pimienta fresca, la sal marina y el aceite de oliva. Haz un agujero en el centro e incorpora los huevos batidos. Remuévelo bien con un tenedor. Será una masa más gruesa que la de una *pizza* normal. Reparte la masa en la bandeja de horno y presiónala con los dedos dándole una forma rectangular con los bordes elevados. La masa será de aproximadamente 1,25 cm de grosor. Hornéala veinte minutos. Los bordes deberán estar ligeramente tostados.

Mientras tanto, corta a rodajas los tomates. Trocea la cebolla y escurre los corazones de alcachofa. Corta la *mozzarella* y el queso de cabra a rodajas.

Saca la masa crujiente del horno y recúbrela con una capa de *passata*. Cubre la *pizza* con las rodajas de tomate, los corazones de alcachofa y los quesos. Espolvorea por encima las hierbas italianas. Vuelve a ponerla en el horno otros quince minutos. Justo antes de servirla, esparce generosamente la rúcula troceada y rocía con un poco de aceite de oliva.

Segunda parte

LA BRÚJULA NUTRICIONAL DE LAS MUJERES REBOSANTES DE ENERGÍA

5

EL PRINCIPIO BÁSICO

Si visualizas tu camino hacia la vitalidad y la salud como si fuera un viaje, te será útil imaginarte que tienes una brújula. Te ayudará a alcanzar tu meta. No te dirá cuál es tu destino ni a qué velocidad has de ir. *Tú* decides el destino, el rumbo y el ritmo: eres tú quien dirige tu vida. *La brújula nutricional de las mujeres rebosantes de energía* simplemente te ayuda a fijar el rumbo de tu dieta en tu viaje para mejorar tu salud y tu vitalidad. *La brújula nutricional* se guía por un principio básico (tu norte) y los siete puntos clave. Con esta base marcarás tu rumbo. En esta parte del libro, primero aprenderás el principio básico y, después, los siete puntos.

TU CAMINO PERSONAL

La pregunta que más me hacen mis clientas es: «Marjolein, «¿cómo puedo mantener hábitos alimentarios saludables?». Siempre les respondo que «mantener» no existe cuando estás en un viaje de aprendizaje y de experimentar algo nuevo. *Mantener* es una palabra que concuerda con un régimen estricto en el que solo puedes hacerlo bien o mal. Viajar con la guía de *La brújula nutricional* significa que no te puedes equivocar.

Contempla cambiar de dieta como si estuvieras aprendiendo a tocar un instrumento. Has de practicar, no lo vas a conseguir en un día. Al principio, la melodía no sonará bien, no parecerá música. Pero si practicas un poco cada día, irás mejorando gradualmente y serás más hábil. Hasta que llegue el día en que tocarás espontáneamente una hermosa melodía y te preguntarás por qué te costó tanto. Lo mismo sucede cuando cambias de dieta.

No existe el fracaso

La brújula nutricional no te da menús diarios: *no* existen menús diarios que sirvan para todas las mujeres. Estoy convencida de que hay una razón importante por la que las mujeres no podemos ceñirnos a las dietas: porque intentamos seguir algo que no cumple nuestras necesidades personales. Si lo hacemos, antes o después, nuestro cuerpo empezará a quejarse. Si nos desviamos del menú prescrito sentiremos que hemos fracasado, y eso puede llevarnos a recaer en nuestros viejos patrones nocivos. Esto no te sucederá con *La brújula nutricional*. El fracaso no existe si consideras que aprender una nueva forma de alimentarte es como aprender a tocar un instrumento.

Puede que seas de las personas que prefieren tener un menú diario y saber exactamente qué vas a comer y cuánto. Hay dos razones por las que no creo en ese método.

La primera es que tú y tu cuerpo sois irrepetibles. Cada mujer necesita una combinación y una cantidad diferente de alimentos. Quizás hoy necesitarás algo distinto de lo que necesitarás dentro de tres meses, porque estarás en una etapa más estresante de tu vida.

La segunda es que creo que cada mujer sabe exactamente qué tipo de alimentación precisa, y este «conocimiento» es el que quiero despertar en ti. Solo hay una persona que puede saber lo que necesitas, y esa persona eres tú. Utiliza tu sentido común y tu intuición en lo que respecta a la nutrición y vuelve a aprender a escuchar las señales que te envía tu cuerpo. Solo entonces descubrirás qué es lo que te ayuda a prosperar.

> Estás a punto de aprender algo nuevo: una nueva dieta. No existe el fracaso cuando estás aprendiendo algo que no conoces.

Date tiempo

Puede que no entiendas lo que está intentando decirte tu cuerpo. Muchas mujeres se han desconectado de su cuerpo. Una clienta me dijo una vez: «Escucho muy atentamente a mi cuerpo, Marjolein, pero ¡no oigo nada!». Date tiempo para reconstruir tu relación con tu cuerpo. Aquí tienes un punto de partida que probablemente ya conozcas: cuando estás muy enferma, tu cuerpo te dice que comer no es una buena idea. Necesita toda la energía para recuperarse, y en esas circunstancias la digestión requiere demasiada energía. No tendrás hambre, aunque no comas en dos días.

> Cuando tienes antojos, probablemente te preguntes: «¿Qué me apetece tomar?».
> *La brújula nutricional* te invita a que te preguntes: «¿Qué necesito?».

Recupera la comprensión del lenguaje de tu cuerpo

A esto es a lo que me refiero con lo de escuchar a tu cuerpo. A medida que vayas comiendo de manera más saludable, irás entendiendo mejor tu lenguaje corporal y sus necesidades. Entablarás una sana conversación con tu cuerpo. Te darás cuenta de que te pide cosas sanas, no comida basura o dulces, o sabrás con más claridad cuándo tienes sed, en lugar de hambre. Quizás ahora te cueste imaginártelo, pero te prometo que llegará un momento en que sabrás qué es bueno para ti. Ten paciencia contigo misma: a medida que vayas recuperando el equilibrio hormonal irás despertando de nuevo tu conciencia corporal.

EL PRINCIPIO BÁSICO: NUTRICIÓN SÍ, COMIDA BASURA Y CONTAMINANTES NO

La brújula nutricional diferencia la nutrición de los alimentos basura, las calorías vacías y la contaminación. Cuando sepas en qué categoría se encuentra un alimento, el resto es fácil: procura comer más alimentos saludables y evitar la comida basura y contaminada todo lo que puedas.

Tu cuerpo es un organismo lento y necesita tiempo para adaptarse, así que es importante que cambies de dieta paso a paso. Quizás ya hayas intentado alguna vez mejorar tu alimentación, pero no has podido seguir ese camino el tiempo suficiente. Con frecuencia, volvemos a caer en los viejos patrones de comer mal por una serie de razones, las cuales no siempre son fáciles de evitar, como el estrés, la falta de tiempo o las emociones dolorosas que queremos calmar con algún alimento dulce. Pero las personas que se alimentan correctamente también tienen estrés, falta de tiempo, emociones dolorosas, y sin embargo, se las arreglan para evitar una mala dieta. Estas razones se seguirán repitiendo, así que pregúntate qué puedes hacer para asegurarte de que ya no estás tan atrapada.

El secreto para cambiar de dieta fácilmente

Te revelaré el método secreto para cambiar de dieta sin esfuerzo. El truco está en comer alimentos saludables que sean deliciosos y fáciles de preparar. Si quieres cambiar de dieta, concéntrate en todo lo que es sano y procura comer la máxima cantidad de dichos alimentos. Tu cuerpo necesita desesperadamente una dieta sana y una gran cantidad de nutrientes.

La mayoría de las dietas se basan en restricciones y en lo que *no* has de comer. Desde el primer día, te dan una lista de los alimentos prohibidos. Cuando al cuerpo le privas, de pronto, de aquello a lo que está acostumbrado (y es adicto), se estresa. La fuerza de voluntad puede que te ayude durante algún tiempo, pero, normalmente, no dura mucho. *La brújula nutricional* empieza por recomendarte que comas alimentos saludables, y pronto descubrirás que te sientes con más energía y más sana. Solo entonces te resultará más fácil dejar de comer cosas que no te convienen y tener más ganas de realizar actividades físicas. Supongamos que comes tres veces y que tomas dos tentempiés al día: eso suma treinta y cinco comidas a la semana. Si cinco de esas veces comes de acuerdo con los puntos de *La brújula nutricional*, es un buen comienzo. La semana siguiente puede que sean ocho veces. La siguiente, puede que sean diez.

> Lo que importa es lo que comes habitualmente, no lo que comes de vez en cuando.

Los ingredientes que tienes en tu cocina irán cambiando paulatinamente y te irás volviendo más competente y rápida preparándolos. Te encontrarás mejor... y llegará un día en que te darás cuenta de que se ha convertido en una costumbre y que ya no deseas comer de otra manera.

> No combates la mala nutrición evitando alimentos nocivos, sino tomando alimentos reales.

Come comida real y haz que sea lo más sabrosa posible

Con «comida real» me refiero a todos los productos naturales que tu cuerpo reconoce como nutrientes y que puede utilizar para alimentarte. Esos productos tienen los nutrientes que la naturaleza les ha dado para nosotros: hortalizas, frutas, hierbas, germinados, frutos secos crudos, semillas, tubérculos, huevos, carne y pescado. Una regla simple: el verdadero nutriente suele ser algo compuesto de un solo ingrediente: una manzana, una endivia, un huevo o una trucha..., eso es alimento real. El arte está en saber combinar algunos de estos productos en tu cocina, para que puedas comer algo sabroso sin que te lleve mucho tiempo.

La buena noticia es que puedes comer mucho de estos alimentos naturales y saludables. Yo he tenido que controlar mi peso desde la adolescencia. He hecho dieta con frecuencia y siempre tenía hambre. Nunca había comido tanto como en estos últimos años, pero lo hago de otro modo. De lo que se trata es de comer el máximo número de nutrientes. Puede que te sorprenda cuánta comida saludable puedes ingerir sin engordar. Pero, bueno..., tampoco has de excederte, por supuesto.

Si tienes problemas de peso, quizás estarás pensando: «Pero ¡puede que engorde más!». Por experiencia propia he podido comprobar que casi nunca sucede. Tal vez, al principio, cuando todavía no eres consciente de cuánta comida necesita tu cuerpo y sigues comiendo por costumbre, en lugar de por necesidad; pero si realmente te alimentas bien, observarás que disminuirá tu tendencia a comer alimentos cargados de sustancias químicas, a comer dulces y a darte atracones. Tus papilas gustativas se renuevan cada siete días, de modo que si evitas ingerir alimentos dulces durante una semana, ya habrás superado lo peor. Descubrirás que los alimentos saludables te llenan de una forma distinta. Realmente se *nota* diferente.

Puede que pienses: «¡Pero ya como principalmente alimentos frescos y naturales!». Vas por el buen camino. Sin embargo, por desgracia, algunos productos naturales pueden estar contaminados. Hablaré más de esto en los siguientes capítulos. Y probablemente no te esperabas lo siguiente: disfrutar de un pastel de manzana casero en compañía de una buena amiga o un vaso de vino en una cena festiva, en mi opinión, también es nutrición «real». Hasta un trozo de pan blanco con una buena capa de mantequilla y crema de chocolate y avellanas, no siempre es tan malo para ti... ¡si lo haces de vez en cuando y realmente lo disfrutas!

¿Puedes disfrutar de la comida «no saludable»?

Si te gusta comer, tu cuerpo reaccionará de un modo totalmente distinto si, en cada bocado, piensas: «Me estoy portando mal, esto es demasiado azúcar. Me había prometido no hacer esto. ¡Estoy muy enfadada conmigo misma!». Estos pensamientos te provocan estrés. Si, de tanto en tanto, te das un capricho y te comes un sándwich con crema de chocolate y avellanas, ¡disfrútalo también! Considéralo como un regalo.

Evita las calorías vacías y la comida basura todo lo posible

La comida basura y procesada, así como los alimentos envasados, cargados de calorías vacías, directa o indirectamente, contienen sustancias químicas disruptoras hormonales. Con «calorías vacías» me refiero a que todo lo que comes, aunque te llene, te aporta muy poco valor nutricional. Por ejemplo, refrescos, galletas, caramelos, postres, productos lácteos edulcorados, helados, *chips*, *bretzels* y «comidas» preparadas; y todo lo que viene empaquetado, en bolsas y cajas. Casi todo lo que no está hecho por la madre naturaleza se encuentra en esta categoría. Estos alimentos que sacian tu estómago, pero que no te nutren, generalmente incluyen la combinación adictiva de azúcar, sal y grasas no saludables. Además, llenar tu estómago no es algo tan inocente como podrías imaginar.

Los refrescos y los dulces son calorías vacías: calorías sin valor nutricional. No obstante, todos los alimentos tienen un efecto en tu cuerpo. Por consiguiente, no es del todo exacto hablar de calorías «vacías». Si te comes un trozo de pastel o te bebes un vaso de un refresco de cola, estás consumiendo mucho azúcar. Para eliminar de tu organismo estos azúcares tendrás que hacer muchas cosas. En cuanto la comida entra en tu cuerpo, este decide si se ha de hacer buen uso de ella, y si no, cómo se puede deshacer de ella sin riesgo. Para este proceso de eliminación, entre otras cosas, necesita vitaminas B y magnesio. Usará todas sus reservas de estos nutrientes para eliminar los azúcares. Y por si no lo sabías, las vitaminas B y el magnesio son dos nutrientes imprescindibles para que ¡te sientas rebosante de energía!

> ¿Prestas demasiada atención a tu aspecto externo? Concéntrate, durante un tiempo, en tu interior y en qué es lo que le das. El efecto que tendrá en tu aspecto externo te sorprenderá.

Quizás te has sentido apática o, incluso, agotada, después de un descanso para merendar, en el que has comido muchos dulces o un panqueque con sirope y una bebida de cola. Ahora ya sabes por qué: tu cuerpo tiene que trabajar mucho para eliminar sin riesgo los azúcares.

Los contaminantes provocan disrupción hormonal

Por «contaminantes» me refiero a todas las sustancias tóxicas que pueden afectar a tu salud si las ingieres en bastante cantidad. Muchos productos alimentarios procesados contienen dichas sustancias. Los contaminantes incluyen una extensa gama de aditivos legales (conservantes, colorantes y potenciadores del sabor); el material que recubre el interior de las botellas de plástico, las latas y los envoltorios; los edulcorantes químicos de los productos *light*; las grasas químicas (*trans*) de la margarina y de otros productos elaborados con aceites vegetales, y la acrilamida que se encuentra en los alimentos fritos. Los pesticidas de las frutas y verduras no ecológicas también se hallan entre las sustancias tóxicas. La carne y los productos lácteos no ecológicos pueden estar contaminados por antibióticos, hormonas del crecimiento y vacunas. El pescado salvaje puede estar contaminado por metales pesados, como el mercurio, y el de piscifactorías por antibióticos y hormonas del crecimiento. Sé que no es agradable ser consciente de esto, pero por el bien de tu salud es importante que lo seas. No quiero asustarte. Solo que seas selectiva con lo que le das a tu cuerpo.

¿Qué alimentos procesados son buenos?
No todo lo que sale de una fábrica es comida basura, vacía o está contaminada. Por ejemplo, un paquete de mantequilla, verduras y frutas ultracongeladas, hierbas, grasas y aceites saludables, frutos secos crudos, legumbres en frascos de cristal, etc. Los productos frescos siempre son mejores, pero como hemos de reconocer que nos interesa la comodidad, estos otros son un buen suplemento de los frescos y naturales. Yo también los uso. Al final de este libro (apéndice, página 337) hay una tabla donde indico qué productos puedes usar y cuáles es mejor evitar.

> Las calorías vacías no existen. Toda caloría tiene un efecto en tu cuerpo.

LOS SIETE PUNTOS DE *LA BRÚJULA NUTRICIONAL*

Además del principio básico, *La brújula nutricional* tiene siete puntos que te ayudarán a seguir en el camino de la salud.

Los tres primeros se basan en el principio básico: dale comida sana a tu cuerpo, empezando por alimentos que sean buenos para tus hormonas.

1. Come y bebe lo que da la naturaleza.
2. No temas a las grasas saludables (¡y consúmelas!).
3. Come muchas hortalizas.

Los puntos cuatro, cinco y seis se basan en la segunda parte: elimina de tu dieta las calorías vacías, la comida basura y los contaminantes; después de eso, empieza a eliminar los alimentos menos saludables que alteran tus hormonas.

4. Sé más lista que el azúcar.
5. La leche de vaca es para los terneros.
6. A los intestinos no les gusta el gluten.

El punto siete hace hincapié en la importancia de la variedad, incluido el uso de suplementos.

7. Come muchas cosas diferentes (pero no demasiado).

RECUERDA ESTO

- Cambiar de dieta es como aprender a tocar un instrumento: hazlo paso a paso y ten paciencia contigo misma.
- No existe ningún menú diario estándar apto para todas las mujeres; cada cuerpo es único.
- Empieza por comer alimentos saludables. Luego ve eliminando los que no lo son tanto.
- No seas demasiado estricta; si comes algo que no es muy bueno, disfrútalo.

MERMELADA DE ARÁNDANOS RÁPIDA CON SEMILLAS DE CHÍA

Las semillas de chía son uno de mis superalimentos favoritos; contienen proteínas completas y ácidos grasos omega-3, así como una gran variedad de minerales. Es muy fácil preparar un pudín o una mermelada con ellas. Las muelo muy finas, como hago con las semillas de lino, con un molinillo de café y las guardo en la nevera, pero también puedes usarlas enteras. El color azul de los arándanos se debe a su antocianina, una sustancia que es muy beneficiosa para la salud.

Esto es lo que necesitas

¾ de taza de arándanos negros (no muy apretados)
1 cucharada de zumo de limón
1 cucharadita de sirope de arce
½ cucharadita de extracto de vainilla
¾ de cucharada de semillas de chía

Así es cómo se hace

Pon todos los ingredientes, excepto las semillas de chía, en un cazo pequeño y caliéntalos a fuego lento. Utiliza una cuchara de madera para aplastar los arándanos, a medida que se van ablandando. Remuévelos hasta que parezca una mermelada. Luego añade las semillas de chía y retira el cazo del fuego. Déjalo reposar cinco minutos. Vierte el contenido en frascos de cristal esterilizados. Guarda la mermelada en la nevera. Solo dura una semana, así que tenlo en cuenta y no te olvides de que la has hecho.

6

PUNTO 1: COME Y BEBE LO QUE DA LA NATURALEZA

Si el ochenta por ciento de tu dieta se basa en una amplia variedad de alimentos naturales (es decir, comida real), significa que ya lo estás haciendo muy bien. Le estás dando a tu cuerpo y a tus hormonas la información que necesitan para mantenerte sana y vital. Así, cuando comas algo que no es tan saludable, tu organismo podrá eliminarlo sin problemas.

CONSUME PRODUCTOS DE TEMPORADA

Los productos naturales suelen echarse a perder muy rápidamente. Cuanto más frescos mejor, porque algunos nutrientes se pierden en la recolecta y en el supermercado. No hay mucho que podamos hacer al respecto. Si te gustan los plátanos y no vives en un clima tropical, tendrás que asumir el tiempo de transporte, porque los plátanos no se cultivan fuera del trópico. Pero cuando se trata de productos locales, sí puedes exigir que estén frescos. Procura comer productos de temporada. Si consumes las frutas y verduras más frescas, también serán más baratas.

Consejo: cuelga un gráfico con los productos de temporada en el interior de un armario de cocina; así sabrás qué productos de los que ofertan son frescos. Puedes encontrar estos gráficos en muchas cooperativas agrícolas.

LOS PRODUCTOS ECOLÓGICOS REALMENTE VALEN LA PENA

La naturaleza nos da productos sin pesticidas, y eso es bueno por una razón. En el capítulo dos has visto que las sustancias tóxicas pueden ser disruptores hormonales y cómo afectan a nuestro sistema endocrino. Estos disruptores están por todas partes, nunca podremos llegar a evitarlos completamente. No obstante, podemos elegir productos ecológicos, siempre que podamos. La agricultura ecológica va un paso por delante en lo que respecta a la gestión de la tierra sana, el cuidado medioambiental y el valor nutricional. Estos productos salen a la venta con un sello oficial nacional. Los productos verdaderamente ecológicos son más caros, pero hay una razón para ello. Hay que admitir que a simple vista no hay muchas diferencias entre un brócoli ecológico y uno que no lo es. No obstante, matas dos pájaros de un tiro.

1. Un brócoli ecológico contiene más sustancias saludables que el que no lo es. Estas verduras no han sido fumigadas con pesticidas químicos; por eso, fabrican ellas mismas las sustancias necesarias para protegerse de sus enemigos, como los hongos y las orugas. Estas sustancias o fitonutrientes nos protegen contra todo tipo de enfermedades, incluido el cáncer. Es importante comer la mayor cantidad posible de estas sustancias. Si una planta es fumigada, fabrica menos o ninguna de estas sustancias: el pesticida acaba con los hongos y las orugas, así que ya no necesita hacerlo por sí sola.

2. Los pesticidas contienen disruptores hormonales y envenenan lentamente nuestro cuerpo. Si tu hígado no puede deshacerse de ellos, los xenoestrógenos se acumulan. Esto provoca una disrupción del equilibrio hormonal que conduce a la dominancia de estrógenos y al sobrepeso.
3. Existe discrepancias respecto a si los productos ecológicos contienen más vitaminas y minerales que los no ecológicos. Los primeros han crecido en un suelo de mejor calidad, del cual han absorbido vitaminas y minerales. Los productos ecológicos de origen animal proceden de animales que han comido alimentos naturales en espacios más abiertos y que han recibido mejor trato que los de granja ganadera. ¿Qué alimentos crees que contendrán más nutrientes?

TU CUERPO RECONOCE LA DIFERENCIA

La nutrición es más que la suma de vitaminas y minerales. Una planta que crece con luz artificial, con dosis exactas de fertilizantes, no es como una planta que se ha criado al aire libre y que ha tenido que luchar por conseguir alimento. Un pollo al que se le ha permitido corretear en el exterior no es como uno que ha sido criado en una ristra de jaulas, alimentado con soja y que ha estado estresado toda su vida. Aunque no lo notes, tu cuerpo reconoce la diferencia.

Lo ecológico vale la pena, pero deberás ceñirte a tu bolsillo. No todo lo que como es ecológico, porque, a veces, la diferencia de precio es demasiado alta y también porque comer en un restaurante, normalmente, implica no comer alimentos ecológicos.

En Internet, encontrarás la lista anual de las «doce sucias», es decir, las frutas y verduras con más residuo de pesticidas. Enseguida puedes ver cuáles son las más contaminadas, y, por consiguiente, es mejor que las compres de cultivo ecológico. Lava siempre bien los productos no ecológicos, preferiblemente en un bol con agua y una pizca de vinagre.

CONSUME MUCHOS PGA SI QUIERES TENER MUCHAS ARRUGAS

Productos de la glicación avanzada (PGA) es una expresión compleja que indica la unión entre los azúcares y las proteínas que ingieres en tu dieta. Los compuestos resultantes aportan una gran cantidad de radicales libres a tu cuerpo.

Los radicales libres son moléculas muy agresivas. Esta agresividad hace que separen las estructuras moleculares, rompiendo las células e, incluso, deteriorando tu ADN. Las células afectadas conducen al envejecimiento celular acelerado, a las arrugas y, si hay muchas células en juego, a la enfermedad. Si tienes demasiados PGA en tu cuerpo puedes padecer todo tipo de problemas articulares, hipertensión, arterioesclerosis, enfermedades cardiovasculares, problemas renales, enfermedades mentales y oculares, diabetes y obesidad.

Los PGA surgen espontáneamente debido al metabolismo normal y son inevitables. Alimentos como la carne, el pescado, los lácteos y los frutos secos son ricos en ellos. Aquí es cuando puedes empezar a tomar decisiones. Pero los PGA más nocivos son los creados por la industria alimentaria en las plantas de fabricación. La pasteurización, esterilización y refinado los incrementan, como lo hace el calor. Muchos alimentos procesados ya han sido calentados una vez, antes de llegar a la cocina. Todas las sustancias químicas añadidas en el proceso de manufacturación para potenciar el aroma, el color, el sabor, la textura y la vida útil generan más PGA.

Por desgracia, a nuestro olfato y nuestras papilas gustativas ciertos PGA les parecen deliciosos. Los horneados, los alimentos a la parrilla, los fritos, los asados, los caramelizados o los platos hechos al gratén nos parecen exquisitos, ¿verdad? La pena es que a más temperatura y a más tiempo sometida a modificación, más PGA contiene una comida.

Cómo reducir drásticamente los PGA de tu dieta
- Evita los alimentos procesados.
- Calienta los alimentos naturales a baja temperatura. Al vapor, escalfando o cocinándolos muy poco tiempo.
- Infórmate sobre la cocina de los alimentos crudos y disfruta de recompensas «crudas» para tu café o té, como las tartaletas de aguacate y limón de este libro (página 230), en lugar de comer las habituales galletas o pastel casero.
- Considera todos los alimentos que han sido calentados a alta temperatura como un capricho. Disfrútalos pero no te excedas.

CONSERVA SALUDABLE LA COMIDA SANA

La naturaleza nos ofrece una extensa gama de productos saludables. Los alimentos crudos son los que conservan más energía vital. Por consiguiente, es una buena idea que parte de tu dieta consista en alimentos no procesados y crudos. Te recomiendo que comas la mitad de tus verduras crudas. Come una ensalada mixta en el almuerzo o en la cena a diario y ya lo habrás conseguido.

Templar es mejor que calentar
Si quieres calentar tu comida, es mejor que escaldes, calientes al vapor o escalfes a baja temperatura durante poco tiempo. De este modo retendrás los nutrientes al máximo. Cocinar a temperaturas

altas elimina una gran parte de los nutrientes y su fuerza vital. Además, la comida se llenará de PGA.

> Calentar le da más sabor a la comida, pero eso no significa que sea bueno para ti.

Los PGA inhiben la leptina
La leptina es la hormona que te permite decir «ya tengo bastante», en el momento correcto. Si padeces deficiencia de esta hormona, tienes otra razón para evitar los PGA, porque inhiben su acción. Puedes devorar un bol de frutos secos tostados en pocos minutos; un bol de frutos secos crudos, sin embargo, te llena bastante rápido. La diferencia reside en que los frutos secos tostados inhiben el efecto de la leptina.

Evita los alimentos envasados en plástico, cartón, latas y aluminio
Muchos productos procesados están envasados en plástico. Según el tipo de plástico, este puede contener sustancias disruptoras de las hormonas. Especialmente con los líquidos y las grasas envasadas en plásticos existe el riesgo de contaminación por xenoestrógenos, que se filtran en el alimento a través del envase.

El BPA es un xenoestrógeno nocivo que se encuentra especialmente en la capa de plástico que recubre el interior de las latas y de las cajas de cartón. Este recubrimiento de plástico desprende las sustancias químicas de las que se compone en la comida. La ingesta de BPA se relaciona con el síndrome de ovario poliquístico, problemas hepáticos, enfermedades cardiovasculares, diabetes y problemas del sistema inmunitario. En un estudio de la Escuela de Salud Pública de Harvard, la sangre de los participantes que habían comido sopa de lata durante cinco días tenía veinte veces más BPA que la de los sujetos que habían tomado sopa recién hecha.

¿CONOCES EL CÓDIGO DE RECICLAJE?

El plástico debe ir marcado con un código de reciclaje. Se trata de un número del 1 al 7, que suele estar entre flechas en la base del producto. Nos dice el tipo de plástico que es. Evita todo lo que puedas los del código 1 (PET o *nylon*), código 3 (PVC, no se suele encontrar en los envases de alimentos) y código 7 (otras variedades). El código 7 es una mezcla de todo lo que no se encuentra del 1 al 6. Puede que ese plástico en concreto sea inofensivo, pero el potente bisfenol A (BPA) también se encuentra en el código 7.

Procura no comprar comida que vaya en botellas de plástico, cartón, lata o aluminio, porque puede contener sustancias disruptoras hormonales. El vidrio es un material de envasado excelente. En casa, guarda los alimentos en vidrio, cerámica o plástico sin BPA. Si tienes que llevar agua, hazlo en botellas de cristal o en recipientes de acero inoxidable o plástico sin BPA.

¿QUÉ ES LA NUTRICIÓN CUANDO PROCEDE DE UNA INDUSTRIA ALIMENTARIA?

La comercialización de los alimentos procesados hace lo imposible para hacernos creer que una fábrica alimentaria trabaja igual que una cocina privada, pero a gran escala. Por los anuncios y el envasado podría darnos la impresión de que solo usan ingredientes frescos y preparan la comida como en casa. Para facilitarnos las cosas, han comprado, limpiado y cocinado con un sabor exquisito productos frescos, y lo único que hemos de hacer es calentarlos y, quizás, añadirles algunos extras que nos apetezcan..., como si el fabricante fuera un vecino que se preocupa de nosotras, cuando estamos muy ocupadas. Nada más lejos de la realidad.

No mires solo los aditivos

Una fábrica de procesado alimentario se parece más a una fábrica de pinturas que a la cocina de tu vecino. La periodista de investigación Joanna Blythman, en su libro *Swallow This* (Trágate esto), describe su visita de incógnito a la feria anual Food Ingredientes Europe ('ingredientes alimentarios de Europa'), una macroferia comercial para proveedores y compradores de ingredientes que se utilizan en la industria alimentaria moderna. En toda la feria apenas encontró algo que le recordara a comida. La industria alimentaria ha pasado a manos de los científicos y los ingenieros. La muestra iba de agentes antiespumantes, emulsionantes, espumantes, disolventes para los potenciadores del sabor, agentes de recubrimiento, sales emulsionantes, propulsores, agentes para el tratamiento de la harina, saborizantes, espesantes y otras materias primas. Con lo que se comerciaba no era con productos como manzanas y cebollas, sino con acesulfamo de potasio K, azodicarbonamida, cloruro de amonio, butilhidroquinona terciaria, ácido fosfórico, glutamato monosódico, anticongelantes y ácido etilendiaminotetraacético.

Las compañías que intentaban vender sus productos a la industria alimentaria eran las mismas que suministraban a los fabricantes de piensos para animales, cosmética, detergentes, productos de limpieza, materiales de construcción, plásticos, telas adhesivas, papel y sustancias químicas industriales. Empresas químicas como Omya, Corbion, Helm AG y DKSH también son proveedores de la moderna industria alimentaria. Blythman escribe: «No experimentan disonancia cognitiva al suministrar productos para las comidas preparadas, sino también para nuestro *spray* matamoscas, ambientador para el hogar, silicona para baños, desodorante, carcasas de ordenadores, reparaarañazos para el coche, pintura y pegamento».[1] ¿Entiendes ahora por qué digo que las fábricas de alimentación son fábricas de engaño?

La industria alimentaria «limpia las etiquetas»

No vemos estos nombres de ingredientes químicos y potenciadores del sabor en las etiquetas de los productos alimentarios, porque la industria de la alimentación sabe muy bien que si los consumidores supieran de qué están hechos sus productos, no los comprarían. Por el contrario, se esfuerzan cada vez más en conseguir «etiquetas limpias». El glutamato monosódico, o el número E621, como se conoce en Europa, es sustituido por el inocente «extracto de levadura», y el butilhidroxianisol (E320), como «extracto de romero»; sin embargo, el E320 no se parece a la planta en absoluto: es un extracto de disolventes químicos, como el hexano, el etanol y la acetona.

En los últimos años, en Europa, todo aquel que quiera comer sano ha aprendido a prestar atención a las E seguidas de números que aparecen en las etiquetas. Pero Blythman nos advierte de que ya no basta con fijarse en los aditivos de las etiquetas. Debido a las «etiquetas limpias» hemos de ser más listas que los industriales. La solución más inteligente es evitar la comida empaquetada y procesada siempre que podamos. Es la única forma de evitar las sustancias químicas y, por consiguiente, los disruptores hormonales.

Consume productos frescos en la medida de tus posibilidades. Pronto descubrirás lo bien que sabe tu comida, si ya no permites que la industria alimentaria provoque un «estallido de sabor» en tu boca.

> Cocinar con tijeras (para abrir los paquetes) siempre es a costa de tu equilibrio hormonal y, por consiguiente, de tu salud.

¿Cómo lo hace la industria alimentaria para que no pares de comer?

Hay otra razón de peso para evitar la comida preparada. Todas las empresas de la industria alimentaria compiten por conseguir una parcela en tu estómago y el mío. Una de sus grandes dificultades es que nuestros estómagos no sean más grandes, porque su finalidad es vendernos la mayor cantidad posible de sus productos. Esto es más fácil si nos volvemos adictos a ellos. Cada vez hay más estudios que confirman que concretamente los productos que contienen la combinación de azúcares, grasas y un poco de sal son tan adictivos como la cocaína, la morfina y la nicotina. Activan nuestro cerebro para que fabrique dopamina, la hormona del bienestar. En la prehistoria, nuestros antepasados tenían que luchar para encontrar suficientes alimentos para sobrevivir. Además de un estómago lleno, la dopamina era la recompensa por encontrar y comer un alimento rico en energía.

ADICCIÓN A LA COMIDA: UN FENÓMENO SUBESTIMADO

El dulce es un sabor que nos atrae especialmente, pero nunca te tomas el azucarero entero de un solo atracón. Te cansarías de él mucho antes. Sin embargo, comemos y bebemos demasiado azúcar en los refrescos, galletas, pasteles, chocolate, helado y patés para untar el pan, *chips*, *pretzels*, *pizza* y otros sabrosos tentempiés. Todos estos productos son una combinación de grasa, azúcar y sal. El helado de vainilla tiene sal y los *chips* azúcar, y por una razón. La mayoría de estos productos están edulcorados con fructosa, que interrumpe la función de la hormona de la saciedad leptina. Cuando los comes, pierdes tu capacidad para sentirte saciada en el momento adecuado y obtienes una inyección de dopamina, como te sucedería con la cocaína. ¿Te extraña que haya tantas personas adictas a la comida y con problemas de peso?

LA NATURALEZA NO SABE DE PRODUCTOS CON AZÚCARES, GRASA Y SAL

Vivimos en un mundo en que los alimentos adictivos que contienen una mezcla de mucha grasa, azúcares y sal están siempre a nuestro alcance. Sin embargo, no hay nada en la naturaleza donde estos tres ingredientes se encuentren juntos en un solo producto. A nuestro favor hay que decir que, probablemente, de haber existido frutos como estos, nuestros antepasados se habrían sentado, como «yonquis», debajo de los árboles que dieran dichos frutos, y la humanidad se habría extinguido hace mucho tiempo.

LAS RATAS SE VUELVEN ADICTAS AL AZÚCAR CON LA COMIDA DE SUPERMERCADO

Los científicos del Instituto de Neurociencia de Princeton observaron que cuando a las ratas adictas al azúcar se las privaba, de pronto, de esta sustancia, presentaban síntomas similares a los del síndrome de abstinencia de los drogadictos; por ejemplo, se retiraban a un túnel seguro y les castañeaban los dientes. Estaban demasiado asustadas para explorar, como lo hacían normalmente. Cuando volvían a consumir azúcar, no solo comían más, sino que bebían más alcohol. Se habían convertido en auténticas «yonquis».[2]

> Eres lo que comes. Si no sabes lo que comes, ¿cómo sabes quién eres?

La industria alimentaria intenta que te sientas como en el «séptimo cielo»

El periodista de investigación Michael Moss, en su libro *Adictos a la comida basura: cómo la industria manipula los alimentos para que nos convirtamos en adictos a sus productos*, describe la meta de la industria alimentaria de descubrir el «séptimo cielo» de los consumidores. Ese es el momento en que obtenemos la mayor inyección de dopamina (y por consiguiente, nos volvemos más adictos), a la vez que todavía nos apetece seguir saboreando el producto. Demasiado azúcar, grasa y sal puede, indudablemente, facilitar la secreción de dopamina, pero también puede hacer que el producto deje de sabernos bien o que tengamos bastante con unos bocados. Moss escribe:

> Algunas de las empresas más importantes, ahora, están utilizando escáneres cerebrales para observar cómo reaccionamos neurológicamente a ciertos alimentos, en particular al azúcar [...] Por ejemplo, el mayor fabricante mundial de helados, Unilever, aprovechó sus investigaciones sobre el cerebro, para lanzar una brillante campaña de *marketing* que vende el concepto de que está científicamente probado que comiendo un helado somos felices.[3]

Moss aclara que los azúcares, la sal y la grasa que emplea la industria no son como los que usamos en nuestra cocina:

> He descubierto que uno de los aspectos más fascinantes, e inquietantes, del papel de la sal, el azúcar y la grasa de los alimentos procesados es el modo en que la industria, a fin de aumentar su productividad, ha llegado a alterar su forma y estructura física. Los científicos de Nestlé, actualmente, están experimentando con la distribución y la forma de los glóbulos de grasa para influir en su índice de absorción, en su «textura en boca», como se conoce en la industria. En Cargill, el mayor proveedor de sal a nivel mundial, los

científicos están alterando la forma física de la sal pulverizándola para que sea más fina y llegue antes y con más fuerza a las papilas gustativas, a fin de mejorar lo que la empresa denomina «estallido de sabor». El azúcar también está siendo alterado de miles de formas. Su componente más dulce es el azúcar simple, la fructosa, que se ha convertido en una sustancia adictiva que incrementa el atractivo de los alimentos. Los científicos han diseñado estimulantes que potencian el dulzor del azúcar doscientas veces más que su intensidad natural.[4]

Las grandes empresas alimentarias invierten cientos de millones de dólares en investigación. Investigan el cerebro, entre otras cosas, para que comamos más de sus productos, que son altamente adictivos. Es una lucha injusta.

> La industria alimentaria puede crear alimentos que te despierten el apetito al comerlos.

Sé dueña de tu estómago

La industria alimentaria ha conseguido estirar y, por consiguiente, agrandar, nuestro estómago. El número de intervenciones quirúrgicas de reducción de estómago se ha disparado en los últimos quince años. En 2013, en Holanda, diez mil personas se sometieron a un *bypass* gástrico, operación no exenta de riesgos. El veinte por ciento de los hospitales públicos de Holanda realizan esta operación; el número de clínicas privadas que aplican mangas gástricas y realizan *bypasses* gástricos aumenta cada año. Pero si comes alimentos puros, tal como los ha diseñado la madre naturaleza, jamás necesitarás una manga gástrica. Tu cuerpo te dirá automáticamente cuándo tiene suficiente. Y cuando eso ocurra, no te hará falta tener fuerza de voluntad.

AGUA POTABLE LIMPIA: LA PRINCIPAL MEDICINA

El setenta y cinco por ciento de nuestra constitución es agua. El agua es la base de nuestra vitalidad y nuestra salud; es necesario que la contemplemos como un elemento imprescindible de nuestro menú diario. Si bebes suficiente agua, todo tu organismo funcionará mejor y más rápido, porque el agua fluidifica la sangre. Los nutrientes llegarán antes a las células que los necesitan y el material de desecho será expulsado con más facilidad. Tu cerebro obtendrá más oxígeno, porque este será transportado a través de la sangre.

Si se nos seca el cuerpo, no tendremos demasiada energía. La deshidratación prolongada es la causa de muchos problemas de salud. A medida que te haces mayor, es más importante asegurarte una hidratación adecuada. La falta de fluidos corporales puede conducir a todo tipo de trastornos físicos y mentales. Con el envejecimiento, perdemos la sensación de tener sed. Un estudio demostró que incluso después de veinticuatro horas sin beber agua, los ancianos seguían sin tener sed.

Con la edad, la piel pierde la capacidad de retener adecuadamente la humedad. Si también la *privas* de humedad, envejecerá antes. ¡Bebe mucha agua para prevenir las arrugas incipientes!

Toma ocho vasos de agua al día

Procura beber unos ocho vasos de agua al día (dos litros). Agua, es decir, no refrescos, zumos de frutas, agua saborizada, café o té negro. Puedes sustituir parcialmente el agua por alguna infusión de hierbas, pero cambia de tipo de infusión: cada planta tiene un efecto sobre nuestro cuerpo. Intenta no beber mientras comes, porque eso afecta a tu digestión. Tampoco bebas agua helada: tu cuerpo necesita agua a temperatura corporal o, preferiblemente, a temperatura ambiente; de lo contrario, supondrá un choque para él, y necesitará energía para calentarte de nuevo desde dentro.

¿CÓMO PUEDES TOMAR OCHO VASOS DE AGUA AL DÍA?

La forma más sencilla de beber esta cantidad de agua es utilizando la alarma de tu móvil. Programa una a las once de la mañana, otra a las cuatro y otra a las ocho. Bebe dos vasos de agua grandes cada vez que suene, más dos vasos nada más levantarte. Esto último es muy saludable para poner en marcha tu sistema digestivo y sustituir los líquidos que has perdido durante la noche.

La calidad del agua potable

Holanda es un país con una alta calidad en su agua potable. Quizás el tuyo también. Sin embargo, existen algunos inconvenientes, incluso en países como el mío, porque nuestra agua potable ya no es como la naturaleza la creó. Por desgracia, contiene sustancias no deseables, como cloro, cal, cobre, plomo, restos de antibióticos, pesticidas y cada vez más medicamentos.

Donde vivo, nuestra agua potable procede de aguas de superficie y subterráneas. Pero se han realizado estudios que han demostrado que la calidad de estas fuentes ya no suele cumplir con las normativas, porque están contaminadas con sustancias químicas, y solo sesenta de diez mil de dichas fuentes pasan controles antes de llegar a nosotros, el cliente.[5] La calidad de nuestra agua potable solo se determina basándose en las sustancias controladas. ¿Qué sucede con el resto de las sustancias químicas?

Cada vez hay más sistemas de filtrado para el agua del grifo, para filtrar las sustancias no deseadas. Los mejores filtran el noventa y nueve por ciento de los residuos químicos. Los filtros de agua no solo eliminan los contaminantes, sino que la revitalizan, lo que se traduce en una mejor absorción por parte de nuestro cuerpo. En algunos casos, incluso aportan minerales. El agua, además de ser mucho más saludable, sabe mejor.

> ¿Te resulta difícil beber únicamente agua del grifo, porque no te gusta? El agua filtrada no solo tiene mejor sabor, sino que a tu cuerpo le resulta más fácil de absorber.

La pregunta es: ¿es el agua potable que consumes lo bastante buena para ti? Si bebes suficiente agua y te sientes bien, sin padecer síntomas o trastornos (la obesidad persistente cuenta como un trastorno), es que, aparentemente, tu cuerpo está eliminando bien las concentraciones de sustancias químicas. No obstante, si tienes síntomas o enfermedades, ahorra para comprarte un buen sistema de filtrado que elimine también los residuos de medicamentos del agua potable.

RECUERDA ESTO

- Examina todo lo que comes o bebes para ver si sigue teniendo aspecto de ser el producto que la naturaleza creó para nosotros.
- Come alimentos ecológicos siempre que puedas.
- Procura no calentar demasiado los alimentos.
- Sé consciente de que todo lo que procede de la industria alimentaria está muy procesado y que suele estar diseñado para que comas la mayor cantidad posible.
- Considera el agua una parte importante de tu dieta diaria. Filtra el agua potable para eliminar los disruptores hormonales.

ENSALADA DE ZANAHORIA RELLENA CON ADEREZO DE *TAHINI*

No, no vamos a vaciar una zanahoria para rellenarla. El nombre es para que suene apetitoso y así mostrarte que una ensalada saludable y energética no consiste en la acuosa lechuga iceberg, tomate y rodajas de pepino; ese tipo de ensalada despierta el apetito y hace que sientas pena de ti misma. Toda ensalada se merece grasas saludables, proteínas y un delicioso aliño: solo entonces te ayudará a aguantar bien toda una tarde y absorberás mejor sus nutrientes. Los germinados son tus mejores aliados; ¡procura añadir unos cuantos en cada ensalada! Las zanahorias contienen carotenoides, un fitoquímico que puede ayudar en todo tipo de trastornos hormonales.

Esto es lo que necesitas

Para la ensalada

2 cucharadas de semillas de girasol
2 zanahorias ralladas
Un trozo de hinojo troceado
½ pimiento morrón rojo troceado
⅓ de taza de queso feta
½ taza de brotes de brócoli germinados
Un puñado de canónigos (u otras hortalizas de hoja verde a tu elección)
½ taza de pasas

Para el aliño

2 cucharaditas de tahini
1 cucharadita de miel líquida
½ cucharadita de canela
½ limón exprimido

Así es cómo se hace

Tuesta las semillas de girasol. Tostarlas reduce su ácido fítico y facilita su absorción. Haz de más para la próxima vez. Mézclalas con las zanahorias, el hinojo, el pimiento morrón, el queso feta y los germinados. Si eres vegana, sustituye el feta por alubias cocidas o quinoa.

Mezcla los ingredientes para el aliño. Pruébalo para ver si has de añadirle algo más; asegúrate de que el ácido y el dulce están equilibrados. Si te gusta un poco más líquido, añádele agua. Recubre tu plato con canónigos. Pon la ensalada de zanahorias en el medio. Alíñala generosamente con el aderezo y échale algunas pasas.

7

PUNTO 2: NO TEMAS A LAS GRASAS SALUDABLES (¡Y CONSÚMELAS!)

En lo que a nutrición se refiere, se dicen muchas tonterías. Durante décadas nos han dicho que no debíamos consumir grasas saturadas, es decir, la mayoría de las grasas animales, porque perjudican a nuestro corazón y nuestros vasos sanguíneos. Por si fuera poco, además nos hacen engordar. En los últimos cuarenta años, ha habido campañas contra la grasa y, a pesar de haber ido suprimiendo cada vez más las grasas saturadas de nuestra dieta, hemos ido engordando y el número de fallecimientos de mujeres por enfermedades cardiovasculares se ha incrementado, más que por ninguna otra causa.

¿EXISTE REALMENTE UNA RELACIÓN ENTRE LAS GRASAS Y LA ENFERMEDAD CARDIOVASCULAR?

Es evidente que nos han llevado por el camino equivocado. Se han realizado muchos estudios, y cada vez hay más médicos que lo confirman. Ahora, se está reconociendo que la campaña contra la grasa carece de fundamento científico. A pesar de que esto ya es un hecho, los supermercados siguen estando cargados de productos bajos en grasa. Michael Pollan, en su libro *In Defense of Food* (En defensa de la comida), cita un artículo de un grupo de prestigiosos científicos nutricionales de la Escuela de Salud Pública de Harvard. Los autores prácticamente desmontan la teoría de la grasa: la gran mayoría de los estudios realizados sobre este tema no han podido demostrar la relación entre el consumo de grasa saturada y las enfermedades cardiovasculares. Solo se ha hallado un fuerte vínculo entre un tipo de grasa en particular y las enfermedades cardíacas: las grasas *trans*, ¡precisamente las grasas con las que la industria alimentaria ha cargado a sus productos durante más de treinta años! Los autores llegaron a la conclusión de que el contenido de grasa total de los alimentos no era muy relevante para el riesgo de enfermedades cardiovasculares. Sin embargo, la relación entre los distintos tipos de grasa sí lo era. Hay grasas saludables, menos saludables y nocivas.

Durante los años de la campaña contra la grasa, los fabricantes de comida preparada elaboraron sus productos con la menor cantidad de grasa posible, para satisfacer los deseos de los consumidores que no querían comer grasa. Para compensar la pérdida del sabor, la grasa no deseada fue sustituida por grasas *trans*, azúcares, otros tipos de edulcorantes e hidratos de carbono rápidos, incluido el trigo. Resulta que estos son justamente los ingredientes que te hacen engordar y ¡la causa principal de las enfermedades cardiovasculares y otras enfermedades crónicas!

LAS GRASAS SALUDABLES SON EL PUNTAL DE NUESTRA SALUD HORMONAL

Las principales hormonas femeninas, como los estrógenos, la progesterona, la testosterona femenina y el cortisol, se crean a partir del colesterol, que es una grasa. El colesterol es un elemento básico para el cuerpo de la mujer, por eso producimos el setenta y cinco por ciento de nuestras necesidades en el hígado, y dejamos el veinticinco por ciento restante para consumirlo a través de los alimentos. Esto significa que es importante que comamos grasas saludables, junto con colesterol, para que nuestras paredes celulares estén sanas. Las paredes celulares son las responsables de que exista una buena comunicación en el cuerpo y para que se pueda recuperar pronto del estrés.

LA DIETA BAJA EN GRASAS NO REDUCE EL RIESGO DE ENFERMEDAD CARDIOVASCULAR

En Estados Unidos, se realizan, desde hace años, dos grandes estudios de larga duración sobre la salud femenina: el Estudio de la Salud de las Enfermeras y la Iniciativa para la Salud de la Mujer.[1] En el primero hace décadas que se recopilan datos sobre los hábitos alimentarios y sus consecuencias para la salud de más de doscientas mil enfermeras. El segundo es el ejemplo de referencia en investigación sobre nutrición: un estudio clínico aleatorizado con un grupo muy extenso. En él, se hizo un seguimiento, durante ocho años, de la dieta y de los resultados clínicos de aproximadamente cuarenta y nueve mil mujeres, para comprobar el efecto de las dietas bajas en grasa en el riesgo de desarrollar cáncer de mama y enfermedades cardiovasculares, entre otras patologías. Las conclusiones a las que se ha llegado en ambos estudios han sido desconcertantes: la dieta baja en grasa no reduce el riesgo de desarrollar enfermedades cardiovasculares.

No, no engordarás por comer grasas saludables

Parece una contradicción: comer grasa, sin engordar. Sin embargo, si usas el sentido común, no te parecerá tan raro. Basta con que recuerdes que tu cuerpo es un organismo en el que tienen lugar todo tipo de complejos procesos. La mantequilla o algún otro tipo de grasa no se convierte directamente en grasa extra bajo tu piel, como si estuvieras enyesando una pared. La mantequilla se descompone en el estómago y se mezcla con ácido, tras lo cual es transformada en los intestinos en todo tipo de sustancias necesarias para el cuerpo, con la ayuda de la bilis y demás. Estas sustancias se desplazan desde los intestinos hasta el torrente sanguíneo y, desde este último, son transportadas a las células que las necesitan. La mantequilla ha dejado de ser una grasa para convertirse en un elemento básico o energía para tu cuerpo. No existe una conexión directa entre la mantequilla que ingieres por la boca y la grasa que se deposita en tus caderas. Si lo contemplas de este modo, te preguntarás por qué hemos creído lo contrario durante tanto tiempo.

Ha llegado la hora de dejar atrás nuestros temores respecto a las grasas saludables. Las grasas saludables son las principales proveedoras de energía y son necesarias para un buen equilibrio hormonal. Estoy convencida de que hay muchas mujeres cansadas (y demasiado pesadas) por deficiencia de grasas saludables y que están intentando conseguir su energía de los azúcares e hidratos de carbono.

EL COLESTEROL ES EL BOMBERO, NO EL PIRÓMANO

Sobre el colesterol se han escrito tantas tonterías como sobre las grasas. El colesterol no es tu enemigo. Alguna razón habrá para que nuestro organismo fabrique el setenta y cinco por ciento de su colesterol por sí mismo: lo necesita desesperadamente. Si comes muy poco, el hígado tendrá que trabajar más. El cuerpo lo necesita como materia prima para todas las células: sin colesterol, no se pueden crear nuevas paredes celulares ni fibras nerviosas. El colesterol es esencial para la absorción de las vitaminas A, D, E y K. También es necesario para la producción de ácidos biliares. El cerebro está lleno de colesterol, porque las neuronas lo necesitan para comunicarse entre ellas. El colesterol LDL, comúnmente conocido como «malo», es la única sustancia que puede llevar el colesterol a las mitocondrias, las fábricas de energía de tus células. Por algo será que las grasas saludables son nuestras proveedoras de energía.

El colesterol te protege

El colesterol alto no es una enfermedad, sino una señal de que algo no está bien. Generalmente, suele ser una inflamación crónica de las paredes arteriales. Es probable que si hay fuego, los bomberos también estén presentes, que no es lo mismo que decir que los bomberos son los causantes. Lo mismo sucede con el colesterol. Si el nivel de colesterol está alto y las paredes de los vasos sanguíneos inflamadas, eso no significa que el colesterol sea la causa. El colesterol son los bomberos que han ido a apagar el fuego.

> Una dieta baja en grasa es un ataque a tu salud. Si estás estresada, tu cuerpo de mujer necesita, ante todo, grasas saludables.

Una de las funciones del colesterol es reparar las paredes arteriales. La inflamación de las venas no se debe a comer demasiadas grasas saludables, sino a comer demasiados hidratos de carbono nocivos, azúcares, grasas perjudiciales, productos de trigo y alimentos procesados. Para curar la inflamación necesitas este nivel de colesterol alto, provocado por comer demasiados alimentos poco saludables.

Las medicaciones para bajar el colesterol podrían ser el equivalente a rechazar la ayuda de los bomberos. ¿Tienes el colesterol alto? Cambia tu dieta a ver qué ocurre. (No dejes nunca de tomar la medicación para el colesterol, consulta siempre antes a tu médico).

¿QUÉ SON LAS GRASAS SALUDABLES Y LAS NO SALUDABLES?

En la proporción correcta, las grasas saludables contienen nutrientes necesarios para tu cuerpo, que este no puede conseguir de otro modo. Incrementan la biodisponibilidad de las vitaminas y minerales del resto de tu dieta. Cuando incluyes grasas beneficiosas, los intestinos absorben mejor los nutrientes. Esto favorece el equilibrio hormonal. Por otra parte, tu cerebro también necesita mucha grasa. Está compuesto por un sesenta por ciento de grasa; la forma de mantenerlo sano es comiendo grasas saludables. Por último, las grasas saludables estimulan tu índice metabólico, así que para adelgazar las necesitas.

Grasas muy nocivas: grasas *trans* y grasas oxidadas

Es importante saber distinguir entre grasas saludables y grasas nocivas, porque hay algunas que debemos evitar a toda costa.

GRASAS *TRANS*

Las grasas *trans* son artificiales; las crean en las fábricas mediante la manipulación de grasas vegetales líquidas, para que sean más resistentes. También reciben el nombre de grasas hidrogenadas. Las grasas vegetales, como el aceite de maíz y el de girasol, son fluidas por naturaleza. No es fácil utilizar un aceite líquido para elaborar galletas u hojaldres. Por esa razón, la industria alimentaria ha cambiado algunas moléculas de estos aceites baratos, para que sean más densos. Las grasas *trans* se encuentran en casi todos los productos que proceden de una fábrica, desde la mantequilla de cacahuete hasta los helados, pasando por sopas y salsas, chocolate, pan, galletas *cracker*, cubitos para el caldo y comida rápida y preparada. Consumimos muchas sin saberlo, incluso en la inocente leche en polvo que se encuentra en la máquina de café de la oficina.

> Evita las grasas *trans*. Aparecen en las etiquetas como grasas hidrogenadas, aceite hidrogenado, aceite vegetal hidrogenado, grasa vegetal hidrogenada o aceite vegetal.

GRASAS OXIDADAS

La oxidación significa que la estructura molecular de un alimento cambia cuando está expuesta a la luz o al calor. Esta transformación genera radicales libres en nuestro cuerpo. «Oxidado» implica que el producto se ha echado a perder. Por desgracia, normalmente, no puedes ver u oler esto en las grasas, porque parece que están en buen estado. Las grasas se oxidan por calentarlas a temperaturas que no son apropiadas para ellas, como las grasas omega-6 y omega-3. Los fritos están cargados de este tipo de grasas. Todas las patatas *chips* y otros tentempiés fritos se encuentran en la lista de grasas nocivas. Si realmente quieres freír, y mi consejo es que no abuses de este método de cocina, usa aceite de coco, de palma o de salvado de arroz.

LAS CHICAS REALMENTE MALAS

Se sabe que las grasas *trans* y las oxidadas aumentan el riesgo de provocar infartos de miocardio. También sobrecargan el hígado, que se ha de deshacer de estas sustancias artificiales. Favorecen la inflamación, obstaculizan la eliminación de sustancias de desecho y hacen que aumentes de peso, lo que a su vez incrementa el riesgo de la dominancia de estrógenos. Son muy numerosas las pruebas científicas que confirman que provocan resistencia a la insulina y a la leptina, coagulación sanguínea, diabetes e, incluso, cáncer de mama. ¡Las grasas *trans* y las oxidadas son chicas realmente malas! Procura evitarlas a toda costa. Si no comes alimentos procesados, vas por buen camino.

ACEITE DE COCO: LA GRASA QUE TE ADELGAZA

A diferencia de lo que sucede con otras grasas saludables, nuestro cuerpo no puede crear hormonas con el aceite de coco. Sin embargo, este aceite es valioso y útil para tenerlo en tu cocina. A temperatura ambiente es sólido y se funde a aproximadamente 35 °C, convirtiéndose en aceite. La grasa de coco y el aceite de coco son lo mismo. Los saludables ácidos grasos de cadena media de este aceite se digieren muy deprisa, aportan energía rápida y rara vez son almacenados como grasa. En la pasada década de los cuarenta, los granjeros estadounidenses intentaron engordar al ganado con aceite de coco. Sin embargo, los animales se volvieron más activos y no engordaron. Cuando cambiaron a la soja y al maíz, volvieron a engordar sin tener que aumentar la dosis de comida: buena solución para los criadores de ganado, pero no para nosotras.

El aceite de coco tiene muchos beneficios
- Contiene sustancias (ácidos grasos) que combaten las bacterias, virus, hongos, parásitos e inflamación. Por consiguiente, este aceite se puede usar para reforzar la flora intestinal o combatir las cándidas o las intoxicaciones alimentarias.
- Favorece la absorción de nutrientes en la enfermedad intestinal. Esto es un beneficio para todo tipo de trastornos intestinales.

- Se absorbe fácilmente en los intestinos y garantiza la mejor absorción de todo tipo de vitaminas solubles en grasa, minerales y proteínas. Por tanto, estimula el metabolismo.
- Ayuda a estabilizar el azúcar en la sangre, que evita que te des atracones cuando tienes un bajón de azúcar.
- Contiene muchos antioxidantes que te protegen contra los radicales libres. Sin embargo, ten en cuenta que hay mucho aceite de coco de mala calidad circulando por ahí. Compra aceite ecológico virgen extra en envase de cristal. El olor del aceite desaparece cuando se calienta.

Grasas saturadas razonablemente saludables

Las grasas saturadas se encuentran principalmente en los productos de origen animal, como la carne, la mantequilla, el *ghee* (mantequilla clarificada) y el queso. Pero el aceite de palma, el de coco y la manteca de cacao también contienen grasas saturadas. Esta grasa es sólida a temperatura ambiente. La única excepción es el aceite de palma. Utilízalas con moderación, tu cuerpo no necesita demasiada cantidad; solo hay una que puedes usar generosamente, y es el aceite de coco.

LOS ÁCIDOS GRASOS OMEGA-6, SALUDABLES CON MODERACIÓN

Los ácidos grasos omega-6 se encuentran en los cereales, las semillas, los frutos secos y todos los aceites que fabricamos con ellos. Muchas veces consumimos demasiadas de estas grasas, ya que son la base de las grasas *trans* y se usan en la industria alimentaria, porque son económicas. Este es el caso de los aceites de soja, de maíz y de girasol. Los animales de las granjas ganaderas son alimentados con mucha soja, maíz y trigo, lo que significa que sus productos (carne, lácteos y huevos) contienen demasiados omega-6.

LA INFLAMACIÓN CRÓNICA, EL SISTEMA INMUNITARIO Y LA NUTRICIÓN

Puede que alguna vez hayas tenido una inflamación visible; por ejemplo, te has clavado una astilla en el dedo, se te ha puesto rojo, calentado e hinchado. Lo que sucede en una inflamación es que el sistema inmunitario intenta expulsar al intruso y restaurar las células dañadas. La inflamación es una reacción de protección del sistema inmunitario. Una inflamación aguda es buena: indica que el cuerpo se está curando a sí mismo. La crónica, sin embargo, es destructiva. También se la denomina inflamación oculta, silenciosa o de grado bajo, porque no la notas. Los análisis de sangre no siempre revelan la inflamación crónica.

Las mujeres somos más propensas a la inflamación crónica

Cualquier inflamación que dure más de setenta y dos horas acabará envenenándote lentamente. Las mujeres somos más propensas a la inflamación crónica, porque tenemos un sistema inmunitario más potente que los hombres contra los invasores externos, como los hongos, las bacterias y la comida en mal estado. Nuestro poderoso sistema inmunitario se puede volver en nuestra contra y esto puede manifestarse como una enfermedad autoinmune, situación en que ya no distingue entre las células enemigas y nuestras propias células. Las mujeres padecemos este tipo de enfermedades, como trastornos de la tiroides, esclerosis múltiple, reumatismo, Crohn y Hashimoto, diez veces más que los hombres.

La causa de las enfermedades crónicas

El noventa y nueve por ciento de todas las enfermedades crónicas se deben a la inflamación crónica. Esta desempeña un papel importante no solo en los trastornos autoinmunes, sino también en las enfermedades cardiovasculares, la hipertensión, la obesidad, la resistencia a la insulina, la fibromialgia, la depresión, la osteoporosis, el reumatismo, muchos problemas de piel, la fatiga crónica y el cáncer.[2] La inflamación crónica también desempeña un papel importante en enfermedades como el párkinson, el alzhéimer y la demencia. Más del ochenta por ciento de las células de nuestro sistema inmunitario se encuentran en el sistema digestivo, concretamente en la flora intestinal. Muchas inflamaciones empiezan allí y se deben a una mala nutrición.

Demasiados ácidos grasos omega-6 pueden producir todo tipo de inflamaciones, que serán la causa subyacente de una extensa gama de enfermedades crónicas.

La dieta juega un papel primordial en la inflamación

La dieta desempeña un papel importante en la lucha contra la inflamación crónica. El exceso de ácidos grasos omega-6 y de grasas saturadas respecto a los omega-3 es una de las principales causas de la inflamación crónica. Además, la inflamación también se debe a todo tipo de azúcares, hidratos de carbono nocivos, aditivos químicos, edulcorantes artificiales, gluten, productos lácteos y ácido araquidónico, que se encuentra principalmente en productos de origen animal: todos los citados se usan habitualmente en los alimentos procesados.

Todos los alimentos que son beneficiosos para la flora intestinal son antiinflamatorios. Por ejemplo, las grasas saludables (especialmente el aceite de coco, el de oliva y los omega-3), alimentos crudos, verduras, hierbas y especias, y todo lo que contenga fibra, incluidos los cereales sin gluten y las legumbres. Come suficientes proteínas vegetales; el sistema inmunitario necesita mucha proteína para estar sano. Hablaré de esto en el capítulo siguiente.

Las grasas insaturadas saludables: los omega-3 y los omega-9

Los ácidos grasos omega-3 son muy importantes para tu salud; se les atribuyen muchos efectos positivos. Desgraciadamente, consumimos muy poca cantidad. Estas grasas se encuentran solo en el pescado graso azul, como las sardinas, el salmón y la anguila, y también en ciertos productos vegetales, como el aceite de perilla, las semillas de chía, las semillas de cáñamo y las nueces. Incluso verduras como la verdolaga y los berros tienen algo de omega-3. Los omega-9 se encuentran principalmente en las aceitunas, las nueces y los aguacates.

Los omega-3 se pueden dividir en tres tipos: ácido alfa-linolénico (ALA), ácido eicosapentaenoico (EPA) y ácido docosahexaenoico (DHA).

HAS DE TOMAR ALA

El ALA es un ácido graso esencial, es decir, nuestro cuerpo no puede fabricarlo. Hemos de conseguirlo de la dieta. Las semillas y los aceites de las plantas contienen mucho ALA, sobre todo las semillas de lino, de cáñamo y de colza, así como las nueces; por consiguiente, también lo encuentras en los aceites elaborados con ellas.

EL EPA Y EL DHA: CÓMELOS O FABRÍCALOS CON ALA

Los otros dos ácidos grasos, el EPA y el DHA, se suelen encontrar en el pescado graso, como el salmón, la caballa, las sardinas y el arenque, también en las algas y otras plantas marinas. Ambos son grandes antiinflamatorios y pueden proteger las articulaciones. También tienen efectos positivos en el sistema inmunitario y, por consiguiente, en el estado de salud general. Además, estos ácidos grasos protegen el corazón, los vasos sanguíneos y los ojos, y son importantes para el correcto funcionamiento del cerebro a largo plazo. Los EPA y los DHA tienen muchos beneficios para la salud.

Los ácidos grasos omega-6 son saludables y los necesitamos, siempre y cuando los tomemos en la proporción adecuada respecto a los omega-3. La proporción correcta es cuatro veces más de omega-6 que de omega-3. La mayor parte de las personas toman veinte veces más omega-6, porque estos se encuentran en la comida procesada, la carne, los productos lácteos y los huevos.

¿CÓMO PODEMOS OBTENER ÁCIDOS GRASOS OMEGA-3 SI NO QUEREMOS COMER PESCADO?

Si eres vegetariana o vegana, es muy probable que no tomes suficientes omega-3. ¿Qué podemos hacer al respecto? La buena noticia es que nuestro cuerpo puede convertir los ALA en EPA y DHA. Por eso los vegetarianos y veganos optan por las semillas y los frutos secos y dejan que su cuerpo haga la conversión. La no tan buena noticia es que esta conversión pierde eficacia y se vuelve más difícil cuando envejecemos. La solución para vegetarianos y veganos es tomar suplementos. Los aceites de pescado o de krill son los más recomendados, pero si eres vegetariana puede que no quieras tomarlos. Afortunadamente, ahora se puede encontrar aceite de algas con altas dosis de EPA y DHA. Es lo que comen los peces. Los suplementos de algas, como la chlorella o la espirulina, y el fitoplancton marino contienen formas de omega-3 de absorción fácil.

Los omega-3 también reciben el nombre de «alimentos para el cerebro»: los necesitamos para mantenerlo activo. Varios estudios han demostrado que existe una relación entre la depresión y la carencia de omega-3.

¿Cómo te ayudan las grasas a estar sana?
Podemos echar a perder las grasas saludables si no las manejamos correctamente, por ejemplo calentándolas demasiado o guardándolas demasiado tiempo fuera de la nevera. Lo malo es que, normalmente, aunque ya no sean saludables, no podemos ver ni oler el problema, a pesar de que se hayan convertido en grasas oxidadas.

CALENTAR
Calienta solo el aceite de coco, de palma o de salvado de arroz. Únicamente estos tres aceites resisten los 200 °C de temperatura, o incluso más. No uses nunca aceite de girasol, de soja o de maíz para freír. Es como inyectarte una dosis de radicales libres en tu cuerpo, muy bueno para una dosis extra de arrugas.

TEMPLAR
El aceite de oliva permanece estable hasta aproximadamente los 160 °C. Puedes usarlo para calentar la comida, pero no para cocinar a alta temperatura. Lo mismo sucede con la mantequilla y el *ghee*. Puedes rehogar con estas grasas a temperatura media, pero si el aceite empieza a humear en la sartén, significa que está emanando sustancias perjudiciales y más vale cambiarlo. Es mejor utilizar estas grasas para cocer a fuego lento que para freír a mucha temperatura. Rehoga brevemente a fuego alto solo con aceite de coco o de germen de arroz.

ALMACENAMIENTO

Todos los aceites vegetales de frutos secos y semillas se oxidan cuando llevan mucho tiempo guardados o los exponemos a la luz solar. ¡Estos aceites se echan a perder muy pronto! No los calientes nunca y guárdalos siempre en la nevera. Cómpralos en botellas pequeñas y oscuras. Los aceites de coco y de oliva se pueden guardar fuera de la nevera.

Revisión de las grasas saludables: omega-3, 6 y 9

Casi todas las grasas vegetales contienen una mezcla de omega-3, omega-6 y omega-9. Si comes una variedad de grasas saludables, consumirás estos tres. En primer lugar, intenta tomar la mayor cantidad posible de omega-3, luego de omega-9 y, por último, de omega-6. Necesitamos los tres, pero con frecuencia consumimos demasiado omega-6 sin darnos cuenta.

Crea tus propias salsas y aliños con grasas saludables

Con una buena reserva de aceites saludables, puedes preparar todo tipo de deliciosos aliños en un santiamén. Usa un buen aceite y un poco de zumo de limón o un buen vinagre y algunas hierbas, y tendrás un delicioso aliño. Las grasas saludables del aceite favorecen la absorción de nutrientes. Concretamente, elabora tu propio aliño de ensaladas. La mayoría de las salsas y aliños industriales están hechos con los aceites vegetales más baratos: de girasol y maíz, que tienen muchos ácidos grasos omega-6. Por si fuera poco, llevan grandes dosis de azúcares, sal, aroma, colorantes y saborizantes, todas ellas sustancias que crean confusión en tu organismo y no favorecen el equilibrio hormonal. Muchas veces, también contienen el controvertido potenciador del sabor glutamato monosódico (E621). Puedes preparar versiones mucho mejores muy fácilmente.

FUENTES DE OMEGA-3, 6 Y 9

Principales fuentes de omega-3
- Aceite de perilla.
- Aceite de colza.
- Semillas de lino y aceite de semillas de lino.
- Semillas de cáñamo y aceite de semillas de cáñamo.
- Semillas de chía y aceite de semillas de chía.
- Nueces y aceite de nueces.
- Huevos ecológicos de gallinas camperas.
- Aceite de pescado, como el salmón, la caballa, las sardinas y el arenque. Elige las variedades salvajes: los peces de piscifactoría comen cereales, en lugar de peces o algas, esto hace que su contenido de omega-3 descienda notablemente. Ten en cuenta que aproximadamente el cincuenta por ciento del pescado es de piscifactoría.

Principales fuentes de omega-6
- Semillas de girasol y aceite de semillas de girasol.
- Semillas de calabaza y aceite de semillas de calabaza.
- Semillas de sésamo y aceite de semillas de sésamo.
- Aceite de semillas de uva.
- Aceite de argán.
- Aceite de germen de maíz.
- Aceite de germen de trigo.
- Aceite de soja.
- Aceite de palma.
- Aceite de cártamo.
- Cacahuetes y aceite de cacahuete.

Principales fuentes de omega-9
- Aceitunas y aceite de oliva.
- Avellanas, almendras, nueces de macadamia y sus correspondientes aceites.
- Aceite de salvado de arroz y de germen de arroz.
- Aguacate y aceite de aguacate.

EVITA LOS PRODUCTOS BAJOS EN GRASA PORQUE TE HACEN ENFERMAR

El gran mito de que comer grasas engorda nos ha llevado a la aparición de una extensa gama de productos bajos en grasa en los estantes del supermercado; productos con etiquetas que dicen que contienen menos grasa o, incluso, cero grasa, como si eso fuera bueno. Pues no lo es. En el futuro, evita estos productos bajos en grasa: suelen hacerte engordar y enfermar. Para que tengan buen sabor y textura, las grasas suelen ser sustituidas por grandes cantidades de azúcares o hidratos de carbono perjudiciales, justamente los ingredientes que, según nuestra visión actual, están relacionados con el aumento de peso, la obesidad, la diabetes, las enfermedades cardiovasculares y otras patologías crónicas. Alteran el nivel de azúcar en la sangre y aumentan las posibilidades de padecer resistencia a la insulina y a la leptina. Cuidado también con los productos cuyas etiquetas afirman que son «bajos en calorías»: generalmente, los azúcares han sido reemplazados por edulcorantes químicos.

No soy una fan de los productos lácteos, pero si algo tienen de saludables es justamente la grasa. La leche es grasa por naturaleza, y por una buena razón. No tomes leche desnatada o semidesnatada; no contiene prácticamente nada que beneficie a tu cuerpo.

MANTEQUILLA DE CACAHUETE *LIGHT*: 30% MENOS DE GRASA, 451% MÁS DE AZÚCARES

En 2015, la mantequilla de cacahuete del supermercado Plus ganó el tercer premio del comité de vigilancia Foodwatch.* La etiqueta indicaba un treinta por ciento menos de grasa, pero su diminuta letra revelaba que esa parte de cacahuetes había sido sustituida por sirope de maíz: ¡tenía un cuatrocientos cincuenta y uno por ciento más de azúcar que la mantequilla de cacahuete normal! Todos los supermercados utilizan el mismo truco con los productos *light*. No te dejes engañar: son los azúcares los que generan grasas, no las grasas saludables. Además, la mantequilla de cacahuete contiene grasas *trans* en dosis muy altas, así que no es tan saludable. La mantequilla de cacahuete con una capa de aceite flotando por encima no contiene grasas *trans*.

Una pequeña advertencia

Si incorporas grasas saludables a tu menú diario, observarás que te quedas más satisfecha. Eso es una sensación agradable. Aprovéchala para tomar menos azúcares, hidratos de carbono y féculas, porque son esas sustancias la que te hacen aumentar de peso. Es mejor comer una rebanada de pan bien untada de aguacate preparada en casa que cuatro rebanadas de pan con la misma cantidad de productos cárnicos. Tómate dos o tres tazas de una saludable sopa casera con una rebanada de pan, en lugar de tres rebanadas de pan con una taza de sopa de lata. Come frutos secos crudos, semillas, aguacate, huevo, carne o pescado con ensalada, y échale a esta una generosa cantidad de aceite saludable con un poco de zumo de

---

* Organización alemana centrada en la protección de derechos del consumidor y la calidad de los alimentos (Wikipedia) (N. de la T.).

limón por encima. De lo contrario, no te llenarás y volverás a tener hambre en un par de horas.

RECUERDA ESTO

- Las grasas saludables son el puntal para un buen equilibrio hormonal; nuestro cuerpo las necesita para crear suficientes hormonas.
- Las grasas saludables son también el pilar para gestionar nuestra energía.
- El colesterol alto puede indicar la existencia de una inflamación oculta en los vasos sanguíneos, aunque no es la causa de estas infecciones, sino la sustancia que acude a reparar el daño.
- Asegúrate de que consumes suficientes grasas omega-3. Si no comes pescado, puedes tomar aceite de pescado de alta calidad, aceite de krill o suplementos de algas, todos son buenos sustitutos.
- Los alimentos calientes y templados se deben cocinar solo con las grasas que son adecuadas para ello. Guarda los otros tipos de grasas vegetales en la nevera para evitar su deterioro.
- Procura tener varias grasas saludables en tu cocina. No te engordarán.

TARTALETAS DE AGUACATE Y LIMÓN

Incluir aguacate regularmente en tu dieta te ayuda a mejorar tu salud. El aguacate tiene una gran cantidad de sustancias que tu cuerpo necesita. Si no te gusta demasiado, te recomiendo esta receta: es una buena forma de aprender a comer aguacate. No lo calientes nunca, porque pierde una gran parte de nutrientes.

Puesto que enseguida mezclas el aguacate con el limón, estas tartaletas se mantienen verdes hasta veinticuatro horas. Las tartaletas de frutos secos más deliciosas son las que se preparan con mantequilla ecológica. También puedes usar aceite de coco de alta calidad, pero ya que vas a hacer algo delicioso...

Esto es lo que necesitas
(para 10 tartaletas pequeñas)

Para la masa

½ taza de albaricoques deshidratados (que no hayan sido tratados con azufre, los de color marrón oscuro)

1 taza de frutos secos crudos

⅓ de taza de coco rallado

Una pizca de sal marina celta (sal gris)

2 cucharadas de mantequilla ecológica reblandecida

Moldes para tartaletas pequeñas

Para el relleno

2 dátiles blandos sin hueso

2 aguacates

2 ½ cucharadas de sirope de arce

3 cucharadas de aceite de coco licuado

Piel de limón rallada muy fina y el zumo de 1 limón

Arándanos o coco laminado (para adornar)

Así es cómo se hace

Pon los albaricoques en remojo en agua caliente durante diez minutos y córtalos a trocitos. Ponlos en tu robot de cocina junto con los frutos secos, el coco rallado y la sal, y muélelo todo hasta que adquiera la textura de una harina burda. Añádele la mantequilla y amásalo a mano, hasta que se forme una masa pegajosa. Desenrolla la masa y córtala en círculos de 7 a 10 cm (según el tamaño de los moldes). Forra los moldes con papel encerado y encaja los círculos de masa en ellos. Ponlos en la nevera durante una media hora.

Remoja los dátiles en agua caliente durante cinco minutos. Escúrrelos. Pon todos los ingredientes del relleno, excepto el zumo de limón, en el robot y bátelos hasta que se forme una masa cremosa. Añade tres cuartos del zumo de limón y vuelve a batirlo. Pruébalo para ver si necesitas el zumo restante; debe tener un sabor fresco, pero no demasiado ácido. Rellena los moldes y vuelve a poner las tartaletas en la nevera durante una hora aproximadamente. Decóralas con arándanos o coco laminado, antes de servirlas.

8

PUNTO 3: COME MUCHAS HORTALIZAS

Si sigues los puntos de *La brújula nutricional*, es probable que pertenezcas al cinco por ciento de las mujeres más sanas. ¿Te gustaría? En realidad, no es difícil. El punto tres te enseña a comer basándote más en productos vegetales.

LA INVESTIGACIÓN QUE PODRÍA HABER CAMBIADO EL MUNDO

El Fondo Mundial de Investigación del Cáncer publicó, en 2007, un informe de cinco mil páginas, realizado por más de doscientos oncólogos y científicos, para el que fue necesario revisar miles de estudios. El informe reveló que si no fumas, tu dieta condiciona el cincuenta por ciento de tu riesgo de desarrollar cáncer. Si a ello le sumas tu estilo de vida (la cantidad de estrés o actividad física), lo que está en tu mano termina siendo nada menos que el ochenta por ciento.[1] Por cierto, esta investigación nunca llegó a las portadas de los periódicos, así que no hay mucha gente que la conozca. La buena noticia es que nosotras podemos influir mucho en nuestra salud. Esto no significa que las personas que tienen cáncer se lo hayan provocado ellas mismas (hay muchos factores que no podemos controlar), pero se ha demostrado que la nutrición es más importante de lo que nos han hecho creer los médicos.

¿Qué tipo de nutrición necesita tu cuerpo?

Si nuestra dieta condiciona el cincuenta por ciento de nuestro riesgo de padecer cáncer, ¿qué necesita tu cuerpo para defenderse de la mejor manera posible contra él y, posiblemente, también contra todo tipo de enfermedades crónicas? La respuesta a esta pregunta radica, parcialmente, en que el consumo de aceites y grasas saludables de semillas, hortalizas, germinados y hierbas es muy importante.

EMIGRAR A OCCIDENTE AUMENTA EL RIESGO DE CÁNCER

Hay muchos estudios que demuestran que las mujeres asiáticas son las menos afectadas por el cáncer de mama. Cuando emigran a Occidente, cuadruplican su riesgo de desarrollar la enfermedad. Este incremento está directamente relacionado con sus cambios dietéticos.[2]

Dales a las verduras el papel de protagonistas

Miles de estudios han demostrado que los alimentos vegetales no procesados, especialmente hortalizas, frutas, semillas, cereales, frutos secos, algas, germinados y hierbas, desempeñan un papel importante en la prevención y cura del cáncer y de todo tipo de enfermedades crónicas. ¿A qué se debe?

Las plantas se protegen contra sus enemigos

Las plantas hunden sus raíces en el suelo y no pueden huir o luchar si un enemigo, como un hongo o una oruga, las ataca. Por eso, fabrican sustancias para protegerse. Estas sustancias reciben el nombre de fitoquímicos (*fito* significa 'similar a una planta'). Las investigaciones han demostrado que una gran parte de estas sustancias impide el crecimiento de células cancerosas. Las verduras y las hierbas son los alimentos que cuentan con la mayor variedad de estas sustancias y nos dan más opciones para reducir el riesgo de cáncer.

Las sustancias vegetales también protegen el cuerpo

El repollo y las plantas similares al ajo contienen sustancias que pueden retrasar el desarrollo de las células cancerosas. Los frutos rojos y púrpura (como las fresas, las frambuesas y la granada) y el té verde contienen moléculas que previenen que los microtumores creen una red vascular; de este modo inhiben su crecimiento. Las células cancerosas son inhibidas por la curcumina, una sustancia que se encuentra en la cúrcuma. El jengibre y las semillas de lino contrarrestan la inflamación y le restan oportunidades al cáncer. Estos son solo algunos ejemplos entre muchos. Nuestra comida habitual contiene muchas sustancias resistentes al cáncer y curativas.

La fibra vegetal es importante para la salud intestinal

Una ventaja adicional de comer muchos vegetales es que contienen gran cantidad de fibra. La fibra no solo es importante para una buena digestión y función intestinal, sino para sentirte saciada. ¡Puedes comer muchos alimentos de esta clase sin engordar!

La fruta es saludable, pero contiene fructosa. Ve con cuidado con ella, si sueles notar que necesitas algo dulce. El deseo incontrolable de comer alimentos dulces o hidratos de carbono perjudiciales es un indicativo de que tus niveles de azúcar en la sangre todavía no están bien equilibrados. Si te ocurre esto, opta por frutas más ácidas, como el pomelo, las manzanas ácidas o frutas del bosque ácidas.

Muchas verduras para favorecer la eliminación de xenoestrógenos

En el capítulo dos has leído lo importante que es asegurarnos de que nuestro cuerpo elimine los xenoestrógenos que ingerimos sin darnos cuenta. La forma de ayudar al hígado en este proceso es comiendo muchas hortalizas. Las verduras tienen mucha clorofila. Si el hígado cuenta con suficiente clorofila, el proceso de desintoxicación se reduce de siete a dos pasos. Por eso es una buena idea hacer que la mitad de nuestra dieta sean verduras.

DESINTOXICACIÓN DIARIA

Cuando añadas más verduras a tu dieta diaria, facilitarás que tu cuerpo se deshaga de las toxinas. Todos los días puedes desintoxicarte. No es muy eficaz hacer una desintoxicación dos veces al año, si el resto del tiempo te atiborras de toxinas.

Los cuatro mosqueteros: zumos, sopas, batidos y ensaladas

El principal cambio que realicé durante mi etapa de estar quemada fue que empecé a comer medio kilo de vegetales al día. Probablemente te estés preguntando cómo se pueden comer tantos vegetales, especialmente cuando la mitad han de ser verduras. No es tan difícil como imaginas. Sin embargo, se trata de ir haciéndolo paulatinamente y dejar que tu cuerpo, en concreto tus intestinos, se acostumbren.

Utilicé lo que llamo mis cuatro mosqueteros: zumos, sopas, batidos y ensaladas. Son cuatro formas de comer muchas verduras, germinados y hierbas.

Hazte zumos y batidos tú misma, porque todo lo que compras en el supermercado ha perdido la mayor parte de sus nutrientes antes de llegar a tu cocina.

Utiliza una licuadora de extracción lenta para los zumos y una batidora para los batidos. Puedes tomártelos para desayunar, almorzar o como tentempié.

Las sopas caseras con muchas verduras son muy fáciles de preparar; yo las tomo para almorzar, como tentempié, para cenar o, incluso, para desayunar al día siguiente. En Asia es normal desayunar sopa. La tostada del desayuno es una costumbre que un día instauró alguien que decidió que eso era normal. ¿Por qué no empezar el día con algo distinto? Igualmente, como ensaladas con una gran variedad de verduras para almorzar, como tentempié y para cenar.

Por supuesto, también puedes cenar muchas verduras. Llena con verduras de distintos colores, al menos, la mitad de tu plato. Cada color contiene sustancias que nuestro cuerpo necesita.

LAS PLANTAS CONTIENEN MUCHAS SUSTANCIAS CURATIVAS

Miles de estudios han revelado que las plantas contienen sustancias curativas. Estas son justamente las sustancias que utiliza la industria farmacéutica. En la Grecia clásica sabían que la corteza de sauce bajaba la fiebre y calmaba el dolor. A finales del siglo xix, los científicos descubrieron que esto se debía a su ácido salicílico. Fabricaron una variedad sintética en un laboratorio y ese fue el origen de nuestra aspirina. En la industria farmacéutica se utilizan muchas sustancias de origen vegetal que luego se convierten en medicamentos.

¡HAZ SITIO, HAZ SITIO!

Si vas a comer más productos vegetales, ¿qué otros alimentos deberías consumir menos? Has de hacer sitio a muchas verduras, y tu estómago es limitado. ¿Qué es lo que suele ocupar mucho espacio en tu plato y en tu estómago sin que aporte demasiado a tu salud?

Consume carne y pescado con moderación

En realidad, el consumo de muchos productos de origen animal es una práctica ancestral: durante siglos ha sido un distintivo de riqueza, una forma de hacer alarde de que te lo podías permitir. Comer carne o pescado era un símbolo de clase social. En los países en vías de desarrollo sigue siendo así. Los ricos comen carne y pescado, mientras que los pobres comen poco o nada de estos productos, salvo que puedan cazarlos o pescarlos por sí mismos, porque estos alimentos suelen ser muy caros.

Sin embargo, el mundo cambia: en el nuevo mundo, muchas personas pueden permitirse comer carne y pescado a diario, pero eligen no hacerlo o hacerlo con moderación, no solo porque es más saludable para ellas, sino también por otros motivos.

Te garantizo que no pretendo que te hagas vegetariana. Yo no lo soy: me considero una vegetariana que, de vez en cuando, se salta las normas. Como carne y pescado, pero con moderación. Sin embargo, independientemente de los motivos de salud, de los que hablaré enseguida, hay dos buenas razones para comer menos carne y pescado.

NUESTRA SALUD ESTÁ VINCULADA A LA
SALUD DE NUESTRA TIERRA

Si no conservamos la salud de la Tierra, nuestra salud también irá en declive. El daño que le hace a nuestro planeta la industria ganadera global es enorme. Una de las principales causas del efecto invernadero es esta industria. El ochenta por ciento de todo el terreno agrícola del mundo está destinado a la ganadería. La destrucción a gran escala de bosques pluviales es para crear nuevos campos de cultivo de soja y maíz para alimentar a los animales. Los mares y océanos se están quedando sin peces por el uso de redes del tamaño de campos de fútbol, pesca con sedales de hasta ciento veinte kilómetros de longitud y satélites que pueden indicar exactamente dónde se encuentran los peces. Las técnicas pesqueras actuales implican mucha tecnología y poco trabajo. Es una lucha en desigualdad de condiciones: los peces, y con ellos nuestros mares, se llevan la peor parte.

> **LOS ANTIBIÓTICOS QUE CONSUMIMOS NO SON SOLO LOS QUE NOS RECETA NUESTRO MÉDICO DE FAMILIA**
>
> El ochenta por ciento de todos los antibióticos que se fabrican en el mundo están destinados a las vacas, las gallinas y el pescado de la industria alimentaria. Los antibióticos que ingieres en la comida atacan directamente a tu salud intestinal y a tu equilibrio hormonal.

EL BIENESTAR ANIMAL ES LA ÚLTIMA DE LAS PREOCUPACIONES DE LA INDUSTRIA GANADERA

Una segunda razón para replantearte el consumo de carne y pescado es el bienestar animal. Por desgracia, no vivimos en un mundo en el que los animales destinados al consumo son tratados adecuadamente. Se les presta la atención más barata posible, lo cual va en detrimento del bienestar animal. Además, si comer productos de animales de granja o piscifactorías no es bueno para nuestro planeta ni para los animales, podríamos plantearnos si es bueno para nuestra salud.

La carne no es lo que era

Nuestros abuelos comían carne de animales que se alimentaban de forma natural y vivían al aire libre. Las vacas y otros animales de ganadería pastaban y comían hierbas. Los cerdos son omnívoros, lo que significa que comen una amplia variedad de alimentos que encuentran en el suelo. Lo mismo ocurre con las gallinas. En la industria cárnica, sin embargo, se los alimenta con soja, maíz y otros cereales baratos. Esto tiene graves consecuencias para nuestra salud:

- Puesto que a estos animales no se los alimenta de forma natural, su grasa está cargada de ácidos grasos omega-6, en lugar de los saludables omega-3. Los primeros generan inflamación en nuestro cuerpo, mientras que los segundos la previenen.
- El maíz, la soja y los cereales destinados a alimentar el ganado son fumigados con pesticidas mucho más fuertes que los que se usan para el consumo humano. Estos xenoestrógenos entran en nuestro cuerpo a través de la carne.
- A los animales de las granjas ganaderas se les suele administrar antibióticos preventivos. Esto es bastante habitual en los cerdos y las gallinas, y supone una ración extra de xenoestrógenos en nuestro plato.

Debido a todas estas prácticas, la carne de estos animales tiene un valor nutricional muy inferior al que tenía hace treinta años y también contiene sustancias contaminantes que alteran nuestro equilibrio hormonal. Y, por si fuera poco, la industria le echa más leña al fuego:

- La carne de vacuno tiene buen aspecto por el nitrito (E250) que suele añadirle. Una vez en nuestro cuerpo, esta sustancia se puede convertir en la carcinógena nitrosamina.
- Muchos productos cárnicos, como las salchichas y los patés, contienen restos de antibióticos, potenciadores del sabor, estabilizadores y espesantes. Lee las etiquetas. Para que la

carne sea más jugosa le añaden fosfatos (E450 y E451), que pueden favorecer la pérdida ósea.
- Los productos de carne congelada suelen estar hechos con restos de carne barata unidos con pegamento cárnico. Este último no es realmente nocivo, pero ¿sabes exactamente qué tipo de carne (desechos) tienes en tu plato?

Por otra parte, los animales llamados «de caza» que se venden en el supermercado, como el conejo o el ciervo, no son realmente animales salvajes que han tenido una buena vida. También proceden principalmente de la industria cárnica y tienen las mismas desventajas.

> Nada tiene más efecto en nuestra Tierra que lo que comemos.

Nuestros intestinos son demasiado largos para la carne
Los animales carnívoros que viven en estado salvaje tienen intestinos cortos, dado que, a las veinticuatro horas, la carne empieza a descomponerse. Para entonces ya debería haber sido excretada. Los herbívoros tienen intestinos largos; las plantas, los frutos secos y las semillas son difíciles de digerir y los intestinos necesitan más tiempo para extraer todos sus nutrientes. Los humanos somos omnívoros, es decir, podemos comer de todo, pero en realidad nuestros intestinos son demasiado largos para comer mucha carne.

> Nuestros intestinos femeninos están diseñados para comer muchos vegetales con pequeñas cantidades esporádicas de carne.

Para eliminar la carne de tus intestinos en veinticuatro horas necesitas fibra, que se encuentra en los alimentos de origen vegetal. La carne y el pescado no tienen fibra. Si comes carne y pescado a diario sin la suficiente cantidad de fibra vegetal, significa que tienes mucha comida pudriéndose en tus intestinos.

LOS INTESTINOS DE LAS MUJERES SON MÁS LARGOS QUE LOS DE LOS HOMBRES

En general, el intestino delgado de la mujer es más largo, mide unos 7,1 metros, mientras que el de los hombres suele ser de 6,9 metros. Se cree que la razón es que esto les permite absorber más nutrientes del intestino durante el embarazo. Esta también podría ser la causa por la que hay más mujeres que hombres que padecen todo tipo de trastornos estomacales e intestinales, incluido el síndrome de colon irritable. Parece ser que nuestros intestinos no son tan aptos para la carne como los de los hombres.

UNA NOTA SOBRE LAS HECES

Una mujer que come carne habitualmente puede tener hasta tres kilos de alimentos sin digerir en su intestino grueso. Estos están pegados a la pared intestinal como si fuera una pasta, estrechando el paso y haciendo que se convierta en un tubo fino. Aunque tengas diarrea habitualmente, no significa que no tengas esta obstinada pasta adherida a tu pared intestinal. Los restos no digeridos de esta pasta contienen sustancias que pueden ser absorbidas por tu cuerpo. Esto no está exento de peligro: los estudios realizados sobre este tipo de obstrucción intestinal han demostrado que puede contener hasta doce tipos de carcinógenos, una buena razón para limpiar tus intestinos con mucha fibra vegetal; además excretarás cualquier sobredosis de xenoestrógenos. ¿Has comido mucha carne durante años y ahora tienes trastornos digestivos? Una hidroterapia de colon para limpiar toda esta obstrucción es una buena idea. (Nota: no tener peristaltismo intestinal todos los días también es un trastorno digestivo).

LAS VENAS SE PONEN MÁS RÍGIDAS DESPUÉS DE UNA COMIDA CARGADA DE GRASAS ANIMALES

Actualmente, mueren más mujeres de enfermedades cardiovasculares que de ninguna otra cosa. Los investigadores han observado que las venas se endurecen después de una comida rica en grasas animales. Este fenómeno no se produce después de comer grasas vegetales, que incluso tienen la facultad de desobstruir las arterias taponadas.[3] Si sufres una enfermedad cardiovascular o hipertensión, sin duda es aconsejable comer más verdura y menos productos de origen animal.

¿Dónde ha nadado el pescado que tienes en tu plato?
Es más fácil digerir el pescado que la carne, así que parece más saludable. Además, tiene más ácidos grasos beneficiosos omega-3 que omega-6, y esto es bueno. Pero es importante saber la procedencia. Puesto que cada vez hay menos pescado salvaje, existen grandes piscifactorías por todo el mundo. Casi el cincuenta por ciento de todo el pescado que se vende procede de estas piscifactorías. Como la industria cárnica, la pesquera quiere conseguir el mayor número de peces posible con el menor gasto, lo cual no beneficia a nuestra salud. El pescado de piscifactoría, al igual que el

ganado, es alimentado con soja y antibióticos preventivos, porque los peces se encuentran muy hacinados y las enfermedades están al acecho. El pescado salvaje no tiene estas desventajas, por supuesto, pero nada en aguas cada vez más contaminadas con productos químicos y metales pesados. Los peces más grandes, como el atún y el pez espada, que se encuentran bastante arriba de la cadena alimentaria, pueden estar bastante contaminados.

CONSIDERA LA CARNE Y EL PESCADO COMO UN CAPRICHO Y CÓMPRALOS ECOLÓGICOS

Me gustaría poder decir algo más positivo sobre comer carne y pescado, pero por el bien de tu salud, ni puedo y ni voy a fingir que la situación no es tan mala. Por fortuna, existe una solución saludable: considera la carne y el pescado como un capricho, y cómelos de vez en cuando, pero compra solo ecológicos de la mejor calidad y disfrútalos. Compra pescado salvaje siempre que puedas. Elige carne blanca (pollo y pavo) antes que carne roja. Mientras tanto, come más vegetales. Reeduca tu paladar. Las carnes ecológicas saben bastante diferente. Ya no tendrás que disimular su mediocre sabor con ninguna salsa. Dales una oportunidad. Si comes carne o pescado, disfrútalo. Dale prioridad a la calidad, antes que a la cantidad. Tu salud saldrá muy beneficiada.

> El pescado de piscifactoría es el alimento más contaminado del mundo.

Cada vez hay más empresas y granjeros que ofrecen carne ecológica real, así que elegir lo ecológico ya no es tan difícil. Si no puedes encontrar carne o pescado ecológico cerca de tu domicilio, prueba a comprarlos por Internet.

Los sustitutos de la carne son fruto de la manipulación ingeniosa

Evita los sustitutos de la carne, porque prácticamente son ejemplos de alimentos artificiales altamente procesados. La proteína vegetal ha de ser alterada para que tenga una textura carnosa, y eso conlleva el uso de todo tipo de productos que no agradan en absoluto a tu cuerpo y que están cargados de aditivos, soja, proteína de levadura y trigo. No obstante, el *tempeh* ecológico es una buena opción.

¿CÓMO CONSIGUES TUS PROTEÍNAS?

Una significativa cantidad de hormonas están hechas con proteínas, como la insulina, la hormona del crecimiento y las hormonas tiroideas T3 y T4, y de neurotransmisores, como la serotonina, la dopamina y la melatonina. Las proteínas se encargan de mantener y reparar tu cuerpo. Para crear los billones de células nuevas necesarios, son imprescindibles. Come suficientes proteínas: es importante para tu equilibrio hormonal, pero su calidad es igualmente importante. Siempre se ha dicho que necesitamos proteína animal y que la vegetal no es tan buena, pero no es así, al menos no para las mujeres.

Los ocho aminoácidos esenciales

Las proteínas se componen de distintos aminoácidos. Nuestro cuerpo necesita veinte diferentes para fabricar proteínas de todo tipo, necesarias para la conservación de las distintas funciones. Puede crear la mayoría de sus aminoácidos, pero hay ocho que hemos de obtenerlos de la comida: son los denominados «aminoácidos esenciales». Las proteínas animales contienen estos aminoácidos; están principalmente en la carne y en el pescado, pero también en los huevos y los productos lácteos. Las proteínas de estas fuentes también se denominan «completas».

MUCHAS FUENTES DE PROTEÍNA ANIMAL ESTÁN RELACIONADAS CON ENFERMEDADES

Un estudio que duró doce años, en el que participaron unas noventa mil mujeres, reveló que las que comían carne roja a diario tenían el doble de probabilidades de padecer cáncer de mama que las que comían carne menos de tres veces a la semana.[4] Cientos de estudios han demostrado que comer mucha proteína animal está relacionado con patologías comunes en Occidente: enfermedades cardiovasculares, cáncer, osteoporosis, problemas intestinales, obesidad, trastornos autoinmunes, problemas renales y diabetes.

> Cuando las proteínas animales se descomponen en nuestro cuerpo, se liberan ácidos. Para que estos no sean perjudiciales, nuestro organismo sustrae calcio de los huesos, entre otros elementos, lo cual provoca pérdida ósea.

Las proteínas vegetales proceden de cereales, legumbres, frutos secos, semillas, diferentes tipos de algas, setas y hortalizas. Estas proteínas se consideran «incompletas», porque la mayoría de los productos vegetales carecen de uno o más de los ocho aminoácidos esenciales.

Proteínas vegetales de verdad

Las palabras *completo* e *incompleto* podrían dar la impresión de que las proteínas animales son mejores. Nuestro ingenioso sistema digestivo, sin embargo, es perfectamente capaz de crear todos los aminoácidos necesarios de una combinación de proteínas vegetales. Las legumbres con cereales son una combinación bastante popular, pero también puedes combinar garbanzos y guisantes con frutos secos crudos, verduras con aceite de sésamo, ensalada con semillas de cáñamo, un batido verde con leche de avena o patatas con huevos. Además, no tienes por qué combinar estas fuentes de proteínas en un mismo plato, al mismo tiempo. A tu cuerpo ya le va bien comer alubias rojas hoy y arroz integral mañana. Eso facilita las cosas, ¿verdad? Si comes una gran variedad de alimentos vegetales, obtendrás suficientes proteínas. Y si regularmente comes huevos ecológicos, no has de preocuparte por ellas. En general, comemos demasiadas proteínas.

Por cierto, la idea de que los alimentos vegetales nunca contienen todos los aminoácidos esenciales está desfasada. Las semillas de cáñamo, la quinoa, la soja y la espirulina (un tipo de alga) contienen todos los aminoácidos esenciales.

MIS DIEZ PROTEÍNAS VEGETALES PRINCIPALES

- Semillas de cáñamo.
- Quinoa.
- Tempeh.
- Hortalizas.
- Legumbres.
- Semillas.
- Frutos secos crudos.
- Espirulina.
- Copos de levadura nutricional.
- Proteína vegetal en polvo.

¿TE GUSTARÍA TENER MÁS GANAS DE REALIZAR ACTIVIDAD FÍSICA?

¿Sabías que las ratas de laboratorio alimentadas con dieta vegetariana doblaban la distancia que corrían en sus norias, en comparación con las que eran alimentadas con una dieta que incluía proteína animal? No recibían ninguna recompensa por ello. Parecía que simplemente disfrutaban estando más activas.[5]

La soja: ¿es adecuada para las mujeres o no?

Hay mucha confusión respecto a este tema de si la soja es apropiada para las mujeres. ¿Es realmente una buena idea beber leche de soja y nos ayuda en los trastornos de la menopausia? La gran desventaja de la soja, tal como la conocemos, es que suele comercializarse como leche, yogur, nata o postres, que son productos altamente procesados. Ya no se parecen, ni por casualidad, a las habas de soja, y con ellos se suelen ingerir sustancias no deseadas, como aromas, colorantes o saborizantes. Además, estos productos suelen estar edulcorados, y eso no contribuye a tu salud.

Otra desventaja de la soja es que es una sustancia goitrógena, que puede tener un efecto negativo sobre la tiroides. La soja puede exacerbar la deficiencia de yodo, elemento imprescindible para el buen funcionamiento de la tiroides. Una cuarta parte de las mujeres de más de cuarenta y cinco años tienen la tiroides hipoactiva, razón de más para ir con cuidado con la soja.

Los productos de soja a veces contienen aluminio, como residuo del proceso de fabricación, que es tóxico para el sistema nervioso y para los riñones. Un constituyente de la soja es el ácido fítico. El problema con el ácido fítico es que impide la absorción de minerales esenciales, como el calcio, el magnesio, el hierro, el cobre y el zinc, en el intestino. Las mujeres necesitamos suficiente hierro durante los años que dura la menstruación. Comer productos de soja reduce la eficacia de la vitamina B_{12} (hierro) y la vitamina D.

Lo de que la soja es recomendable para las mujeres se debe al hecho de que contiene fitoestrógenos. Los fitoestrógenos (*fito* significa 'planta'), como los xenoestrógenos, imitan a nuestros estrógenos. Lo interesante de los fitoestrógenos es que son adaptogénicos. Esto implica que tienen una función reguladora. Si tu nivel de estrógenos es demasiado bajo, lo subirán, y eso está bien. Si tu nivel es demasiado alto, bloquearán los receptores de estrógenos, para que tus estrógenos o incluso los xenoestrógenos, que son más potentes, no puedan acceder. Esto facilitará la reducción de tu nivel de estrógenos. Los fitoestrógenos equilibran el sistema endocrino.

Sin embargo, lo que pocas mujeres saben es que los fitoestrógenos solo son liberados cuando proceden de soja fermentada. Los asiáticos han encontrado la manera de fermentar las habas de soja para que sean saludables. Con esto me refiero a productos como el miso, el tamari, el tempeh, el natto y la salsa de soja fermentada (el tofu es soja no fermentada). El ácido fítico de la soja fermentada se descompone. Estos son buenos productos. Compra productos ecológicos lo más puros posible, siempre que puedas.

En lugar de soja fermentada, puedes tomar semillas de lino recién molidas para equilibrar tus estrógenos. Contienen los mismos fitoestrógenos (lignanos) que la soja. En general, todo parece indicar que es mejor evitar la soja o consumir muy poca, a excepción de los productos fermentados.

RECUERDA ESTO

- Las plantas tienen todo tipo de sustancias saludables y curativas. Come la mayor variedad posible de vegetales.

- Nuestros intestinos son demasiado largos para comer mucha carne. Los vegetales tienen mucha fibra, que es importante para la salud intestinal.
- La carne y el pescado no ecológicos contienen sustancias que pueden alterar el equilibrio hormonal. Come menos carne y pescado, y cuando lo hagas, cómpralos ecológicos y de la mejor calidad posible.
- Tienes muchas oportunidades para conseguir proteínas de los productos vegetales.

ENSALADA DE HORTALIZAS CON HUEVO RALLADO

El hígado necesita verduras desesperadamente, a ser posible combinadas con proteínas. Esta es la razón por la que siempre pongo una buena ensalada verde sobre la mesa. Esta es mi ensalada verde favorita, acompañada de un delicioso aliño de mostaza y eneldo. Puedes sustituir las almendras con tamari por trozos de pollo (ecológico) o queso feta desmenuzado.

Esto es lo que necesitas (para 2 raciones)

4 huevos ecológicos grandes
Sal marina celta (sal gris)
Pimienta fresca
5 puntas grandes de espárragos verdes
1 taza de broccolini (bimi, de la familia del brócoli)
1 taza de tirabeques
⅓ de taza de guisantes (pueden ser congelados)
2 cucharadas de almendras al tamari

Para el aliño

1 cucharada de zumo de pomelo
2 cucharadas de aceite de oliva virgen extra (también puedes utilizar el de lino)
1 cucharadita de mostaza
1 cucharadita de miel
1 cucharada de eneldo fresco o seco

Así es cómo se hace

Pon los huevos en un cazo pequeño, cúbrelos con agua hirviendo y déjalos hervir seis minutos. Escúrrelos y acláralos con agua fría. Pélalos y ralla los huevos con un rallador fino. Ponles sal y pimienta generosamente.

Prepara el aliño mezclando todos los ingredientes. Prueba la mezcla para ver si necesita algo.

Descarta las partes duras de los espárragos verdes. Corta un trozo de 5 cm por debajo de la punta y la parte de la base en dos trozos. Córtalos longitudinalmente por la mitad. Haz lo mismo con el *broccolini*: deja las puntas enteras, pero corta los tallos por la mitad. Los trozos pequeños se hacen rápido. Corta las puntas de los tirabeques.

Ponlos en una cesta para hacer al vapor y cocínalos un minuto. (Si no tienes una olla para cocer al vapor, pon las verduras en una olla grande con un poco de agua hirviendo. Hazlas a fuego lento). Echa los espárragos y el *broccolini* y cuécelos unos cinco minutos. Cuando las verduras estén casi tiernas, añade los guisantes. Cuécelos un minuto más. Sirve las verduras directamente en el plato. Añade los huevos y el aliño, y, por último, esparce las almendras al tamari troceadas.

9

PUNTO 4: SÉ MÁS LISTA QUE EL AZÚCAR

Hasta la pubertad, el azúcar no fue un problema para mí. Me encantaba el chocolate y otros alimentos dulces, pero no siempre pensaba en comer golosinas, había muchas cosas divertidas que hacer. Pero en la adolescencia, engordé los kilos predecibles para una mujer y no tardé en darme cuenta de que había algo más que no era normal. Un día, cuando alguien informalmente me dijo que había echado barriga, fue la gota que colmó el vaso, e inmediatamente ¡empecé a hacer dieta! Eso fue el inicio de un periodo muy largo de pasar hambre y de darme atracones de dulces.

LA ADICCIÓN AL AZÚCAR NO ES POR FALTA DE FUERZA DE VOLUNTAD

¡Ojalá alguien en aquel entonces me hubiera hablado de la adicción que provoca el azúcar y los antojos que tenemos las mujeres de esa sustancia! Lo único que pensaba era que me faltaba fuerza de voluntad y que todas las personas eran capaces de resistirse a sus antojos menos yo: habitualmente, me comía toda una lata de galletas de chocolate, en lugar de comerme un plato de comida caliente.

Solo ahora entiendo que mi adicción al azúcar no tenía nada que ver con la fuerza de voluntad o la falta de disciplina. Lo que me sucedía es que desconocía la potente programación de mi cuerpo a que le guste el azúcar (especialmente mezclado con grasa y algo de sal) y cuántos productos de la industria alimentaria han sido creados deliberadamente para que tengan ese fuerte efecto adictivo. Tampoco sabía que mi sistema endocrino femenino, con sus niveles fluctuantes de estrógenos, era lo que me inducía a atiborrarme de dulces, como si fuera una yonqui, especialmente días antes de la menstruación.

De haber sabido todo esto en aquellos tiempos, no me habría culpabilizado ni infravalorado. Este es el motivo por el que te estoy contando esto. Si sabes cómo funciona, no es tan difícil ser más lista que el azúcar.

La adicción al azúcar puede hacer que las mujeres comamos muy poca comida saludable.

Tu cuerpo está programado para que le guste el dulce

La naturaleza nos da azúcares solo en verano y a principios de otoño. En verano, tenemos una variedad de frutas rojas, como las frutas del bosque, las fresas y las cerezas, mientras que las manzanas y las peras maduran en otoño, al igual que la remolacha, la zanahoria, las patatas y otros tubérculos, que se comportan en nuestro cuerpo como si fueran azúcar. La naturaleza tenía una razón para ello. Los azúcares, hidratos de carbono y féculas están diseñados para agradar y nos proporcionan una capa de grasa. Después de ingerirlos, nuestro cuerpo genera insulina, y mientras esta circule por la sangre, no quemaremos grasa. Antiguamente, era de vital importancia llegar al invierno con una capa de grasa, porque en esa estación había mucha menos comida. Esta capa de grasa era especialmente importante para las mujeres que se quedaban embarazadas o que estaban amamantando. Por esa razón, las mujeres almacenaban la grasa con mayor facilidad que los hombres (y también tienen más problemas para deshacerse de ella): para la supervivencia de la humanidad, las mujeres tenían una capa de grasa. El azúcar es una parte esencial del mecanismo de supervivencia de nuestro cuerpo.

LAS MUJERES NOS VOLVEMOS ESPECIALMENTE ADICTAS

No es solo el delicioso sabor en la boca lo que nos resulta adictivo. Hay más. Cuando comemos algo dulce, generamos la hormona dopamina en nuestro cerebro y tenemos una sensación de bienestar. Esto nos incita a querer más. Y esa es la razón por la que hay mucha comida que es muy adictiva (en el capítulo seis puedes leer más sobre este tema). La capacidad de generar adicción de los alimentos procesados se ha subestimado y las mujeres estamos en desventaja al respecto.

Comer en exceso incita al cerebro a ingerir cada vez más comida

Los investigadores han demostrado que las mujeres tenemos el doble de probabilidades de volvernos adictas que los hombres.[1] Las mujeres hacemos más dietas; por consiguiente, muchas veces no comemos bastante, y si no perseveramos (y en el noventa y ocho por ciento fracasamos), lo alternamos con comer en exceso. Y solemos hacerlo comiendo dulces, hidratos de carbono o algo que contenga la mezcla adictiva de azúcar, grasa y sal. Nadie se excede comiendo brócoli o apio.

Comer compulsivamente es como la adicción al tabaco: nadie se vuelve adicto al primer cigarrillo. La adicción empieza si eres regular y fumas uno o más cigarrillos al día. Entonces, la necesidad de nicotina va en aumento. Ningún adicto comenzó fumando dos paquetes al día, pero el cuerpo pide más para experimentar esa satisfacción. Lo mismo sucede con los medicamentos y las comidas adictivas. La sensación de saciedad desaparece cuando siempre comes en exceso, especialmente si tomas azúcares. La próxima vez necesitarás más azúcares para obtener la misma sensación.

> **LA LECHE MATERNA ES DULCE**
>
> La leche materna es dulce. Se supone que ha de serlo, para que el bebé se la tome y pueda engordar fácilmente. Estamos hechos para que nos guste el dulce.

> Alternar entre comer muy poco y comer en exceso activa el cerebro, lo vuelve más adicto a comer en exceso, y de este modo necesitas cada vez más comida.

Los niveles bajos de estrógenos pueden hacer que te apetezca comer alimentos dulces

Como mujer, no has de luchar solo contra la adicción a la comida procesada. También están tus hormonas, que hacen que comas demasiado. ¿Sientes una fuerte apetencia por ciertos alimentos, especialmente dulces, justo antes del ciclo menstrual? Las fluctuaciones menstruales antes del ciclo pueden hacer que te olvides de tu sentido común.

NO COMER SUFICIENTE, O COMER TARDE O TEMPRANO, CONDUCE A COMER EN EXCESO

Estar siempre intentando adelgazar unos pocos (o muchos) kilos y no comer lo suficiente o comer tarde o temprano, conduce a comer en exceso, porque tu cuerpo ya no puede confiar en que recibirá regularmente suficientes alimentos. Esa desconfianza no solo provoca antojos, sino que hace que almacenes grasa con los alimentos que ingieres y ralentiza tu metabolismo; por consiguiente, engordas.

¿SIENTES HAMBRE ANTES DE TENER LA REGLA?

La profesora Kelly Klump investigó la relación entre el ciclo menstrual y la sensación de hambre.[2] Durante la ovulación, pocas mujeres sentían la necesidad de comer más de la cuenta. En el periodo después de la ovulación hasta la menstruación, fue cuando muchas mujeres tenían la tendencia a perder el control de lo que comían. A medida que se acercaba la menstruación, más fuerte era esa sensación. Los antojos desaparecían el día en que llegaba la menstruación.

¡Es increíble cómo nuestras hormonas pueden inducirnos a comer alimentos dulces!

Los estrógenos influyen en nuestro cerebro

Días antes de la menstruación, la hormona estrógeno disminuye para dejar paso a la progesterona. El estrógeno repercute directamente en los centros productores de opiáceos del cerebro. La dopamina y la serotonina son los opiáceos estimulados por los estrógenos, y nos ayudan a sentirnos relajadas y bien. Los niveles bajos de estrógenos antes de la menstruación pueden conducir a bajar los niveles de serotonina y dopamina. Esto no favorece nuestro bienestar, nos pone nerviosas, cambiamos de estado de ánimo inexplicablemente y es fácil que estemos deprimidas o, incluso, angustiadas. Esos son los momentos en que nuestro cuerpo nos pide comida, sobre todo dulce: el dulce estimula la producción de dopamina y serotonina; sin embargo, empeora el problema.

SPM: ¿un monstruo insaciable en busca de comida?

Los trastornos del síndrome premenstrual (SPM) son los que tienen lugar antes de la menstruación, y pueden empeorar con la edad. También pueden empezar en la perimenopausia. Los síntomas físicos más comunes son sensibilidad mamaria, hinchazón, retención de líquidos, trastornos del sueño, migraña, dolor de cabeza y dolor articular y muscular. Algunos de los de nivel emocional son comer en exceso y antojos de comer alimentos dulces, estar muy sensible emocionalmente y experimentar cansancio, cambios de estado de ánimo, depresión e incluso agresividad.

El grado de tus trastornos del SPM, hambre incluida, dependerá del grado de equilibrio existente entre tus hormonas. El equilibrio entre estrógenos y progesterona desempeña un papel importante. A partir de aproximadamente los treinta y cinco años, ese equilibrio puede fluctuar notablemente antes del período. Como dijo una de mis clientas: «Puede convertirte en un monstruo insaciable que está en una incansable búsqueda de chocolate».

Gracias a las investigaciones se sabe que las mujeres que padecen el SPM tienen niveles bajos de serotonina. Esta es la hormona de la felicidad, la sustancia que hace que seamos felices. Un nivel bajo de serotonina puede provocar irritabilidad, ansiedad o depresión. Esto se debe a que los estrógenos también están demasiado bajos. Comer dulces o hidratos de carbono no saludables subirá temporalmente los niveles de serotonina. Por eso tu cuerpo te pide comida basura. Sin embargo, el problema es que se trata de una solución que empeora la situación a largo plazo.

La razón: inflamación debida a la fluctuación de los niveles de glucosa. La causa del SPM parece ser la inflamación celular derivada del rápido aumento del nivel de azúcar en la sangre. La única solución para estos síntomas es mantener tus niveles de glucosa lo más estables posible. Si notas que esto te cuesta más días antes de la menstruación, inténtalo, al menos, después de que haya pasado. Cuanto mejor manejes tu nivel de glucosa en la sangre durante esta etapa, menos síntomas tendrás o de menor intensidad. Recuerda que hay muchas cosas, además de los dulces, que pueden provocar picos en tu azúcar en la sangre (ver la tabla de la página 84).

UNA FORMA INTELIGENTE DE MANTENER ESTABLE TU NIVEL DE AZÚCAR

La carga glucémica (CG) de cualquier alimento es el efecto que tiene la comida en nuestros niveles de glucosa, calculado sobre la base de una ración estándar. Una CG alta significa que provoca un pico elevado. Una fruta deshidratada tiene una CG muy alta, mientras que las hortalizas la tienen muy baja. En muchos libros hay tablas con la CG de los alimentos y aconsejan que evites los de carga alta. Pero es importante que también nos fijemos en el valor nutricional. Hay alimentos con una CG alta que contienen muchos nutrientes saludables, como la fruta, y deberíamos seguir comiéndolos. Una forma inteligente de comer estos saludables alimentos de CG alta, que provocan un pico en nuestro nivel de azúcar, es combinarlos con grasas saludables, proteínas, fibra y ciertas hierbas. Esto funciona del siguiente modo...

Así mantienes estables tus niveles de azúcar en la sangre

Si comes algo que básicamente es azúcar o hidratos de carbono perjudiciales, tus niveles de azúcar subirán de golpe. Un batido solamente de fruta o una rebanada de pan con mermelada pueden ir desde tu estómago hasta tu intestino con relativa rapidez, lo cual te provocará un pico. Si en ese bolo alimenticio hay grasa, el hígado tendrá que crear bilis, antes de que el bolo pueda pasar al intestino. La bilis se encargará de descomponer las partículas de grasa. El hígado fabrica la bilis lentamente y la transporta al estómago. Por consiguiente, el bolo alimenticio también se desplaza poco a poco del estómago a los intestinos. Un bolo alimenticio con grasa permanece mucho más tiempo en el estómago que uno que no lleve grasa, y provocará menos pico de azúcar. Otra ventaja es que aporta mayor sensación de saciedad al permanecer más tiempo en el estómago. Lo mismo sucede con las proteínas, fibras y algunas especias: retrasan el proceso.

Ponte medio aguacate en tu bocadillo, una loncha gruesa de salmón salvaje o un huevo duro, con el pan untado con aceite de coco. Esto es mejor para mantener estables tus niveles de azúcar, y por lo tanto, para tu peso, que una rodaja de pan cubierta con tomate y pepino. Repito: ¡no temas a las grasas saludables! Son tus mejores aliadas. Lo mismo sucede con la pasta, el arroz integral y los boniatos: un poco de pasta, pero con abundante salsa de tomate fresca con verduras y algunas aceitunas es ideal. Como lo es un poco de arroz integral y mucho curri de verduras variadas casero con leche de coco, o boniato al horno acompañado de una buena ración de ensalada verde con muchos frutos secos y aliño. No excluyas las grasas de las recetas de este libro, las necesitas.

> ¿Te gustaría más vida en tu vida? ¿Una mejor calidad de vida? No tomes azúcar.

Miles de estudios han demostrado los efectos negativos del consumo elevado de azúcar durante mucho tiempo. El problema para las mujeres, en particular, es que los azúcares nos provocan un grave desequilibrio en el sistema endocrino. Aparte del efecto negativo en el nivel de azúcar, con la posible consecuencia de la obesidad, la resistencia a la insulina y a la leptina, y la diabetes tipo 2, todavía hay más razones por las que deberíamos reducir significativamente el consumo de azúcar en general:

- La superproducción de insulina altera a otras hormonas. Un exceso de insulina puede provocar un aumento de la testosterona femenina, y que nos salgan granos y nos crezca el pelo en zonas típicas de los hombres. Esto es un fenómeno cada vez más común denominado síndrome de ovario poliquístico.
- El azúcar altera el equilibrio mineral de nuestro organismo y consume el calcio y el magnesio de nuestros huesos, con la correspondiente pérdida ósea.
- Todos los tipos de azúcares roban vitaminas y minerales a tu cuerpo, especialmente vitaminas B y magnesio. Tu cuerpo necesita estas vitaminas y minerales para almacenar azúcares en forma de energía y utilizarla cuando la necesite. Las vitaminas B te dan esa energía, y el magnesio es un mineral que utilizamos en muchos procesos corporales. Muchas mujeres que padecen fatiga tienen deficiencia de magnesio y de vitaminas B.

- El cáncer se alimenta de azúcares. Consumir mucho azúcar aumenta el riesgo de padecer cáncer de mama y de colon, y enfermedades cardiovasculares.
- El exceso de azúcar afecta al cerebro. Estimula excesivamente las endorfinas, provocando inquietud, irritabilidad y ansiedad. Puede provocar problemas de concentración y sensación de confusión mental, depresión y apatía.
- Enfermedades, como el párkinson y el alzhéimer, que se están volviendo más comunes en mujeres cada vez más jóvenes, se atribuyen en parte a un consumo excesivo de azúcar.
- El exceso de azúcar convertido en ácidos grasos aumenta la probabilidad de padecer arterioesclerosis. Esto a su vez puede provocar ictus o infartos cardíacos. La principal causa de muerte entre las mujeres son las enfermedades cardiovasculares.
- El exceso de azúcar desequilibra nuestro sistema inmunitario, provocando inflamaciones silenciosas, de alto y bajo grado. La inflamación oculta es la causa de todo tipo de enfermedades crónicas.
- La flora intestinal también se ve afectada por el exceso de azúcares. Esto provoca la superpoblación de cándidas. Si esta levadura se convierte en una infección fúngica, puede ocasionar todo tipo de problemas en nuestro cuerpo.
- El noventa y nueve por ciento de la hormona de la felicidad, la serotonina, se crea en el intestino. La alteración de la flora intestinal por un exceso de azúcar indica que recurrimos al azúcar por frustración o por sentimientos de descontento.
- Demasiado azúcar y una secreción excesiva de insulina provocan envejecimiento prematuro.

LOS PRODUCTOS *LIGHT* NOS HACEN ENGORDAR Y ENFERMAR

En el capítulo siete has visto que los productos elaborados con leche desnatada no son buenos, porque las grasas, casi siempre, han sido sustituidas por azúcares. Lo mismo sucede con los productos *light*, en los que los azúcares han sido sustituidos por edulcorantes artificiales. ¿Utilizas edulcorantes en tu café, tomas cola *light* y eliges este tipo de productos porque quieres adelgazar? Pues tengo malas noticias: estos productos son aún peor para ti y para que mantengas un peso saludable que tomarte algo dulce de vez en cuando. Los científicos han desarrollado una extensa gama de edulcorantes sintéticos como sustitutos del azúcar. Entre ellos se encuentran el sorbitol, el xilitol, la isomaltosa, los productos de estevia procesados, la sucralosa, la sacarina, el aspartamo y el ciclamato. No contienen calorías y, por tanto, se usan para endulzar los productos *light*.

Los productos *light* son muy adictivos

Comes o bebes productos *light* en mayor cantidad, porque no contienen calorías, así que te tomas otro refresco. Pero no es tan sencillo. Cuanto más los consumes, más los necesitas para tus antojos de azúcar y tu temporal sensación de bienestar. Estos productos son muy adictivos. En un estudio se comprobó que el edulcorante sacarina es, al menos, ocho veces más adictivo que la cocaína.[3] Pero eso no es todo. Según otro estudio, que duró catorce años y en el que participaron sesenta y seis mil mujeres, las que consumieron estos productos habían engordado más y estaban más enfermas que las que consumían productos sin edulcorantes artificiales y que tomaban azúcar normal. El riesgo de diabetes era más alto en las que tomaban bebidas *light*. Asimismo, tenían más ganas de comer dulce, lo cual las conducía a comer más pasta o pan para cenar; por consiguiente, estaban más gordas.[4] Hay muchos estudios que han confirmado que los consumidores de productos *light* incrementan su riesgo de padecer sobrepeso ¡nada menos que en un doscientos por cien! Esto se debe a que estos productos engañan a nuestro metabolismo. Hay varias cosas que empiezan a funcionar mal en nuestro cuerpo cuando consumimos estas sustancias químicas.

> **LOS EDULCORANTES PUEDEN HACERNOS AUMENTAR DE PESO HASTA UN 25 %**
>
> Estudios realizados con ratas han demostrado que a las que se les daban pequeñas cantidades de edulcorantes artificiales comían más calorías que las del grupo de control, que tomaban azúcares normales. En uno de ellos, las ratas alimentadas con edulcorantes artificiales engordaron hasta un veinticinco por ciento, en tan solo un mes.[5]

Puesto que los productos *light* alteran nuestro organismo con sus sustancias químicas, nuestro cuerpo es incapaz de realizar una buena valoración de la cantidad de comida que necesita, y es fácil que comamos en exceso.

Los productos *light* engañan a nuestro cuerpo

Los productos *light* alteran nuestra sensación de hambre y saciedad. Nuestro cuerpo piensa que está obteniendo energía (porque está consumiendo algo dulce), pero no la obtiene en forma de glucosa. Es engañado y sigue buscando esa energía. Esta es la causa de nuestros deseos de tomar azúcares e hidratos de carbono que solemos notar después de comer o de beber productos *light*. Por si fuera poco, casi todos los edulcorantes artificiales son sustancias sintéticas que nuestro organismo no reconoce y que ha de desechar. Esto supone una sobrecarga para el hígado.

¿Cuáles son los edulcorantes más saludables?

Para endulzar, mis preferencias son el sirope de arce, el de agave crudo, el *amazake*, el azúcar de coco o la miel cruda, dependiendo de la receta. Los dátiles y los albaricoques, así como otras frutas deshidratadas, pueden aportar dulzor a tu plato. Nuestro cuerpo reconoce estos edulcorantes. Contienen algunos minerales y nutrientes naturales, pero consúmelos con moderación y, aun así, siempre que sea posible tómalos con grasa, proteínas o hierbas, que eviten que tu nivel de azúcar haga demasiados picos (ver el apéndice, página 337, para alternativas más sanas). Recuerda que la única forma de calmar tu necesidad de dulce es reducir paulatinamente su consumo.

¿Y QUÉ SUCEDE CON EL ALCOHOL?

En este capítulo sobre los azúcares, no puedo pasar por alto el alcohol: este es un tipo de azúcar. No te preocupes, no soy una prohibicionista. Me gusta tomarme un vaso de vino. Sé que no consumir nada de alcohol sería lo mejor para mí, pero realmente me gusta tomar algo de vino en buena compañía. Y mientras lo disfruto, mi cuerpo fabrica endorfinas y hormonas que son buenas para mí, o al menos prefiero pensar eso. Pero sé que con ese vaso de vino le estoy dando trabajo extra a mi hígado. Por eso estoy atenta a sus efectos, y cada vez tomo en menor cantidad. He puesto el listón de mi vitalidad y mi buena salud tan alto que cada vez me siento menos inclinada a tomarme ese vasito de vino.

Las mujeres somos más propensas a ser adictas al alcohol

Entiendo que algunas mujeres pierdan el norte con el alcohol. Especialmente si sientes frío emocional, el alcohol puede ser como una agradable manta cálida. Puede que notes que te ayuda a relajarte después de un día de mucho estrés, que te hace olvidar tus preocupaciones o problemas, y que es un buen amigo cuando estás en casa sola, sentada en el sofá, un viernes por la noche. ¡Me lo sé todo!

No obstante, todo lo que he escrito sobre el azúcar también se puede aplicar al alcohol. Como sucede con los azúcares, las mujeres también somos más propensas a ser adictas al alcohol que los hombres. Beber alcohol parece concedernos un momento de relajación temporal, pero desde el primer sorbo te estás dando mucho trabajo extra: el alcohol equivale a estrés para tu cuerpo. Aumenta inmediatamente el nivel de cortisol, porque para expulsarlo del cuerpo han de ocurrir todo tipo de cosas.

El alcohol agrava la dominancia de los estrógenos

El alcohol también provoca un aumento del nivel de estrógenos, y por consiguiente la dominancia de ellos con todas sus consecuencias. Además, actúa como diurético, haciendo que elimines todo tipo de valiosas vitaminas y minerales. Aunque hayas eliminado la mayor cantidad posible de toxinas de tu vida, sigue sin ser una buena idea excederse el fin de semana o tomar un vaso de vino cada noche.

No bebas con el estómago vacío

No te tomes ese vaso de alcohol con el estómago vacío, te hará mucho más efecto. A tus niveles de glucosa no les hará ningún bien, así que si quieres perder peso, el alcohol es lo primero que has de replantearte. Si bebes alcohol en una cena festiva, come muchas verduras u otras fuentes de fibra. Bebe dos vasos de agua por cada vaso de alcohol para compensar la pérdida de líquidos. La boca seca y el dolor de cabeza tras una noche de copas son el resultado de la deshidratación que te ha provocado el alcohol. El café también es diurético, así que tomarte un café a la mañana siguiente para aliviarte la resaca no es precisamente un buen plan.

¿Y el vino tinto?

Si te gusta el vino, como me gusta a mí, probablemente te habrás alegrado al leer que el vino tinto no es tan malo. La piel de la uva que se utiliza para elaborarlo tiene resveratrol, un potente antioxidante. Las uvas, cuando todavía están en la parra, utilizan el resveratrol para mantener a raya a los hongos. No obstante, esto solo se aplica al vino tinto ecológico, porque las cosechas normales están fumigadas con sustancias antifúngicas; por consiguiente, fabricarán menos resveratrol. Las uvas con las que se hace el vino suelen tener muchos pesticidas, así que el vino ecológico siempre es la mejor opción. Lo mismo para el vino blanco. Por desgracia, el vino blanco no tiene resveratrol, porque no se usa la piel en su elaboración.

Aquí también es conveniente elegir la calidad. ¡Elige un buen vino tinto ecológico y disfrútalo! ¿Bebes otras bebidas alcohólicas? Si solo es una vez, no debes preocuparte, pero considéralo una excepción y bebe con moderación. Observa tu nivel de energía a la mañana siguiente y pregúntate si ha valido la pena.

¿Y una cerveza?

Atención con la cerveza, si tienes problemas de peso. Los hombres que beben mucha cerveza no tienen barriga por arte de magia. La cerveza se elabora con cereales y contiene maltosa, un tipo de azúcar que sube de golpe la glucosa en la sangre. También contiene lúpulo, una planta con unos fitoestrógenos muy potentes que pueden hacer que acumules grasa extra en la zona de las caderas y los senos.

POR FAVOR, NO ME TOQUES EL CAFÉ

¿Eres una verdadera bebedora de café? Muchas mujeres que están agotadas se mueren por tomar un café, debido a su sobrecarga de estrés y falta de sueño. Tenía una clienta que bebía veinte tazas de café al día para poder seguir funcionando. ¡No es de extrañar que no pudiera dormir por la noche y que tuviera problemas de peso!

Sí, incluso el café solo sin azúcar te puede engordar, porque afecta a tu nivel de azúcar.

¿Qué le sucede a tu cuerpo cuando tomas una taza de café? La cafeína te da energía. En cuanto el primer sorbo llega al estómago, las adrenales reciben el aviso de que tienen que crear más cortisol. Beber café cuando ya estás bajo mucho estrés supone duplicar esa producción. Si además tomas muchos alimentos dulces o hidratos de carbono perjudiciales, el efecto se triplica. Este trío hace que tu nivel de azúcar se dispare, y en los tres casos se genera insulina. ¿Recuerdas la tabla del capítulo dos? Esa tabla también se podría etiquetar así: «¿Cómo puedo convertir mi cintura en un imán para la grasa?». Una sobredosis de café, azúcar y estrés también puede provocar problemas del sueño, y si hay algo que es bueno para tu salud, para tus niveles de energía y para mantener un peso sano, es una buena noche de sueño.

La cafeína no se encuentra solo en el café

La cafeína no está solo en el café, sino en el chocolate, el té negro, el té blanco, el té verde y algunos refrescos, incluidas las colas y las bebidas energéticas. Los refrescos y las bebidas energéticas, en particular, se basan en una sobredosis de azúcares (¡una lata puede contener hasta el equivalente a veinte terrones de azúcar!) junto con la cafeína u otros estimulantes. Eso te dará una inyección de energía a corto plazo, pero a la larga te garantiza un bajón de azúcar: altibajos en el estado de ánimo, confusión mental, dolor de cabeza y, nuevamente, deseos de comer alimentos dulces.

Dos tazas al día está bien

No es necesario que dejes de tomar café por completo, porque una o dos tazas al día es una dosis razonable. Los investigadores han comprobado que el café contiene muchas sustancias saludables que pueden reducir el riesgo de alzhéimer, párkinson e ictus. No es la cafeína lo que las aporta, sino otras sustancias de los granos de café. ¿No duermes bien? En ese caso, toma café por la mañana, pero no después del mediodía. Un buen sustituto para el café es cualquier tipo de infusión de hierbas. Hay docenas de tipos. Descubre tus favoritas y varía regularmente. ¿Notas que necesitas una inyección de cafeína? Elige el té verde o blanco, que contiene teína, parecida a la cafeína.

¿HAS OÍDO HABLAR DEL CAFÉ DE COCO?

Echa una cucharadita de aceite de coco en tu café. El aceite de coco se convertirá directamente en energía para tu cuerpo, no será almacenado como grasa. ¡Tu cerebro lo notará al instante!

> ¿Necesitas tomar algo a media tarde? Procura sustituir esa taza de café por unas respiraciones profundas y un vaso de agua.

¿NECESITAS ALGO QUE TE DÉ UN SUBIDÓN?

¿Necesitas algo que te proporcione un subidón de energía rápido? ¡Muévete durante unos minutos! Sube y baja rápidamente unos tramos de escalera, salta a la cuerda durante un minuto, abre una ventana y haz veinte respiraciones profundas, asegurándote de que llenas de aire el vientre. Haz diez flexiones de brazos, saltos en tijera o crea algo tú misma, para sentir que la sangre vuelve a fluir por tus venas. Termina con dos vasos de agua fresca y vital, y ya puedes seguir con lo que hacías. Sin tomar café.

Un descafeinado no es la solución

¿Te entra pánico ante la idea de que has de reducir tu consumo de café? Por algo se considera una sustancia adictiva. Deshabitúate poco a poco. No obstante, el café descafeinado no es la solución. La desventaja de muchos tipos de cafés descafeinados es que se utiliza un proceso químico para eliminar la cafeína. Estas sustancias químicas entran en tu cuerpo a través del café. Para el café descafeinado ecológico se emplea un proceso diferente, así que es una buena opción.

SÉ MÁS LISTA QUE EL AZÚCAR

No es necesario que le digas no a todo, tu cuerpo necesita una pequeña ración de azúcares saludables cada día. Lo que importa es que vuelvas a tener el control y no seas una esclava de la industria alimentaria o de tus hormonas. No luches contra el azúcar, pero procura ser más lista que él. ¿Cómo puedes hacerlo?

No escatimes en alimentación sana

En primer lugar, aliméntate bien; luego, ve dejando las cosas menos saludables: esa es la esencia de *La brújula nutricional* y la razón por la que evitar los azúcares no aparece hasta el paso 4 de *La brújula nutricional*. La necesidad de tomar dulce suele ser porque necesitas energía, que solo puedes obtener con una alimentación sana. Por consiguiente, alimentarte bien con todo tipo de productos naturales y sanos es el mejor remedio para la adicción al azúcar. Eso reducirá tus antojos de dulce.

Deja que te ayuden tus papilas gustativas

Por suerte, tus papilas gustativas van a ser tus aliadas en esta labor. Cada dos semanas, las células de tus papilas gustativas se renuevan. Si te las arreglas para evitar tomar azúcar durante dos semanas, observarás que muchas cosas te parecerán demasiado dulces, especialmente los alimentos industriales altamente procesados. Te darás cuenta de que los productos que has comprado en el supermercado, como la mayonesa, la salsa para espaguetis y la mantequilla de cacahuete, están edulcorados y, lo creas o no, cada vez te parecerán menos sabrosos. Toda mujer que se haya recuperado de una adicción al dulce me dará la razón.

No te saltes el desayuno

Si tus niveles de azúcar bajan mucho, es normal que sientas un deseo incontrolable de comer dulce, así que no te saltes el desayuno, al menos mientras estos niveles de azúcar estén fluctuando. Con el desayuno sientas la base para tu nivel de glucosa durante el resto del día. Asegúrate de equilibrarlo bien con proteínas, grasas saludables y algunos hidratos de carbono lentos.

Elige tentempiés sanos

Si necesitas comer algo dulce, bébete dos grandes vasos de agua. Tu cerebro no conoce la diferencia entre el hambre y la sed. Cabe la posibilidad de que tu cuerpo tenga sed, en lugar de hambre. Si sigues teniendo necesidad de comer, come algo que no sea demasiado dulce y, preferiblemente, que contenga grasas y proteínas saludables. Unos frutos secos crudos y un huevo pasado por agua son una buena opción.

Combínalo con fruta, si notas que tu cuerpo realmente necesita azúcar. Una fruta con un puñado de frutos secos es un excelente tentempié. Procura tener siempre un tentempié saludable a mano, por si lo necesitas. Un batido verde, no demasiado dulce, es lo ideal, porque siempre te lo puedes llevar. Eres tú quien tiene el control, solo has de asegurarte de que vas en la dirección correcta.

DIEZ FORMAS SALUDABLES DE ESTIMULAR TUS HORMONAS DEL BIENESTAR

¿Sueles recurrir a los dulces porque quieres encontrarte mejor? Hay muchas opciones mejores para estimular tus hormonas del bienestar. Si las usas regularmente, pronto notarás la diferencia.

1. DATE UNA INYECCIÓN DE TRIPTÓFANO

La materia prima de la hormona serotonina es un aminoácido llamado triptófano. Cuanto más triptófano obtiene tu cuerpo, más serotonina puede fabricar. El triptófano se encuentra, entre otros alimentos, en las semillas de chía, las semillas de sésamo, las semillas de girasol, la avena, el salvado de avena, el trigo sarraceno, la proteína ecológica cruda, las castañas, la albahaca, la espirulina, el tempeh, el queso parmesano y las aves. También es la materia prima de la hormona del sueño melatonina, así que si no duermes bien, estos alimentos te pueden ayudar.

2. COME HIDRATOS DE CARBONO SALUDABLES

Sustituye los dulces y los hidratos de carbono nocivos por mejores versiones que te aporten una inyección de serotonina y dopamina. Elige productos no procesados que no te provoquen un pico de glucosa demasiado rápido. Por ejemplo, plátanos, arándanos, pasta sin gluten y batido de leche de almendras, panqueques de trigo sarraceno o magdalenas o pastel casero.

3. DISFRUTA DEL CHOCOLATE SANO

El chocolate nos aporta bienestar a las mujeres. No se debe solo a su agradable sabor, sino a los muchos nutrientes que contiene, entre ellos el triptófano, la teobromina y el magnesio. Elige el chocolate sano, es decir, el que contenga, al menos, un setenta por ciento de cacao, o mejor aún, prepara tentempiés de chocolate crudo y procura tener siempre algunos en el congelador.

4. TEN MUCHA LUZ NATURAL

Existe una clara relación entre la falta de luz solar y los estados depresivos. Gracias a la luz solar, nuestra piel crea vitamina D. Esta es una vitamina que controla muchas funciones corporales. La dieta no basta para obtenerla, así que una dosis de luz solar, indudablemente, también ayuda.

5. MUÉVETE

¿Necesitas una dosis rápida de hormonas del bienestar? Ponte en movimiento. Hacer un mínimo de veinte a treinta minutos al día de actividad física (caminar rápido o ir en bicicleta, saltar en cama elástica, entrenamiento de fuerza) proporciona una ración extra de endorfinas. Si lo haces al aire libre, le sumas los beneficios de la luz natural. Encuentra el tipo de ejercicio que te guste, para que te aporte felicidad a diario.

6. DUERME Y DESCANSA LO SUFICIENTE

Pocas cosas nos privan más de sentirnos bien que el cansancio. Si estás agotada durante el día, duerme una siesta. Veinte minutos de sueño pueden estimular tus hormonas. O planifica una noche de sueño largo y profundo. Comunícales a todos que no estás para nadie. Date un baño con sales de magnesio (sales de Epsom) y esencia de lavanda, relájate y métete en la cama con un buen libro.

7. RODÉATE DE AMABILIDAD

Se han realizado estudios que demuestran que ser amable con alguien estimula la serotonina. En uno de esos estudios se observó que tanto el que ofrecía su amabilidad como el que la recibía experimentaban esta dosis extra de serotonina.[6] Si siempre eres tú quien se preocupa y eres amable con los demás, procura que se inviertan los papeles de vez en cuando. El mero hecho de observar a otras personas siendo amables entre ellas te aporta una inyección de hormonas del bienestar. En resumen: rodéate de amabilidad y aléjate de las personas que discuten.

8. DA SALTOS, Y FINGE SONREÍR HASTA QUE LO CONSIGAS

Con nuestro cuerpo, podemos influir en nuestro cerebro y en nuestras emociones. ¡Intenta sentirte deprimida mientras saltas a la comba o sonríes! Si el cuerpo irradia alegría o hace algo relacionado con el entusiasmo, el cerebro cree que realmente nos estamos divirtiendo. Salta a la comba o mira vídeos o películas que te hagan reír. ¡Realmente ayuda!

9. ABRAZAR Y JUGAR SIEMPRE VA BIEN

Abrazar es una de las mejores formas de sentirte bien. Pídeles a tus seres queridos que te abracen si crees que te sentirás mejor. ¿O quizás necesitas una mascota? Se ha investigado mucho sobre este tema y parece ser que tener una mascota es muy positivo para nosotras. Jugar con las mascotas y abrazarlas nos hace sentir especialmente bien.

10. SIENTE AGRADECIMIENTO

Cuando estás deprimida, no siempre es fácil sentir agradecimiento por lo que tienes. Sin embargo, es una muy buena forma de sentirnos un poco mejor. Retrocede mentalmente a un momento en que te sintieras verdaderamente agradecida. Vuelve a experimentar ese momento y deja que surja esta emoción en ti. Tu cuerpo responderá a esa experiencia creando las hormonas que generaste en dicho momento. No importa cuántos percances hayas sufrido, siempre habrá pequeñas cosas en tu vida por las que podrás dar las gracias.

RECUERDA ESTO

- Podemos llegar a convertirnos en grandes adictas al dulce, especialmente cuando está combinado con grasa y algo de sal, de la misma manera que podemos ser adictas al opio o a la cocaína.
- Las mujeres tenemos más tendencia que los hombres a comer en exceso.
- Un nivel fluctuante de estrógenos puede provocar hambre extrema o deseos de comer algo dulce. Los niveles bajos de estrógenos te harán ir en busca de nutrientes.
- Las mayores cantidades de azúcares se ocultan en los alimentos procesados. Muchas bebidas, incluidos los zumos de frutas, son líquidos dulces.
- Los productos *light* no son la solución: sus sustancias químicas alteran nuestro cuerpo, incluido nuestro equilibrio hormonal.
- Bebe alcohol con moderación, no más de dos vasos al día y, preferiblemente, no más de dos días a la semana. Observa cómo te sienta.
- Toma café con moderación, especialmente si tienes mucho estrés o eres adicta al dulce. No tomes más de dos tazas al día, mejor por la mañana.
- Comer alimentos dulces te ayuda a sentirte bien, pero hay mejores formas de lograr esta sensación de bienestar.

COPOS DE AVENA INTEGRAL CRUDOS CON ZUMO DE NARANJA

Los copos de avena integral son muy nutritivos y tienen mucha fibra. Esto nos ayuda a mantener un buen nivel de azúcar en la sangre y garantiza la salud de la flora intestinal. La avena contiene mucho triptófano, la materia prima de la serotonina. Esta última nos ayudará a sentirnos bien y, por consiguiente, a controlar nuestro deseo de comer dulce. No todo el mundo sabe que no es necesario cocinar los copos de avena integrales. También se pueden comer crudos. Es aconsejable ponerlos en remojo por la noche para que se descomponga el ácido fítico, que podría dificultar la absorción de vitaminas y minerales en los intestinos. A mí me gusta ponerlos en remojo en zumo de naranja y prepararme el desayuno al día siguiente con cualquier cosa que tenga a mano, como fruta fresca con un poco de granola energética para la mujer, es muy sencillo y muy sano. Te puedes llevar este desayuno en un frasco de cristal hermético.

Esto es lo que necesitas
2 cucharadas de copos de avena
1 naranja exprimida
Una mezcla de fruta fresca y fruta deshidratada, frutos secos y semillas.

Así es cómo se hace
Pon los copos de avena en un frasco de cristal hermético. Exprime una naranja, luego mezcla el zumo y la pulpa con los copos. Déjalo reposar durante la noche, cubierto o destapado; si hace calor, es mejor ponerlo en la nevera. A la mañana siguiente, remuévelo bien y añádele una mezcla de fruta fresca, fruta deshidratada, semillas, frutos secos o la saludable granola.

10

PUNTO 5: LA LECHE DE VACA ES PARA LOS TERNEROS

Ahora abordaré un tema que puede herir sensibilidades, porque igual que hay mujeres que advierten «¡no me toques el café!», también las hay que son muy desgraciadas si les quitas su bol diario de fruta con yogur o su trozo de queso. No puede ser *tan* malo, ¿verdad? Procede de una vaca y es un alimento natural.

Pero te voy a explicar por qué comer y beber muchos productos lácteos no es tan buena idea para tu salud intestinal y tus hormonas. Incluso podría ser una buena idea evitarlos durante un tiempo para ver si esos problemas de piel, asma, fiebre del heno, deficiencia de hierro, sinusitis recurrente, infecciones de oído y obesidad persistente, que tienes desde hace tanto tiempo, se deshacen como una bola de nieve bajo el sol. No solo podrías perder peso, sino también mejorar de tu osteoporosis. Volveré a este tema más adelante.

LA LECHE ES PARA LOS TERNEROS

Del mismo modo que la leche humana es para los bebés, la de vaca es para los terneros. No hay ni un solo mamífero que beba leche cuando se hace adulto, mucho menos la de otro mamífero. Te parecería extraño ver a un caballo maduro beber de las ubres de una vaca. La leche se crea para alimentar a los mamíferos recién nacidos. Así es como lo dispuso la naturaleza, y existen buenas razones para ello. (Vale, a excepción de algún que otro capuchino espumoso...). No me refiero a que un *poco* de leche o de algún otro producto lácteo sea malo; el problema es que, probablemente, estés tomando demasiados.

La lactasa ha de descomponer la lactosa

La leche contiene lactosa, conocida también como azúcar lácteo, que solo se puede descomponer si se crea la enzima lactasa en el intestino. Casi el noventa por ciento de los europeos y estadounidenses adultos fabrican esta enzima, pero si tienes ascendencia asiática o africana, es fácil que después de tu periodo de lactante hayas dejado de producirla.

....

La intolerancia a la lactosa no es una enfermedad. La naturaleza jamás hubiera imaginado que desearíamos seguir bebiendo leche, tras finalizar la lactancia. Dos de cada tres personas en el mundo no están preparadas para beber leche después de dicho periodo.

....

«Caca cara»

Todo aquel que no fabrique esta enzima o no la suficiente se considera que padece «intolerancia a la lactosa», que significa que sus intestinos no pueden digerir la leche. La leche puede provocarle dolor abdominal, flato, retortijones, diarrea e hinchazón. Con el tiempo, esto crea una mucosa pegajosa (una biopelícula), que recubre la cara interna del intestino delgado y reduce la absorción de nutrientes. Por muy bien que te alimentes, excretarás la mayor parte de las vitaminas y minerales sin usar y, sin prisa pero sin pausa, tu cuerpo irá cayendo en la malnutrición. Como entenderás, a largo plazo, esto puede causar todo tipo de problemas de salud. Además, este ataque a tu pared intestinal puede provocarte permeabilidad intestinal, y estoy segura de que no quieres que eso suceda. Revisa lo que he indicado sobre esto en el capítulo dos.

Los lácteos y el gluten son alérgenos

Los alérgenos son sustancias que no manejamos demasiado bien. Junto con los cereales que contienen gluten, los lácteos son uno de esos grupos de alimentos que más suelen conducir a la inflamación crónica, porque hay bastantes personas que, muchas veces sin saberlo, no los toleran o digieren bien. Aproximadamente, la mitad de quienes son sensibles al gluten también lo son a la lactosa. La inflamación crónica es la causa de muchas enfermedades crónicas. Por desgracia, las mujeres somos más sensibles a ella que los hombres. Para más información, revisa el capítulo siete.

Cada vez hay más personas alérgicas o con intolerancia a ciertos alimentos. El problema de las intolerancias es que no es fácil descubrirlas. Si el resultado de una prueba indica que no eres alérgico a la leche o a los productos lácteos, no significa que los toleres bien.

La leche es un tipo de azúcar

Si tu intestino no fabrica suficiente lactasa, el azúcar lácteo que llega al intestino delgado se convierte en glucosa y galactosa, dos tipos de azúcares que el intestino puede absorber. Todo lo que termina en *-osa* es un tipo de azúcar. ¡Bingo: la leche es un tipo de azúcar! Hay una razón por la que las personas son adictas a la leche y, al igual que el azúcar, puede hacerte engordar mucho.

La leche engorda, como ha de ser

El azúcar engorda, y esa es justamente su finalidad: un ternero llega a pesar 250 kilos en su primer año de vida, gracias a los azúcares lácteos de su madre. La leche de vaca también contiene una hormona del crecimiento conocida como IGF-1. IGF son las siglas de «factor de crecimiento insulínico». Ya hemos visto que demasiada insulina circulando por nuestro cuerpo puede hacernos engordar. La IGF-1 es una hormona del crecimiento natural para los terneros, no para los humanos. ¿Tienes problemas de peso y consumes muchos lácteos? Elimina la leche y observa cómo reaccionas. Puede que te lleves una sorpresa.

LA LECHE SE HA CONVERTIDO EN UN ALIMENTO QUÍMICO ALTAMENTE PROCESADO

Ten en cuenta que puedes desarrollar intolerancia a la lactosa en el transcurso de tu vida. Aunque de pequeña o de joven no tuvieras problemas, eso puede cambiar de repente. Si te sientes hinchada o incómoda después de tomar algún lácteo, ve con cuidado. Los ruidos intestinales o estomacales, el dolor abdominal, la diarrea o el estreñimiento también pueden indicar que estás desarrollando una intolerancia a los productos lácteos. Esto puede significar que tu intestino se está volviendo más vulnerable, pero también puede ser que se deba a que, en todo el mundo, las vacas lecheras están siendo tratadas genéticamente para que den más leche. Las vacas de nuestros abuelos producían unos once litros al día. Las de ahora, unos cincuenta litros. Esto no es lo que diseñó la naturaleza. La leche de estas vacas contiene diferentes tipos de proteínas (beta-caseína A1, en lugar de la de tipo A2) lo que, probablemente, sea la causa del actual aumento de las intolerancias a la lactosa en Europa y Estados Unidos, aunque todavía no se está muy seguro de ello.

La leche contiene una buena dosis de estrógenos

Las manipulaciones genéticas con la leche de vaca no son el único problema. Actualmente, las vacas son alimentadas con tanta «comida potente» que pueden ser ordeñadas incluso estando embarazadas. Las hembras mamíferas cuando están embarazadas tienen unos niveles de estrógenos extraordinariamente altos para, entre otras cosas, garantizar el crecimiento del feto. Estos niveles exageradamente altos de estrógenos terminan en la leche que consumimos: los estrógenos son para los terneros, no para nosotros. Beber esa leche significa que estamos ingiriendo una dosis de estrógenos ajenos a nuestro cuerpo.

En la industria láctea, al ternero se lo suele apartar de su madre nada más nacer, y la vaca se estresa por esta situación. Por consiguiente, la leche tiene muchas hormonas del estrés. Ingerimos estas hormonas al beber leche o consumir otros productos lácteos. Como es lógico, esto significa que muchas vacas lecheras no están realmente sanas y fuertes. Como es habitual, si alguna tiene una enfermedad, como una inflamación en las ubres, enseguida le suministran antibióticos. Estos son disruptores hormonales del equilibrio entre los estrógenos y la progesterona, y ponen en peligro la flora intestinal beneficiosa. La leche que consumes contiene estrógenos, hormonas del estrés y antibióticos, igual que todos los productos lácteos derivados de ella. No es algo especialmente alentador. Si se desea evitar sustancias disruptoras hormonales, vale la pena considerar seriamente eliminar la leche y los productos lácteos de tu dieta. La leche ya no es el mismo producto que consumían nuestros abuelos.

«Vale, pero ¿qué pasa con mis huesos? —estarás pensando—. Nos han dicho que el calcio de la leche nos ayuda a mantener fuertes nuestros huesos».

> **LECHE ENTERA, NO DESNATADA**
>
> ¿Te gusta tomarte un espumoso capuchino de vez en cuando, como a mí? En ese caso usa leche ecológica entera. La leche ecológica tiene menos disruptores hormonales, y la grasa de la leche entera ayuda a tu cuerpo a absorber mejor los minerales y vitaminas que contiene. Prueba la leche de cabra o la vegetal, y recuerda espolvorear un poco de canela por encima. La canela es deliciosa, tiene calcio de fácil absorción y te ayuda a mantener estables tus niveles de glucosa.

¿CÓMO CONSIGUE LA VACA TENER UNOS HUESOS SANOS?

La industria láctea ha creado una bonita historia: los huesos están hechos de calcio, la leche tiene calcio, luego tomar leche es bueno para tus huesos. Parece lógico, pero nuestro cuerpo es mucho más complejo que esta sencilla ecuación. Holanda, mi país, es uno de los cinco primeros del mundo con mayor consumo de productos lácteos, y al mismo tiempo está entre los cinco principales países de personas que padecen osteoporosis. Docenas de estudios confirman que la leche no es buena para los huesos. Esto se debe a que no es lo mismo ingerir calcio que absorberlo. Un estudio que duró doce años, en el que participaron setenta y siete mil mujeres de edades comprendidas entre los treinta y cuatro y los cincuenta y nueve años, reveló que las que tomaban más de dos vasos de leche al día tenían un cuarenta y cinco por ciento *más* de probabilidades de padecer fracturas que las que solo tomaban un vaso a la semana.[1]

El calcio de la leche no es fácil de absorber

A nuestro cuerpo le cuesta absorber el calcio de la leche (carbonato de calcio). Solo podemos absorber fácilmente el calcio en nuestra sangre cuando está combinado con magnesio, en una proporción de dos a uno. La leche tiene muy poco magnesio y esta proporción es de cuatro a uno. El consumo de leche reduce el pH de tu sangre. Así que la leche acidifica la sangre. Para evitar este descenso en el pH, el calcio neutraliza la acidez, pero ¡para ello ha de extraerlo de los huesos y de los dientes! Los huesos y los dientes son el almacén de calcio que se usa para regular el pH de la sangre. La leche de vaca también contiene fósforo, que se une al calcio, lo cual hace que todavía sea más difícil de absorber.

¿Cómo puedes cuidar tus huesos? Una vaca sana tiene huesos fuertes. ¿Bebe leche? No. Obtiene el calcio de la hierba, es decir, de los vegetales. Nosotras también podemos obtenerlo de este modo, porque las verduras contienen un tipo de calcio que nuestro cuerpo puede digerir fácilmente. Todos los tipos de hortalizas verdes y hierbas secas, los frutos secos crudos y las semillas, el tempeh y la infusión de ortiga son buenas fuentes de calcio. La leche vegetal hecha de frutos secos o semillas, también es una excelente fuente de calcio. En la página 19 encontrarás una receta para preparar leche vegetal casera.

La vitamina D y el magnesio

Para absorber el calcio adecuadamente en los intestinos, necesitas vitamina D. Esta vitamina la obtenemos de la luz solar, así que es importante estar un rato al aire libre cada día. Si vives al norte del paralelo 37 en los hemisferios norte o sur, por ejemplo, Reino Unido, todo Canadá, Estados Unidos desde Utah hasta Virginia, y más al norte, Tasmania, o el sur de Auckland, tu latitud está demasiado alejada del ecuador para que el sol te aporte suficiente vitamina D. El magnesio es otro mineral importante para tener unos huesos sanos y fuertes. Muchas mujeres padecen deficiencia de magnesio, porque si estamos sometidas a mucho estrés lo perdemos a través de la orina. Por consiguiente, la vitamina D y el magnesio son dos elementos que deberías considerar tomar como suplemento. Explico más sobre este tema en el capítulo doce.

> La mezcla de hierbas secas provenzales, albahaca, perifollo, perejil, orégano y romero, es una valiosa fuente de calcio. Utilízala a discreción.

La actividad física es una fórmula saludable para tener los huesos fuertes

A partir de los treinta y cinco años, empezamos a perder densidad ósea. A las mujeres nos afecta más que a los hombres, porque la pérdida ósea se acelera debido al declive de las hormonas progesterona y estrógeno. Hacer ejercicio es esencial para la salud y la fortaleza de tus huesos, deja que trabajen por ti. El entrenamiento de fuerza, caminar rápido, yoga, correr, jugar al tenis y bailar son buenos ejercicios. Elige el que prefieras y ¡practícalo hasta los cien!

El tejido óseo es una sustancia viva notable, que sigue desarrollándose durante toda la vida. Siempre se está rompiendo, pero también se autorreconstruye, mientras sigas utilizando tus huesos. Si haces ejercicio no solo creas hueso sino también masa muscular. Necesitamos ambos, por muy mayores que seamos.

¿ERES ADICTA AL YOGUR O AL QUESO?

Todos los supermercados tienen un gran *stock* de productos lácteos que te están esperando. Confío en que ya tengas claro que los productos como el yogur edulcorado, el queso fresco con sabor a fresa (Petit Suisse) y el pudín con falso ron y pasas son muy saludables para el bolsillo del fabricante, pero muy malos para tu salud. No te dejes tentar por estos alimentos dulces altamente procesados.

Yogur entero

Incluso el yogur entero tiene algunas desventajas. Su ingrediente principal es la leche, que contiene unas cuantas sustancias que no son beneficiosas para ti, como acabas de leer. El yogur es leche fermentada. La fermentación es un proceso saludable, porque mientras tiene lugar se descompone la lactosa y surgen cepas de bacterias buenas, de las que le gusta a tu flora intestinal. Por desgracia, la industria alimentaria utiliza cultivos de bacterias que se procesan fácilmente, porque el yogur siempre ha de saber igual, y por eso no incluyen las levaduras saludables necesarias, porque de hacerlo el envase se dilataría y explotaría.

El yogur pasteurizado ya no contiene bacterias *acidophilus* y no tiene ningún efecto positivo especial sobre los intestinos. Por el contrario, el yogur de fábrica es un producto que puede contaminar el intestino y la flora intestinal. El ácido láctico levorrotatorio de este yogur industrial es difícil de digerir, y no toda la lactosa se descompone durante la fermentación. ¿Te gusta comer yogur para desayunar? Solo te recuerdo que estás perdiendo una oportunidad para tomar otros nutrientes que tu cuerpo necesita desesperadamente. La variedad es importante, y hay muchos otros desayunos deliciosos y sencillos de preparar.

> Recuerda: si te entra pánico cuando te das cuenta de que te falta cierto alimento, lo más probable es que se trate de algo que no es saludable.

¿Eres adicta al queso?

Te entiendo cuando dices que no puedes vivir sin queso. De vez en cuando, como queso, porque me parece delicioso. Pero he tenido clientas que comían más de 450 g a la semana, y eso ya no se puede considerar recomendable. Aparte de los azúcares lácteos, hay dos razones por las que la leche, el yogur y el queso son adictivos. Si te resulta difícil eliminarlos de tu dieta y de vez en cuando estás deprimida y apática, esta información te interesa.

LA LECHE CONTIENE EXORFINAS

Las exorfinas son sustancias que ha de descomponer nuestro cuerpo mediante una enzima. Si esta enzima no funciona correctamente o comes demasiada exorfinas, estas ocuparán el lugar de tus propias endorfinas, incluidas las hormonas del bienestar, la dopamina y la serotonina. Por si fuera poco, las exorfinas no solo engañan a las endorfinas, sino que afectan al funcionamiento de la insulina, las hormonas del estrés y el sistema inmunitario. Las exorfinas se encuentran en los cereales que tienen gluten, en los productos lácteos (la exorfina de los lácteos es la *caseína*), la soja, las espinacas y ciertos tipos de setas, pero principalmente en la soja, la caseína láctea y el gluten de los cereales.

> ¿Te crees lo de que el yogur ayuda a combatir el estreñimiento? Esto no significa que sea saludable. Es muy posible que tus intestinos tengan problemas para digerirlo.

Si tienes una sensación agradable al comer exorfinas (¿no te apetece alguna vez comerte un bocadillo de queso?), es muy probable que no puedas digerirlo bien. Puede que te siente bien temporalmente, pero cuando desaparece esa sensación, volverás a necesitar las exorfinas para volver a sentirte bien. Cuanto más fuerte sea tu adicción, más necesitarás esas exorfinas y más fuerte será tu antojo de comer bocadillos de queso.

> El poder adictivo de las exorfinas puede ser más intenso en las mujeres que tienen una dominancia de estrógenos.

LA LECHE CONTIENE CASOMORFINAS

La exorfina de la leche y el queso se llama caseína. Casi el ochenta por ciento de todas las proteínas de la leche de vaca es caseína. Esta se puede descomponer en otro aminoácido, la casomorfina, una sobrina de la morfina y de la heroína. La casomorfina puede tener efectos parecidos a la morfina: primero hace un pico, durante el cual te sientes bien, pero después viene el cansancio e, incluso, estados depresivos. La casomorfina es una sustancia adictiva, también llamada el «*crack* de la leche». Probablemente, se encuentre en la leche para crear un vínculo entre la madre y su retoño. En la naturaleza, este vínculo es necesario para la supervivencia del recién nacido.

> ¿Crees que eres adicta al pan, al queso o a ambos? Reduce la cantidad durante un tiempo o deja de consumirlos y observa cómo te sientes. No te extrañe si tienes síntomas esporádicos de abstinencia y fuertes antojos. Al poco tiempo, probablemente te sentirás mucho más vital y alegre.

¿EXISTE ALGUNA RELACIÓN ENTRE LA PROTEÍNA ANIMAL Y EL CÁNCER?

Por último, no puedo eludir este tema: hay muchos estudios que demuestran que existe una relación entre un consumo excesivo de proteína animal y el cáncer. El científico Colin Campbell realizó un conocido y exhaustivo estudio. Tras años de pruebas con ratas, anunció que podía activar y desactivar las células cancerosas a través de la caseína, la proteína láctea. Las células cancerosas durmientes de las ratas se podían activar con una dosis alta de caseína. Parecía que la agrupación de las células (futuros tumores) dependía completamente del consumo de proteínas. Por otra parte, las ratas que habían recibido una dosis alta de toxinas cancerígenas y, por consiguiente, tenían un elevado riesgo de cáncer, fueron protegidas, durante mucho tiempo, con una dosis muy baja de proteína animal. Estas últimas no desarrollaron cáncer. Según parece, la sobredosis de caseína conducía al crecimiento de células cancerosas, porque la acción de las enzimas que protegían a las ratas del cáncer había quedado reducida. Campbell, como es lógico, también hizo pruebas con proteínas vegetales, pero eso no produjo desarrollo del cáncer. Esta investigación está detalladamente descrita en su libro *El estudio de China*.*

Por supuesto, los ensayos con ratas no necesariamente pueden trasladarse a las personas. Pero ha habido otras investigaciones, en las que participaban mujeres. El Estudio de la Salud de las Enfermeras, por ejemplo, con ochenta y ocho mil participantes. Las mujeres que consumían productos lácteos más de una vez al día tenían un cuarenta y cuatro por ciento más de probabilidades de desarrollar un cáncer de ovario que aquellas que apenas consumían lácteos.[2] En las sociedades de tradición lechera, se nos ha enseñado que los productos lácteos son buenos. Consumir mucha leche es beneficioso para la industria láctea, pero no para nuestra salud.

---

* Editorial Sirio, 2017.

ALTERNATIVAS SALUDABLES PARA LOS LÁCTEOS

¿Quieres dejar de consumir o reducir el consumo de lácteos durante un tiempo, para ver cómo afecta a tu salud y a tu peso? ¡Buena idea! Sustituye los lácteos por una mezcla de productos vegetales, y en pocas semanas sentirás que eres una persona nueva. He observado este fenómeno en muchas ocasiones. Si para ti es demasiado radical, plantéate consumir menos lácteos de vaca; especialmente, sustituye la leche de vaca por leche de cabra o de oveja. A tus intestinos les cuesta menos digerir este lácteo, porque sus estructuras proteicas son más afines a las nuestras. Si eres prácticamente vegetariana, puede suponer una dosis más de proteínas.

¿Quieres seguir consumiendo productos lácteos?
Elige productos ecológicos de leche entera

Si tomas lácteos a diario, procura que sean ecológicos. Los lácteos ecológicos tienen un proceso de fermentación diferente, que permite que se descomponga la lactosa, lo cual le facilita las cosas a tu intestino. Los productos lácteos ecológicos tienen más cantidad de la sustancia denominada ácido linoléico conjugado (CLA, por sus siglas en inglés) y menos sustancias disruptoras hormonales. Compra productos elaborados con leche entera, no desnatada, porque las grasas facilitan la absorción de vitaminas y minerales. Puedes preparar «leche» tú misma con frutos secos y semillas, por ejemplo. Con la ayuda del kéfir u otros probióticos, también puedes preparar un tipo de yogur saludable que contenga bacterias acidolácticas vivas. Puedes ver la receta del yogur de coco que encontrarás al final de este capítulo.

Compra queso de cabra, de oveja y de búfala

Los quesos feta, *ricotta* y de oveja están hechos con leche de oveja, y el queso de cabra, con leche de cabra, por supuesto. Un buen *halloumi* está elaborado con una mezcla de queso de oveja y de cabra, una buena *mozzarella* con leche de búfala, y un buen parmesano con leche de vaca sin pasteurizar (por lo tanto, es más saludable que el queso hecho con leche pasteurizada). Estas son buenas alternativas si quieres comer algo de queso. El *ghee* es un tipo de mantequilla sin caseína, si realmente quieres evitar la caseína por completo. Ver el apéndice (página 337), para más alternativas saludables.

LAS BACTERIAS VIVAS DE TU INTESTINO

El kéfir está compuesto por un grupo de bacterias vivas, que se generan de forma natural, y por una levadura beneficiosas. Se parece a los cogollos de la coliflor. Contiene cultivos probióticos (bacterias acidolácticas), y por consiguiente entra dentro de la categoría de los probióticos. Las bacterias probióticas sobreviven al efecto de los ácidos estomacales y biliares y llegan vivas a los intestinos. Una vez allí, ejercen una influencia positiva en la flora intestinal y en el resto de la digestión; por tanto, también en la salud en general y en el aspecto físico. Puedes considerar el consumo de kéfir como un suplemento dietético natural, después de haber tomado antibióticos. También puedes verlo como una opción saludable y tomarlo a diario. Puedes comprar kéfir de agua y de leche. Usa el kéfir de agua para preparar deliciosas bebidas frescas y el de leche para hacer yogur.

Sé curiosa

No tienes por qué seguir mis consejos; tu cuerpo siempre tiene razón. Pero si no te encuentras todo lo bien que podrías estar (¡y has puesto el listón muy alto!), te recomiendo que reduzcas tu consumo de productos lácteos o que los evites por completo y que te observes. Sé curiosa, experimenta. Tómate algún delicioso capuchino, de vez en cuando, si te apetece (yo lo hago), pero deja todos esos productos lácteos durante un tiempo. Los resultados te sorprenderán. Tal como dijo una de mis clientas, después de dos semanas sin lácteos: «Marjolein, ¡he tenido la mente espesa todos estos años! ¡Nunca imaginé que podría tener la mente tan clara!».

Considera la leche como un capricho, como el café o el alcohol. Disfrútala, pero con moderación.

RECUERDA ESTO

- La leche de vaca es para los terneros; está bien para la cría de la vaca, pero no para los adultos humanos.
- Debido al sistema de procesado de la leche de vaca, los productos lácteos contienen sustancias disruptoras hormonales.
- La leche puede afectar a la mucosa intestinal y, en última instancia, provocar el síndrome del intestino permeable.
- Los huesos no pueden absorber fácilmente el calcio de la leche. Para tener unos huesos sanos, necesitas hortalizas y hierbas, vitamina D, magnesio y hacer mucho ejercicio.
- La leche puede hacerte engordar; esa es justamente su finalidad para el mamífero recién nacido.
- Los lácteos contienen sustancias a las cuales podemos hacernos adictas. Alteran el buen funcionamiento de nuestras hormonas del bienestar.
- Algunos estudios han demostrado que existe una relación entre el consumo excesivo de productos lácteos y el cáncer.
- Existen muchas alternativas sanas y deliciosas a los productos lácteos.

YOGUR DE COCO

La mayor parte de los yogures que venden en los supermercados no contienen probióticos vivos. Para el intestino es mejor tomar yogur casero. Después de hacer muchos experimentos, di con este delicioso yogur de coco.

Es más denso que el yogur normal, así que sirve para echar una cucharada, como si fuera nata montada, encima de la fruta fresca o para usarlo en postres y batidos. Es exquisitamente agrio como el yogur, pero tiene una textura un poco granulosa. Puede que tengas que acostumbrarte.

Utiliza un frasco de vidrio perfectamente limpio y que tenga goma en la tapa, para que quede herméticamente cerrado. Aclara el frasco con agua caliente antes de usarlo.

Esto es lo que necesitas

200 ml de mantequilla de coco* ecológica sin aditivos
2 cápsulas de probióticos, aproximadamente de mil millones (1×10^9) de UFC (unidades formadoras de cultivos) cada una
Un frasco de vidrio de unos 700 ml

Así es cómo se hace

Saca la mantequilla de coco del envoltorio, ponla en un cazo pequeño y vierte una taza y media de agua hirviendo. Déjala en remojo unos quince minutos. La mantequilla se habrá fundido casi por completo. Bate la mezcla hasta que quede cremosa. Déjala enfriar hasta que esté templada. Abre las dos cápsulas de probióticos y vierte el contenido en la mezcla cremosa de coco. Tira las cápsulas. Remueve bien. Echa la mezcla en el frasco, ciérralo y déjalo en un lugar cálido de la casa, como

---

* Se suele comercializar empaquetada, como la mantequilla normal y dentro de una caja, pero también en frascos de vidrio. Es pulpa de coco pura, compacta, no una mantequilla para untar, porque se ha de fundir (N. de la T.).

un armario de la cocina, durante veinticuatro horas. Por encima de la temperatura ambiente está bien. Agita el frasco de vez en cuando, pero todavía no lo abras.

Al cabo de veinticuatro horas, pon el frasco en la nevera; es entonces cuando el yogur adquirirá consistencia. En otras veinticuatro horas, estará listo. Ten cuidado cuando abras el frasco, ya que puede que el contenido se haya presurizado. Si lo guardas en la nevera, se conserva unos cinco días.

Sobre la mantequilla de coco: si no encuentras la mantequilla de coco en pastilla, utiliza la capa gruesa de una lata de leche de coco sin mezclar con su agua.

11

PUNTO 6: A LOS INTESTINOS NO LES GUSTA EL GLUTEN

Durante veinte años padecí mucho dolor abdominal, hinchazón, estreñimiento alternado con diarrea, náuseas e inexplicables cambios de humor y solía estar muy cansada. Me hicieron todo tipo de pruebas, pero nunca me detectaron nada. Cuando estaba casi a punto de cumplir los cuarenta, los síntomas empeoraron. Escuchando cuidadosamente a mi cuerpo y prestando atención a lo que comía, me di cuenta de que si comía poco o nada de pan, los síntomas desaparecían. Cuando dejé de comer pan (de vez en cuando, ¡me como una rebanada porque me gusta!), no volvieron y, de pronto, adelgacé unos cinco kilos. Ahora sé que tengo sensibilidad al gluten.

Estoy segura de que a muchas mujeres que tienen problemas de salud (incluida la obesidad persistente) les iría bien eliminar el gluten durante algún tiempo. He sido testigo de verdaderos milagros en las que lo han hecho. Los resultados les proporcionaron suficiente motivación para consumirlo solo muy de vez en cuando en el futuro.

POR CIERTO, ¿QUÉ ES EL GLUTEN?

Los cereales contienen unas proteínas a las que llamamos gluten. La proteína del gluten, en particular la llamada gliadina, no es fácil de digerir para los intestinos. El gluten se encuentra en siete tipos de cereales: trigo, centeno, cebada, espelta, kamut, bulgur y cuscús. El cuscús y el bulgur son cereales hechos de trigo, que contiene la forma más agresiva de esta proteína. La avena también contiene una proteína del gluten, la avenina, pero en su forma más suave. El arroz y el maíz son cereales que tienen muy poco gluten.

El gluten es un alérgeno

El gluten, junto con la leche, encabeza la lista de los alérgenos: sustancias que un número cada vez mayor de personas no tolera bien o que les provocan reacciones alérgicas. A la mayoría de los intestinos no les gusta el gluten.

Los seres humanos no tenemos las enzimas correctas para descomponer el gluten en moléculas lo bastante pequeñas como para que sean fáciles de digerir. El gluten no digerido es un alimento perfecto para la proliferación de bacterias nocivas para el intestino, los hongos y otros organismos, que pueden producir todo tipo de trastornos abdominales y digestivos. El gluten también puede dañar la pared intestinal y provocar un intestino permeable. Esto permite que sustancias indeseadas entren en nuestro organismo a través de la sangre, que a su vez provocará una respuesta inmediata del sistema inmunitario, porque el gluten es una sustancia extraña. El intestino permeable suele ser el inicio de una extensa gama de trastornos y enfermedades crónicas, incluidos los trastornos autoinmunes, que afectan más a las mujeres que a los hombres. Puedes revisar la información sobre este tema en el capítulo dos.

La enfermedad celíaca

La enfermedad celíaca es una enfermedad autoinmune en que la pared intestinal está gravemente dañada por el gluten no digerido. Un médico puede diagnosticarte esta enfermedad, pero no siempre, porque un resultado negativo (no celíaca) no significa que tus intestinos puedan procesar bien el gluten. Tal vez tengas un tipo de sensibilidad a esta proteína que no se detecta en la mayor parte de las pruebas médicas. La celiaquía es blanco o negro: la tienes o no la tienes. Pero existe una gran zona gris, que es lo que llamamos sensibilidad al gluten. Puedes ser muy sensible al gluten sin saberlo. Yo viví veinte años así. El gluten, igual que los lácteos, provoca una sensibilidad que se va colando furtivamente en tu vida. Durante años, has comido montones de bocadillos de queso, hasta que un día, de pronto, tienes problemas. Por supuesto, no se te ocurre pensar que esos bocadillos (más la pasta, la granola, las tostadas, las galletas *crackers*, las magdalenas, los pasteles, las barritas energéticas, las sopas, las salsas y todos los demás productos procesados que contienen trigo) ¡pueden ser la causa del problema!

LOS SÍNTOMAS SON TUS MEJORES AMIGOS

Los síntomas leves son tus mejores amigos: te están indicando que algo no va bien y que tienes que averiguar, con una mente abierta y curiosa, qué es lo que está ocurriendo. Aunque no tengas síntomas, observa cuánto gluten ingieres, incluso en forma de pan integral, que muchas personas siguen considerando la base de un desayuno o almuerzo saludable. Yo ya no lo veo de este modo.

LA OSTEOARTRITIS ES MI MEJOR AMIGA

Mi madre, a partir de los cuarenta, igual que su madre, empezó a padecer artritis en los dedos. Se le engrosaron las articulaciones y tenía mucho dolor. Recuerdo que muchas noches se sentaba delante de la televisión con guantes blancos para que la pomada que se había puesto en los dedos se absorbiera. No le sirvió de nada: los dedos se le curvaban igual y le seguían doliendo. A mí me empezó a eso de los cuarenta y cinco años: comencé a notar una desagradable pulsación en algunas articulaciones y dolor al flexionarlas. Fue durante unas vacaciones, época en que no siempre controlamos mucho el azúcar que consumimos. Al volver a casa, remitió. Me di cuenta de la conexión con la alimentación y descubrí que los azúcares, y el poco de gluten que comí de vez en cuando, fueron los causantes. Ahora, sé que he de prestar atención cuando noto esa sensación en los dedos, y que he de prescindir por completo del azúcar, el alcohol y el gluten, y aportarle a mi cuerpo muchos nutrientes, principalmente vegetales. Hasta ahora, me ha funcionado bien durante diez años y no tengo problemas. Ahora, sé que la osteoartritis es un síntoma de la inflamación silenciosa. El dolor en las articulaciones de mis dedos es el punto débil donde esta inflamación oculta se manifiesta.

LOS CEREALES SON HIERBAS

Los seres humanos llevan comiendo cereales desde hace solo unos quince mil años. Del mismo modo que los leones no mordisquean la hierba o las cebras no le echan el diente a las gacelas, los humanos no estamos hechos para comer cereales. Pero, tiempo atrás, empezamos a hacerlo.

Los cereales no son fáciles de digerir

Toma una manzana de un árbol y te la podrás comer al momento. Una zanahoria tendrás que lavarla, pero también puedes comértela enseguida. Los cereales, básicamente, son hierbas, y la mayoría han de ser procesados antes de que sean comestibles para nosotros. Se han de separar de su tallo y eliminar su cáscara, luego se muelen bien, se les agrega agua y levadura, y se ha de amasar la masa durante un buen rato. Se ha de dejar fermentar durante horas para que suba y hornear en un horno caliente. Cuando se ha enfriado, tenemos algo comestible que llevarnos a la boca. Probablemente, no comerías pan si tuvieras que hacer tú todo este proceso. En la prehistoria los seres humanos no comían cereales. Y nuestra salud no mejoró cuando empezamos a hacerlo.

Una larga vida, pero con mala salud

Remko Kuipers, en su libro *Het oerdieet: de manier om oergezond oud te worden* [La dieta primitiva: la manera de envejecer con buena salud], afirma que la evolución nada tiene que ver con envejecer con salud, sino con tener muchos hijos.[1] En ese sentido, la invención de la agricultura fue un gran éxito: los granjeros tenían más hijos. Pero no tanto en otros sentidos, especialmente en lo que a la salud se refiere. Tras una investigación exhaustiva, el antropólogo y arqueólogo Mark Nathan Cohen, en *La crisis alimentaria de la prehistoria: la superpoblación y los orígenes de la agricultura*, llega a la conclusión de que la introducción de la agricultura a nivel mundial trajo consigo un aumento en los trastornos del crecimiento, la malnutrición y la caries dental. Para la salud humana en general, la introducción de la agricultura no fue tan buena. Ahora, hay muchos estudios que avalan esta teoría.

AL TRIGO SE LE HA DADO UNA ADHERENCIA EXTRA

En principio, el principal problema no es que los seres humanos no puedan digerir bien el trigo. Al fin y al cabo, existen otros alimentos que hay que trabajarlos un poco antes de llevárnoslos a la boca, como la carne y el pescado. El problema es que, en las últimas décadas, el trigo ha sido considerablemente manipulado. El gluten de los cereales actúa como la cola del papel pintado: ayuda a unir la masa. Para los panaderos esto es muy útil, porque solo pueden preparar masa de *pizza* fina, cruasanes, gofres y magdalenas gigantes con la adherencia de esa pasta. Para ayudar más a los panaderos, gracias a un proceso de cruce de especies y de hibridación, se han diseñado nuevos tipos de trigo, que contienen más gluten. Estos nuevos tipos no podrían sobrevivir en la naturaleza: necesitan fertilizantes y pesticidas para conseguirlo. Es decir, los productos de trigo de hoy en día son muy distintos de los que comían nuestros padres.

Piedras afiladas en nuestro intestino

A los panaderos les va bien que el trigo tenga más gluten, pero no a los intestinos, porque es precisamente este gluten con mayor fuerza adhesiva, que es más agresivo y menos digestivo para los intestinos. Si los intestinos son como una rueda de bicicleta, el gluten es como ir sobre un suelo de gravilla puntiaguda. Durante un tiempo, puede ir bien, pero corres el riesgo de que se te pinche una rueda, tarde o temprano. Las personas a las que le sienta mal el pan de trigo pueden, sin embargo, reaccionar bien al pan de espelta o de centeno: la espelta y el centeno no contienen ese tipo de gluten agresivo que lleva el trigo. Ahora, ya entenderás por qué el pan de espelta se rompe más fácilmente que el de trigo. No se pueden hornear cruasanes hechos cien por cien de harina de espelta.

Las proteínas de trigo han cambiado, y mucho

El doctor William Davis, un cardiólogo especializado en medicina preventiva, en su libro *Sin trigo, gracias*, explica con detalle el proceso de hibridación del trigo y plantea la pregunta de si las propiedades de nuestro trigo actual siguen siendo compatibles con la salud humana. En las últimas décadas, nadie se planteaba si todas las especies nuevas de trigo serían toleradas por nuestros sistemas digestivos. Davis escribe que los pequeños cambios en la estructura de las proteínas del trigo podrían marcar la diferencia entre una reacción inmune destructiva en nuestro cuerpo y ninguna respuesta inmune. Según él, las proteínas de trigo, en particular, han sufrido considerables cambios a través de la hibridación.

> Los azúcares, los lácteos y los cereales son sustancias adictivas.

LA ADICCIÓN: LOS TRES CÓMPLICES DEL DELITO

Al azúcar, los lácteos y los cereales los llamo «los tres cómplices del delito»: los tres son sustancias muy adictivas. Si te ha entrado un pequeño ataque de pánico ante la idea de comer menos pan, porque no es bueno para ti, puede que sea porque tu cuerpo ya es adicto a él; por favor, considérate avisada. Yo también me resistí a esto, a pesar de los síntomas que experimenté comiendo pan, y todavía he de ir con cuidado cuando como un trocito. Siempre aparece la fuerte tentación de comer más: el pan con una corteza crujiente me sigue pareciendo increíblemente delicioso. El doctor William Davis, en *Sin trigo, gracias*, escribe: «Este es tu cerebro con el trigo: la digestión libera compuestos similares a la morfina que se unen a los receptores opiáceos del cerebro. Esto induce a un tipo de recompensa, a una euforia leve. Cuando el efecto queda bloqueado o no hay alimentos que aporten exorfinas, algunas personas pueden experimentar un claro y desagradable síndrome de abstinencia».[2]

Los cereales son azúcar para nuestro nivel de glucosa en la sangre

Hay otra correlación entre el azúcar, los productos lácteos y los cereales: no solo son adictivos los tres, sino que aumentan el nivel de glucosa en la sangre. Si hay algo que es especialmente importante para tu equilibrio hormonal es un nivel de azúcar estable.

Los cereales y los lácteos producen un pico de azúcar similar al propio azúcar.

El sistema que clasifica los alimentos según lo rápido que suben nuestros niveles de glucosa se llama índice glucémico (IG). Cuanto más alto sea el IG, más se desequilibrará el nivel de glucosa en la sangre. El azúcar de mesa blanco tiene un IG aproximadamente de 60. ¿Sabías que un panecillo blanco pequeño tiene unos 90 de IG? Incluso uno integral tiene 70; el problema no está solo en los hidratos de carbono refinados. Un panecillo integral para hamburguesa o un sándwich de pan de trigo integral tiene un efecto similar al azúcar sobre la glucosa. Si le agregas algo dulce, el efecto se multiplica. Seamos sinceras: una rebanada de pan untada con crema de chocolate o mermelada sigue siendo básicamente repostería, ¿no te parece? Si al cabo de una hora de haberte comido un sándwich vuelves a tener hambre, ya sabes por qué. El sándwich produce un pico de azúcar similar al de la repostería. Al poco rato, vendrá el bajón, que provocará que tu instinto de supervivencia entre en acción y reclame energía rápida en forma de alimentos que puedan proporcionarte esa inyección energética. Esto lo experimentas como hambre insaciable o antojos a los que es difícil resistirse con la fuerza de voluntad.

> ¿Crees que el pan alemán de centeno es saludable porque tiene ese color tan oscuro? El pan de malta debe su color oscuro a las melazas, un tipo de azúcar.

Un mundo de picos de azúcar

Lo malo es que, en Occidente, estamos acostumbrados a comer cereales y leche, cuando nos levantamos y cuando nos acostamos, y a tomar grandes cantidades de café o té negro. El resultado es que nuestro nivel de glucosa no para de hacer picos. No es de extrañar que necesitemos tentempiés a media mañana y a media tarde: son los momentos en que bajan nuestros niveles de azúcar. Tampoco es de extrañar que la diabetes tipo 2, consecuencia de la fluctuación de los niveles de glucosa en la sangre y de la insulina que ha de pasar a la acción, se cobre miles de nuevas víctimas cada semana.

LOS CEREALES, EL AZÚCAR Y EL CEREBRO

Las mujeres suelen padecer más demencia que los hombres. Esta solía ser una enfermedad que afectaba solo a las mujeres mayores, pero igual que sucede con la diabetes, estamos viendo mujeres cada vez más jóvenes que padecen esta enfermedad, incluso a los cuarenta. La actriz Julianne Moore, en la película *Siempre Alice*, muestra magistralmente cómo afecta el alzhéimer, un tipo de demencia, a una mujer que se encuentra en la plenitud de la vida. ¿Cómo pueden tantas mujeres jóvenes verse afectadas por esta enfermedad de la «vejez»?

La diabetes tipo 3

En 2005, los científicos empezaron a considerar el alzhéimer como una nueva forma de diabetes. También se le llama diabetes tipo 3. Quienes padecen diabetes tipo 2 cuadruplican sus probabilidades de padecer alzhéimer. La causa es parecida. La diabetes tipo 2 se debe, en gran parte, a que el páncreas tiene que producir insulina, una y otra vez, para bajar los niveles de azúcar. Si sucede con mucha frecuencia, las células se vuelven sordas a la insulina; esto se llama «resistencia a la insulina». Al final, el páncreas se agota de tanto fabricar insulina, y sobreviene lo que llamamos diabetes tipo 2 y necesitas bajar tus niveles de azúcar en la sangre de manera artificial, mediante medicación o insulina inyectada.

La inflamación envenena tus células

Como sucede con la diabetes tipo 2, la causa subyacente del alzhéimer empieza con el consumo de alimentos (especialmente azúcares e hidratos de carbono nocivos) que aumentan el nivel de azúcar en la sangre. Tener niveles altos de glucosa durante bastante tiempo provoca inflamación y esta acaba llegando al cerebro. Podemos considerar la inflamación como un veneno para nuestras células, incluidas las neuronas. En el año 2014, el neurólogo estadounidense David Perlmutter publicó *Cerebro de pan*. En su libro, describe el peligro de los azúcares, los hidratos de carbono y los cereales, porque son la causa de la inflamación crónica, y explica la relación entre esta y las enfermedades neurodegenerativas, incluido el alzhéimer, otros tipos de demencia y el párkinson.

> Recuerda que la causa subyacente de prácticamente todo tipo de trastorno y enfermedad es la inflamación. Cuando introducimos algo en nuestro cuerpo que desencadena una respuesta inflamatoria, estamos más predispuestos a desarrollar diversos problemas de salud, desde molestias crónicas diarias, como dolores de cabeza y confusión mental, hasta enfermedades crónicas, como la depresión y el alzhéimer. Hasta podemos relacionar la sensibilidad al gluten con algunas de las enfermedades mentales más misteriosas, que han superado los conocimientos médicos durante miles de años, como la esquizofrenia, la epilepsia, la depresión, el trastorno bipolar y, más recientemente, el autismo y el trastorno por déficit de atención e hiperactividad.[3]

El doctor Perlmutter está convencido de que las enfermedades del cerebro son reversibles, mediante la nutrición y los cambios en el estilo de vida. Recomienda eliminar los azúcares, los hidratos de carbono y el gluten, y tomar grasas saludables. Un cerebro sano necesita muchas grasas saludables para funcionar adecuadamente, ya que el sesenta por ciento de nuestro cerebro es grasa. Como médico, entiende que el colesterol tiene un papel primordial en su funcionamiento, y resalta el hecho de que el consumo de estatinas probablemente esté provocando muchas enfermedades mentales.

Las estatinas son medicamentos para bajar el colesterol. En un estudio realizado en 2012, en el que participaron más de ciento sesenta mil mujeres posmenopáusicas, se demostró que el uso de estatinas aumentaba el riesgo de diabetes en un setenta y uno por ciento.[4]

Probablemente las estatinas aumenten el riesgo de alzhéimer

En 2009, un informe de la investigadora científica del MIT, Stephanie Seneff, indicaba que el consumo de estatinas con una dieta baja en grasa probablemente era la causa del alzhéimer. En él explica que se producen daños cerebrales debido a que las estatinas sabotean la capacidad del hígado de producir colesterol, esencial para la salud del cerebro.[5] Actualmente, está creciendo el número de médicos e investigadores que comparten esta opinión.

Si tomas estatinas, profundiza en el tema y consulta a tu médico sobre la mejor forma de disminuir su uso. Comer de acuerdo con los puntos de *La brújula nutricional* te ayudará.

NO VAYAS DIRECTA A LA ZONA DE PRODUCTOS SIN GLUTEN

El mercado de los productos sin gluten crece un treinta y tres por ciento cada año. Cada vez hay más personas que quieren o necesitan comer sin gluten, y las campañas de *marketing* de los fabricantes de estos productos les están mostrando el camino. No obstante, te aconsejo que evites esta sección de los supermercados. Muchos de estos productos, incluidos el pan sin gluten, contienen todo tipo de azúcares que imitan la adherencia del gluten. Esta proteína suele ser sustituida por azúcares o grasas nocivas. La mayoría de estos alimentos no son más que buenos ejemplos de una ingeniosa manipulación, así que lee las etiquetas. Además, son muy caros. Es mejor que gastes tu dinero en productos sin gluten más saludables que puedas preparar tú misma y que son mucho más sabrosos.

Si no eres celíaca, no es necesario que comas cien por cien libre de gluten. Si eliminas la mayor parte del pan y galletas *crackers*, todo tipo de pasteles, dulces y otros tipos de bollería y pasta de trigo, ya habrás recorrido un gran trayecto del camino hacia mejorar tu dieta. Hay pasta deliciosa hecha de cereales sin gluten, como la quinoa, el trigo sarraceno e incluso algas; además, te puedes hacer fácilmente tu granola con copos de avena integral gruesos como principal ingrediente. Compra galletas *cracker* sin gluten y haz panqueques con harinas sin gluten, como la de trigo sarraceno. Consulta el apéndice A (página 337) para otras alternativas saludables.

Compra pan de espelta 100 % de masa madre

Si quieres comer pan, de vez en cuando, elige el de mejor calidad. El pan de masa madre tiene muchas ventajas. Es mucho más indicado para tus intestinos que el pan de levadura, porque está fermentado. El pan de espelta es mejor que el de trigo. Esto hace que el pan de espelta de masa madre sea una buena opción, si todavía te apetece comer pan. El pan de boniato es otra buena elección. ¡Lo mejor es preparar tu propio pan, por supuesto!

Si ya no comes alimentos empaquetados, en bolsas y envases mixtos, automáticamente, estarás consumiendo mucho menos trigo oculto en sopas cremosas, salsas, carnes y comidas congeladas y envasadas. ¡Ni te imaginas los aberrantes aditivos que la industria alimentaria le añade al trigo! Pero también hay trigo oculto en los lápices de labios y otros cosméticos (¡sí, en serio! Por la adherencia del gluten). Basta con que asumas que llevan trigo... salvo que seas celíaca, por supuesto.

Si reduces drásticamente la cantidad de pan que consumes en tu dieta, prepárate para los síntomas del síndrome de abstinencia, como el cansancio, la confusión mental, los cambios de humor y los antojos de hidratos de carbono o dulces. Esto se pasa al cabo de unos días. Bebe mucha agua para eliminar los productos de desecho. Persevera, porque estarás mucho más sana.

> El pan solo necesita harina, agua, levadura o masa madre y un poco de sal. El resto de los ingredientes no son más que un estorbo para tu cuerpo. Al pan le pueden poner la denominación de «pan de espelta», aunque solo lleve un 1% de espelta y un 99% de trigo. ¡Lee las etiquetas!

RECUERDA ESTO

- Algunos cereales contienen gluten, una sustancia que no les sienta bien a nuestros intestinos. El gluten no digerido puede provocar muchos problemas de salud. El trigo es el que tiene la forma de gluten más agresiva.
- Debido a la hibridación de las variedades de trigo, las actuales contienen mucho más gluten que las de hace cincuenta años. La industria alimentaria oculta el trigo en muchos productos.
- Con el tiempo, puedes desarrollar sensibilidad al gluten. Esto no siempre se detecta a través de las pruebas; por consiguiente, los problemas de salud no se relacionan con la sensibilidad al gluten.
- Los cereales, al igual que los azúcares y los productos lácteos, son sustancias altamente adictivas.
- Los cereales tienen el mismo efecto en nuestro cuerpo que los azúcares. Tener siempre un nivel de glucosa alto en la sangre no solo se relaciona con la diabetes tipo 2, sino

también con enfermedades mentales, como la demencia, debido a las reacciones inflamatorias que ello provoca.
- Te puede beneficiar eliminar el pan de tu dieta, o al menos restringir tu consumo, especialmente del blanco. Si comes pan, compra el de mejor calidad.

PAN DE VERDURAS DE LA PROVENZA

Supongo que ya te habrás dado cuenta de que intento introducir las hortalizas y las hierbas en todo lo que puedo, incluso en el pan. A veces, me apetece comer algo que se parezca al pan. Aunque he superado en gran medida mi hábito, siempre guardo algunas rebanadas de pan de verduras en el congelador. Puedes usar todo tipo de verduras diferentes, siempre y cuando las más duras estén cortadas muy finas. Variar de hierbas es especialmente bueno, y procura sustituir los tomates por aceitunas.

Puedes preparar la harina de almendra tú misma, si tienes una buena batidora. Esto hace que sea más barata y menos perecedera.

Esto es lo que necesitas

½ taza de harina de arroz integral
½ taza de harina de almendra
1 cebolla roja troceada fina
2 dientes de ajo troceados finos
1 taza de calabacín rallado
1 taza de zanahoria rallada
½ taza de tomates secados al sol troceados finos
3 cucharadas de mezcla de hierbas provenzales
Una pizca de sal marina céltica
Un poco de pimienta negra recién molida
1 cucharadita de levadura en polvo (bicarbonato de sodio)
4 huevos grandes
1 cucharada de aceite de coco
1 cucharada de zumo de limón

Así es cómo se hace

Precalienta el horno a 175 °C. Pon las harinas de arroz y de almendra en un bol grande. Añade la cebolla troceada, el ajo, el calabacín, la zanahoria, los tomates secados al sol, las hierbas, la sal, la pimienta y la levadura. Remuévelo todo bien. Bate los huevos en una batidora hasta que estén a punto de nieve. Añade los huevos y el aceite de coco a la mezcla de verduras y harinas. Por último, añade el zumo de limón. Mézclalo bien.

Recubre los laterales del molde de pan con papel para hornear o engrasa el molde y pon la mezcla en él. Utiliza la espátula para hacer una hendidura a lo largo, justo en la mitad. Cubre el molde con papel de aluminio y hornéalo durante unos veinte minutos. Saca el papel del aluminio a los veinte minutos y hornéalo otros veinte minutos. Sácalo del molde y déjalo enfriar por completo en una rejilla de hierro.

12

PUNTO 7: COME MUCHAS COSAS DIFERENTES (PERO NO DEMASIADO)

Hace unos años, mis hermanas y yo tuvimos que limpiar la casa de nuestros padres. En el fondo de un gran armario de roble encontramos los platos que habían comprado para los domingos y días festivos, durante los primeros años de su matrimonio. Estaba segura de que yo tenía los platos para el desayuno, pero para mi sorpresa, mi hermana tomó otros platos que eran todavía más pequeños. No había más platos. Llegamos a la conclusión de que los platos más pequeños tenían que ser los del desayuno y los algo más grandes, los del almuerzo. Nos quedamos asombradas de su tamaño: ¡eran muy pequeños! En ese momento, me di cuenta de que, progresivamente, hemos ido comiendo en platos cada vez más grandes y que es probable que sin darnos cuenta hayamos ido comiendo raciones también más grandes.

SÉ LA DUEÑA DE TU ESTÓMAGO

Las botellas de cola originales solían ser de tan solo 190 ml; ahora, hay botellas de hasta 770 ml. Las bolsas de patatas *chips* y de caramelos se comercializan en tamaños cada vez más grandes, en paquetes «familiares», a pesar de que el tamaño de nuestras familias ha disminuido. En muchos restaurantes, las raciones también van en aumento, y los bufés libres incrementan su popularidad. Cierra el puño y míralo: estás viendo el tamaño normal de tu estómago. Ahora ya sabes cuánto has de comer si quieres llenar solo el ochenta por ciento. Si has llenado el ochenta por ciento, deberías *sentirte* llena. A muchas personas esa sensación normal de saciedad les ha sido robada por la industria alimentaria y todos sus productos adictivos, junto con la falta de nutrientes que nuestro cuerpo necesita. Esa es la razón por la que es tan importante evitar los alimentos procesados sintéticos, en la medida de lo posible, y comer alimentos reales, no procesados. Cuando lo hagas, recobrarás la sensación natural de saciedad.

Aunque comas comida saludable «real», lo mejor es no llenar más del ochenta por ciento de tu estómago. Si comes hasta llenarlo, al cien por cien, tu cuerpo producirá insulina. Ahora, ya conoces las desventajas de la producción excesiva de insulina.

Come despacio y con atención

Cómo comes es casi tan importante como qué comes. El estómago tarda veinte minutos en enviarle al cerebro la señal de que está lleno. Por eso es tan importante comer despacio y con atención plena. Deja que también tu oído, tu olfato y tu vista disfruten de la comida; come con todos tus sentidos.

¿Comes rápido? Eso es una costumbre adquirida que puedes desaprender. Deja los cubiertos sobre la mesa después de cada bocado y vuelve a tomarlos cuando tengas la boca vacía. Una ventaja adicional es que probablemente masticarás mejor: haz que la digestión empiece en la boca. El estómago y los intestinos no tendrán que trabajar tanto y podrán centrarse en otras tareas importantes, como la fabricación de suficiente ácido estomacal o de serotonina, que te hace sentir bien. Lo ideal es no beber durante la comida, porque diluye los jugos gástricos.

Olvídate de lo que sabías sobre las cantidades

Si comes más comida de verdad, te darás cuenta de que puedes comer mucho. Varias mujeres a las que he ayudado han tenido que comer más de lo que estaban acostumbradas, para no adelgazar demasiado. ¡No, no es una broma! Si empiezas a sustituir los dulces, los lácteos y los cereales por muchas hortalizas, hierbas, frutas, frutos secos y semillas, te asombrarás al descubrir cuánto puedes comer sin engordar. No obstante, también he tenido casos de mujeres que se han dado cuenta de que comían mucho y que ya no necesitaban comer tanto.

Si cambias de dieta, deja atrás los viejos patrones e ideas sobre la cantidad de comida que necesitas. Tómate tu tiempo para comer, y observa cuándo notas que ya tienes bastante. Con la edad, tu metabolismo, tarde o temprano, se volverá más lento; esto implica que tu cuerpo, gradualmente, irá necesitando menos comida. No comas por costumbre, hazlo con atención, para que no solo tu estómago, sino todas las células de tu cuerpo se puedan nutrir. El único método científicamente probado para retrasar el proceso de envejecimiento es ir reduciendo la cantidad de comida que ingerimos. Según parece, nuestro cuerpo se «desgasta» antes si seguimos dándole mucha comida.

> Si en tu dieta sustituyes la cantidad por la calidad, cabe la posibilidad de que necesites comer menos de lo que estabas acostumbrada.

COME LA MAYOR VARIEDAD POSIBLE

No hay ningún alimento que sea totalmente bueno o totalmente malo; lo bueno o lo malo depende de la cantidad. El agua es buena, pero si bebes más de diez litros al día, puede llegar a matarte. Lo mismo sucede con todos los productos saludables. A la inversa, puede que algo no sea demasiado saludable, pero que lo necesitemos en pequeñas cantidades. Un poco de nitrato nos ayuda a mantener la presión sanguínea en niveles adecuados; necesitamos un poco de ácido fítico para atrapar las toxinas que circulan por nuestro cuerpo, y los radicales libres también tienen su función. Así que lo mejor es comer la mayor variedad posible: comer muchas cosas en pequeñas cantidades.

DOS TERCIOS DE LOS PRODUCTOS DEL SUPERMERCADO SE BASAN EN TAN SOLO TRES CULTIVOS

Michael Pollan, en su libro *In Defense of Food* [En defensa de la comida], señala la poca variedad de nuestra dieta. A lo largo de la historia, la humanidad ha comido unas ochenta mil variedades de alimentos, de las cuales tres mil se consumen en todo el mundo. Pollan estudió los patrones alimentarios actuales de Estados Unidos y llegó a la conclusión de que en el consumo medio de calorías diarias, el veintitrés por ciento eran del maíz, el diez por ciento de la soja y, al menos, un treinta y dos por ciento del trigo. El sesenta y cinco por ciento de lo que comen los estadounidenses se basa tan solo en tres tipos de cultivos: trigo, maíz y soja.[1] ¿Lo hacemos mejor el resto, incluidos los europeos?

Desde el momento en que eliminamos la comida basura y la comida procesada que compramos en el supermercado, nuestra dieta se vuelve, automáticamente, mucho más variada, porque ¡más monotonía que eso es casi imposible!

Dale muchos nutrientes a tu cuerpo

No comas demasiado, pero come la mayor variedad posible de alimentos. Cualquier alimento no procesado tiene su propio valor nutricional para ti. Estaría bien que cada mañana recibieras un mensaje de texto de tu cuerpo que te dijera algo así: «¡Buenos días! ¿Hoy te vas a asegurar de tomar una dosis extra de vitamina C, magnesio y cromo, un poco de teobromina y una ración de antocianinas?». Por desgracia, esto no funciona así. La mejor táctica es darle a tu cuerpo la mayor variedad posible, para que obtenga una gran cantidad de nutrientes que le permitan funcionar.

Elige una paleta de colores variada para tu plato

Las hortalizas son una parte importante de *La brújula nutricional*. Lo ideal es comer aproximadamente medio kilo de hortalizas al día. Es mucho, lo confieso. Lo mejor es que estén repartidas a lo largo del día. Por suerte, tienes mucho para elegir. Tan solo en Holanda contamos con más de setenta tipos de hortalizas que se pueden encontrar todos los días. ¡Vaya lujo! Según la estación, puedes dar más prioridad a unas verduras que a otras. En uno de mis talleres vi claramente que la mayor parte de las participantes utilizaban siempre las mismas diez hortalizas. ¡Así que a la mayoría de las mujeres todavía les quedan unas sesenta verduras nuevas por descubrir! ¿Cuántas hortalizas diferentes usas? Las setas, por cierto, no se consideran oficialmente vegetales, pero sin duda son una valiosa aportación. Todas las hortalizas tienen sus propios colores, y cada color tiene su nutriente para tu cuerpo. Elige la variedad y asegúrate de que todos los días consumes hortalizas de distintos colores. Las ensaladas son una oportunidad excelente para ello.

AÑADE SUPERALIMENTOS COMO SUPLEMENTOS

Los superalimentos suponen una valiosa aportación en lo que a variedad se refiere. Son alimentos vegetales naturales, a menudo sin procesar, como semillas, bayas deshidratadas, algas o grasas que, por su naturaleza, tienen una concentración especialmente alta de nutrientes. Suelen proceder de zonas donde, desde hace siglos, los indígenas saben que aportan una inyección de energía, salud y resistencia.

Primero haré hincapié en que las hortalizas, hierbas, frutas y germinados frescos son los mejores superalimentos que nos da la naturaleza, y cuanto más frescos los consumamos mejor. También es preferible que sean de proximidad. El resto de los superalimentos los considero un complemento y una variación de esta sólida base. En este caso, procura elegir los productos de mejor calidad. Del mismo modo que no comes brócoli todos los días, es conveniente variar de superalimentos y no comer los mismos a diario. Pueden tener un efecto muy fuerte.

Los superalimentos no son saludables por defecto

Los superalimentos han adquirido mala fama, porque se descubrió que algunos de ellos (como las bayas de goji) habían sido fumigados con significativas dosis de pesticidas. Si aumenta la demanda de ciertos productos, siempre habrá productores que, a corto plazo, intentarán aprovecharse de la situación para sacar más beneficio. Los arándanos rojos también se consideran un superalimento, pero suelen estar recubiertos por una gruesa capa de sirope de azúcar, porque en su estado natural son muy ácidos. La etiqueta de «superalimento» no significa que ese alimento sea saludable por defecto.

Mis superalimentos favoritos

Los superalimentos que uso regularmente son las semillas de cáñamo, las semillas de chía, las bayas de goji, las semillas de lino, el polen de abeja, el cacao crudo, las algas espirulina y chlorella, y la maca. Para los batidos empleo mezclas de verduras en polvo, como hierba de trigo y hierba de cebada en polvo.

¿UN MEJOR EQUILIBRIO HORMONAL CON LA MACA?

La maca ha sido utilizada por los habitantes de su lugar de origen, las montañas de los Andes, desde hace miles de años, por sus propiedades energéticas y medicinales. A los mensajeros incas que, muchas veces, tenían que andar durante días, se les daba maca. Se ha comprobado que mejora la memoria, combate la depresión y aumenta la libido. La característica especial de la maca es que afecta a nuestras hormonas, por su propiedad adaptógena. Un adaptógeno es una sustancia que fomenta la mejoría en nuestro cuerpo y favorece el equilibrio de la producción hormonal. Durante la menopausia, la maca puede estimular nuestro sistema endocrino y ayudarnos bastante a restaurar nuestro equilibrio hormonal. A diferencia de otros productos, como la soja, el *cohosh* negro (cimífuga) y las semillas de lino, la maca no contiene hormonas vegetales o fitoestrógenos, así que no tiene ningún efecto en las glándulas hormonales, que con el tiempo se pueden volver perezosas si tomamos demasiadas sustancias con hormonas. Con la maca, nuestro cuerpo producirá las hormonas correctas, según sus necesidades. Tienes que probarla para ver si a ti te funciona. Cada mujer tiene una experiencia distinta: para algunas el beneficio es evidente, mientras que otras no notan nada.

Los superalimentos son el complemento de una dieta sana. Añadir superalimentos caros a comidas altamente procesadas o comida basura no tiene sentido. Además, ¿qué se considera caro? ¿Diez euros por una bolsa de semillas de cáñamo o un euro por una sopa de tomate de lata? Si contemplas los efectos que tendrá en tu cuerpo, *cualquier* precio que pagues por la sopa de tomate de lata es demasiado alto: te costará tu salud.

AÑADE SUPLEMENTOS NUTRICIONALES

Christiane Northrup, doctora en medicina y autora del libro *Cuerpo de mujer, sabiduría de mujer*, escribe que considera los suplementos como una parte de nuestra alimentación.[2] Estoy de acuerdo con ella; adoptemos su opinión.

Los suplementos no son píldoras mágicas

¿Crees que tomar suplementos es como tomar medicinas? Muchas mujeres piensan esto y, por eso, no están a favor de ellos. Sin embargo, en estos últimos cincuenta años, se han realizado miles de estudios que avalan que los suplementos nutricionales pueden protegernos contra una extensa gama de trastornos. Pero igual que sucede con una buena alimentación, has de usarlos durante años para notar sus efectos; los suplementos no son píldoras mágicas que pueden eliminar tus síntomas en tan solo unos días. Como he indicado en el capítulo tres, hay bastantes probabilidades de que no estés consumiendo suficientes nutrientes. Solo podemos comer cierta cantidad de alimentos y, por consiguiente, de nutrientes cada día. En algún momento, nos sentiremos llenas. Tomar suplementos es la única forma de conseguir los nutrientes necesarios. El riesgo de no tomar suficientes nutrientes es mucho mayor que el de ingerir demasiados.

¿CUÁNTA VITAMINA D ES SUFICIENTE?

En 2011, cuarenta investigadores de prestigio de todo el mundo, especializados en la vitamina D, se unieron para hacer un «Llamamiento a la acción D», y aconsejaron que se analizaran los valores de dicha vitamina en las personas. La cantidad diaria recomendada de vitamina D en Estados Unidos, en aquellos años, era de tan solo 600 UI (15 mcg) al día. Pero los investigadores observaron que «del cuarenta al setenta y cinco por ciento de la población mundial tenía deficiencia de vitamina D [...] incluso en los climas sureños [Estados Unidos], el cincuenta y cinco por ciento de los afroamericanos y el veintidós por ciento de los caucasianos padecían esta deficiencia». Recomendaron que «todos los ciudadanos tengan que hacerse análisis para conocer sus valores de dicha vitamina y asegurarse de que estén entre 100-150 nmol/L», nivel que para muchas personas supondría una dosis de ingesta diaria muy superior: «El último informe del Institute of Medicine ('instituto de medicina'), de 2010, indicaba que 10.000 UI/día se consideraban NEANO (nivel de efectos adversos no observados). 4.000 UI/día se pueden considerar una dosis segura para adultos de diecinueve años en adelante».[3]

Cantidad diaria recomendada: para no morir

La cantidad diaria recomendada (CDR) es la cantidad media de un nutriente que ha de ingerir una persona cada día, según la organización nacional de la salud de cada país. Los gobiernos empezaron a hacer estas recomendaciones en las pasadas décadas de los treinta y los cuarenta. Lo hicieron con la finalidad de evitar enfermedades, como el escorbuto y el beriberi. Era para evitar que la gente muriera. Con la llegada de nuestro estrés moderno, de las toxinas y la carencia de nutrientes en nuestra dieta, sería lógico pensar que estas cantidades habrían aumentado considerablemente en los últimos ochenta y cinco años. No obstante, por raro que parezca, no ha sido así.

Los suplementos ortomoleculares: hacia una época de salud y vitalidad

La expresión *medicina ortomolecular* fue acuñada, en 1968, por el dos veces premio Nobel Linus Pauling. Según él, la cantidad diaria óptima de vitaminas y minerales que necesitábamos, en las sociedades modernas, era mucho mayor que la que podíamos obtener a través de nuestra dieta normal, por muy sana que fuera nuestra alimentación. Las cantidades de minerales, vitaminas y otros nutrientes que recomienda la medicina ortomolecular son muy superiores a las recomendaciones gubernamentales. Esta medicina está encaminada a ayudar a las personas a envejecer con la mejor salud y vitalidad posibles, objetivo que me parece mucho mejor que el de la mera supervivencia.

En lo que respecta a suplementos, lo barato sale caro

Encontrar buenos suplementos no es tarea fácil. Cualquiera puede lanzar suplementos al mercado, y muchos de ellos están hechos con materiales sintéticos. Los mejores suplementos se elaboran con sustancias naturales, en lugar de sintéticas. Estas últimas pueden ser perjudiciales, porque si tu cuerpo no puede eliminarlas bien, se acumularán en tu sangre. El aceite de pescado puede estar contaminado con mercurio o haberse oxidado antes de ser encapsulado y puesto a la venta. Esto no te ayudará a mejorar tu salud. Por eso te recomiendo que compres marcas buenas y que recuerdes que lo barato suele salir caro, en lo que a suplementos se refiere.

Los suplementos nunca pueden sustituir a una comida real. Por algo es que normalmente se toman junto con la comida: las sustancias del suplemento alimenticio suelen necesitar de otras que ingerimos en nuestra dieta para que sean eficaces.

Has de saber lo que comes

Los suplementos nutricionales están de moda; por lo tanto, su comercialización se ha convertido en la ley de la selva. Muchas mujeres compran al azar suplementos que no les hacen nada. En el mejor de los casos, no les perjudican. Las investigaciones sobre los suplementos suelen concentrarse solo en los efectos de uno en particular, no en todo un cóctel de suplementos. En realidad, no sabemos cómo nos afecta un cóctel de suplementos, así que hemos de ir con cuidado.

> **LOS COMPLEJOS VITAMÍNICOS: SON BUENOS PARA LA SALUD CARDIOVASCULAR Y UN PESO SALUDABLE**
>
> La mayoría de las mujeres mueren a causa de enfermedades cardiovasculares. En 2009, sin embargo, los estudios confirmaron que las mujeres que tomaron complejos vitamínicos durante una década tenían un veintiocho por ciento menos de probabilidades de morir de enfermedades cardiovasculares. Además, las células de estas consumidoras femeninas de vitaminas eran biológicamente más jóvenes que las del grupo de control. Esto lo pudieron comprobar a través de la medición de los telómeros (un indicador del proceso de envejecimiento) y la calidad de su ADN. Por si fuera poco, en otro estudio, con mujeres chinas con sobrepeso, se pudo constatar que las que tomaban algún complejo vitamínico habían adelgazado más que las del grupo de placebo.[4]

Infórmate bien y busca la ayuda de un profesional

Es importante que te informes bien sobre los suplementos. Si quieres tomar algún suplemento más que los básicos que cito un poco más adelante, busca la ayuda de un terapeuta ortomolecular o de un profesional de la salud, que pueda pedir análisis para saber qué es lo que necesitas realmente. Si tomas medicamentos, estás embarazada o no estás del todo sana y quieres tomar suplementos, habla con tu médico o nutricionista. A veces los suplementos pueden interferir en los medicamentos.

Para conservar un peso saludable, puede que necesites tomar un complejo vitamínico y un suplemento de minerales.

SUPLEMENTOS PARA LAS MUJERES

¿Qué suplementos se pueden considerar básicos, cuáles se recomienda tomar a diario? Las recomendaciones que cito a continuación las establecí con la ginecóloga y médica ortomolecular Barbara Havenith.

Un buen complejo vitamínico y de minerales

Puedes empezar con un buen complejo vitamínico y de minerales (también se conoce como «multi»). Es una combinación de varios minerales y vitaminas, que trabajan juntos y tienen diferentes funciones en nuestro cuerpo. Para cada función necesitan un compañero vitamínico o mineral. En un buen complejo ortomolecular, estarán presentes en la proporción correcta. Si te asusta la osteoporosis, no deberías tomar solo calcio, porque el calcio necesita magnesio y vitamina D para ser eficaz. Tomar tabletas solo de calcio no tiene sentido. Si tomas un buen complejo vitamínico y mineral, obtienes una amplia gama de vitaminas y minerales que pueden trabajar juntos. La espirulina se considera un «multi» natural cien por cien debido a la gran variedad de nutrientes que contiene.

La vitamina C: tu mejor amiga en tiempos de estrés

Casi todos los mamíferos fabrican su propia vitamina C cuando están enfermos o estresados. Los seres humanos perdimos esta capacidad en alguna etapa de nuestra evolución. Eso es nefasto, porque estamos rodeados de más factores de estrés que muchos otros mamíferos. Si consideras que las sustancias tóxicas de tu organismo suponen solo una pequeña parte de tu estrés, es una buena idea tomar al menos 1.000 mg de vitamina C al día. Si estás sometida a mucho estrés, es recomendable una dosis más alta, de unos 3.000 mg. Tómala repartida en varias dosis diarias.

> **REFUERZA TUS GLÁNDULAS ADRENALES CON VITAMINA C**
>
> Las glándulas adrenales consumen más vitamina C que ningún otro tejido, porque necesitan ácido ascórbico (vitamina C) para producir las hormonas del estrés, cortisol y adrenalina. Demasiado estrés agota las adrenales, porque, entre otras cosas, no tienen suficiente cantidad de vitamina C. Asegúrate de que tomas suficiente de esta vitamina, especialmente cuando estás estresada.

LA VITAMINA C COMBATE MUCHOS TRASTORNOS

Desde hace ya algunas décadas, se vienen realizando muchos estudios científicos sobre el uso de dosis altas de vitamina C. Se han identificado más de treinta enfermedades y trastornos varios sobre los cuales esta vitamina tiene un efecto positivo: desde la hipertensión hasta los problemas oculares, pasando por el alzhéimer y las enfermedades cardiovasculares.

¿Tienes infecciones en la vejiga? La vitamina C acidifica el ácido úrico, de modo que las bacterias problemáticas no pueden sobrevivir. Toma más vitamina C durante un tiempo. Si notas que se avecina un resfriado o una gripe, puedes tomar temporalmente más vitamina C a diario.

Algunos superalimentos tienen mucha vitamina C, como el camu camu, las bayas de acaí y las de acerola. Estas son fuentes naturales de vitamina C y también se comercializan en polvo o en tabletas.

La vitamina D: protección contra el cáncer (de mama)

La vitamina D no es realmente una vitamina, sino una hormona que se desarrolló en una fase muy temprana de nuestra evolución. Por esta razón tiene muchas funciones distintas en nuestro cuerpo y una deficiencia puede ocasionar múltiples y variados problemas. Podemos crear vitamina D a través de nuestra piel cuando la exponemos a la luz solar. Por desgracia, muchas vivimos demasiado lejos del ecuador como para fabricar suficiente, incluso en verano. Esto es un problema, porque no es fácil conseguir esta vitamina de los alimentos. Se encuentra principalmente en el pescado.

LOS HUESOS NECESITAN VITAMINA D

Una de cada cuatro mujeres de más de cincuenta y cinco años tiene osteoporosis. La menopausia acelera el proceso de pérdida ósea, porque nuestra producción de estrógenos disminuye. Afortunadamente, los huesos son una sustancia viva y podemos revertir este proceso. Para unos huesos fuertes, necesitamos vitamina D. También necesitamos suficientes proteínas, calcio, magnesio, vitamina K y mucho ejercicio físico.

> ¿Tienes osteoartritis o artritis y te duele menos en verano? No es por el calor, sino porque tu cuerpo crea más vitamina D.

LA VITAMINA D REDUCE EL RIESGO DE CÁNCER DE MAMA EN UN 60%

Muchos estudios han confirmado que la vitamina D desempeña una función protectora en todos los tipos de cáncer, incluido el de mama. En un estudio realizado en 2007, con mil ciento setenta y nueve mujeres de Nebraska, se observó que las posmenopáusicas tenían un sesenta por ciento menos de probabilidades de desarrollar cáncer si tomaban suplementos de vitamina D y de calcio.[5] (En el estudio se contemplaron los suplementos de vitamina D y de calcio, porque también se examinó el riesgo de fracturas óseas). Nebraska está en la misma latitud que Roma. Los resultados probablemente sean peores para las mujeres holandesas y belgas, por ejemplo. Hay muchos estudios en los que se sugiere que existe una relación entre la deficiencia de vitamina D y distintos tipos de cáncer. Cada vez hay más pruebas de que esa relación con la vitamina D existe en, al menos, diecisiete tipos de cáncer.[6]

LA VITAMINA D NOS PROTEGE CONTRA LAS ENFERMEDADES CRÓNICAS

Un estudio que duró once años, en el que participaron treinta mil mujeres de edades comprendidas entre los cincuenta y cinco y los setenta años, reveló que la vitamina D, la de la dieta y en suplementos, reducía el riesgo de padecer artritis reumatoide de un veintiocho a un treinta y cuatro por ciento, según la dosis ingerida.[7]

Hay muchas enfermedades degenerativas crónicas que podrían estar relacionadas con una deficiencia de vitamina D. Esta probablemente nos protege contra las enfermedades cardiovasculares, la depresión y la diabetes tipo 2. Expertos en vitamina D de todo el mundo aconsejan, justificadamente, una dosis diaria de 50 mg o 2.000 UI de vitamina D a las personas que viven en zonas de climas moderados.

El magnesio: el transportador de energía

El magnesio es una de las sales minerales que nuestro cuerpo no puede crear y que hemos de conseguir a través de la dieta o de los suplementos. Si estás sometida a mucho estrés, has de saber que tu cuerpo puede expulsar cuatro veces más magnesio de lo normal, a través de la orina. Este mineral es un suplemento importante en los momentos de estrés. Si consumes muchos productos lácteos, café, alcohol o refrescos, también perderás mucho magnesio.

EL MAGNESIO ES ESENCIAL PARA TODAS
LAS ENZIMAS Y HORMONAS

El magnesio es necesario para el funcionamiento de cientos de enzimas distintas que producen, transportan, almacenan y utilizan energía. Garantiza la conversión de los nutrientes en energía. Es también muy importante para el funcionamiento adecuado y la relajación de los músculos y los nervios, porque permite la transmisión de las señales eléctricas (impulsos nerviosos) a través de los millares de nervios que recorren nuestro cuerpo. El magnesio participa en la producción de hormonas y, por consiguiente, contribuye a un mejor rendimiento hormonal.

LA PIEL PUEDE ABSORBER MAGNESIO

Nuestra piel puede absorber bien el magnesio. En lugar de recurrir a los comprimidos, puedes aplicarte un gel de magnesio o darte un baño de cuerpo entero o de pies con sales de magnesio: ambas son formas naturales de absorberlo. Si optas por un suplemento, toma unos 500 mg al día. El magnesio nos ayuda a relajarnos, así que tómatelo antes de acostarte. Si sueles dormir mal, date un baño de agua caliente con sales de magnesio y algún aceite relajante, como el de lavanda; luego, métete en la cama. Tienes muchas posibilidades de dormir como un bebé.

Ácidos grasos omega-3: el antiinflamatorio definitivo

Ya has leído lo importantes que son los omega-3 para la salud. En circunstancias normales, deberías poder obtener suficientes ácidos grasos omega-3 de tu dieta. Se encuentra en generosas dosis en el pescado azul salvaje, en la carne de animales que han pastado o comido hierba, en las nueces, en las semillas de cáñamo, chía o lino, y en algunos otros aceites y grasas saludables. Debería bastar con comer pescado azul un par de veces a la semana, además de una buena variedad de semillas y frutos secos. Pero ¿y si no quieres comer tanto pescado, si es que comes?

ACEITE DE PESCADO

Si no te gusta el pescado, puedes tomar un suplemento de aceite de pescado. No obstante, si por razones medioambientales o de bienestar animal no quieres comer mucho pescado, tampoco te apetecerá tomar este suplemento. Para medio litro de aceite de pescado se necesitan diez kilos de pescado azul. Si te preocupa la pesca masiva en los mares, como me preocupa a mí, el aceite de pescado no es la solución. Además, el pescado está contaminado con mercurio. Muchos de los suplementos de aceite de pescado (los más baratos) no se libran de esto. También existe el riesgo de que el aceite de pescado se haya oxidado durante el proceso de producción. Si eliges tomar aceite de pescado, busca uno de confianza. Afortunadamente, hay buenas alternativas.

ACEITE DE ALGAS Y DE KRILL

Los peces obtienen el omega-3 de las algas y otras plantas marinas que comen. Así que es evidente que nosotras podemos hacer lo mismo e ir a la fuente. Come plantas marinas siempre que puedas y toma suplementos de algas. Los mejores son la espirulina, la chlorella y el fitoplancton marino. También puedes elegir el aceite de krill (krill es el nombre colectivo para una especie de animales marinos muy pequeños parecidos a una gamba) o un aceite de algas totalmente vegano. La recomendación ortomolecular para la cantidad de DHA y EPA necesaria es de 500 a 1.000 mg al día. Generalmente, con dos cápsulas basta.

RECUERDA ESTO

- Come alimentos no procesados, aléjate de los alimentos artificiales y muy procesados, y volverás a sentir esa sensación de saciedad natural.
- Ni siquiera comiendo alimentos saludables deberías llenar más del ochenta por ciento de tu estómago.
- Come la mayor variedad posible de alimentos saludables, de todos los colores del arcoíris.
- Los superalimentos pueden suponer una aportación valiosa; la variedad es importante en ellos.
- Contempla los suplementos como comida, pero no te tomes cualquier cosa.
- Empieza con un suplemento básico. Si crees que necesitas más, consulta primero con un buen médico o terapeuta ortomolecular.

POSTRE DE PLÁTANO TOTALMENTE VERDE

¡No te dejaré marchar sin que hayas probado mi postre de plátano totalmente verde! Es francamente irresistible. A veces, me tomo un bol después de una buena tanda de ejercicio. Los plátanos contienen potasio (que es bueno para la presión sanguínea) y serotonina, que pueden calmar tus antojos de dulce.

Pela un plátano y córtalo a trozos. Pon los trozos en un bol y métela en el congelador, así siempre tendrás plátano a mano. Va muy bien para darle a tu batido verde un poco más de sabor.

Si haces como yo y usas la espirulina y la chlorella en comprimidos, muele unos seis comprimidos o machácalos en un mortero hasta que los hayas pulverizado. Puedes usar la chlorella para darle un bonito toque verde. Si solo usas espirulina, el color será azul verdoso.

Esto es lo que necesitas

Unos 20 trozos de plátanos congelados (1 plátano aproximadamente)
½ taza de leche vegetal
1 cucharadita de chlorella y espirulina en polvo
Coco rallado (para decorar)

Así es cómo se hace

Pon el plátano congelado en una batidora o robot de cocina. Deja que se descongele de cinco a diez minutos. Añade la leche y la chlorella y la espirulina en polvo, y bátelo todo hasta que la mezcla esté verde y cremosa. Ayúdate de una paleta de silicona para rebañar el batido que se quede en las paredes de la batidora. Si está demasiado líquido, vuelve a ponerlo en el congelador durante unos minutos. Sírvelo en un vaso bonito y espolvorea por encima coco rallado.

Epílogo

¿TIENES UN PANORAMA DE ANHELOS?

Probablemente has comprado este libro porque deseas cambiar algo en tu vida. Quizás quieres tener más energía, acabar con algunos síntomas físicos o alcanzar un peso adecuado para ti. Quizás las tres cosas.

No es fácil cambiar de dieta y de estilo de vida: normalmente estamos muy aferradas a nuestros viejos hábitos. En el capítulo cinco he explicado que es bueno y saludable cambiar de dieta paso a paso y que te tomes tu tiempo para hacerlo. Vivimos en un mundo en el que todo va muy deprisa. Podemos ir de Nueva York a Los Ángeles en seis horas. La tecnología ha acelerado nuestra forma de vida, pero nuestro cuerpo sigue siendo un organismo lento. Si decides aprender a tocar el piano, no podrás tocar el concierto para piano n.º 2 de Rachmaninoff en un mes. Tómate tu tiempo para confeccionar tu propia dieta. Calcula el plazo de un año. Reorganiza tu cocina, compra ingredientes nuevos y quizás, de vez en cuando, incorpora algún que otro pequeño electrodoméstico. Crea nuevos platos. Cada receta nueva, fácil y saludable en tu repertorio de favoritos es un logro, y cada vez que descubres una, los siguientes descubrimientos son más fáciles. Tu paladar y tu cuerpo te ayudarán en esta labor. Pero todavía hay algo más que puede ayudarte a cambiar tus hábitos alimentarios de manera permanente: tener lo que yo llamo un «panorama de anhelos».

¿TE GUSTARÍA LIBRARTE DE ALGO O IR A ALGUNA PARTE?

Se suele decir que hay dos formas de hacer correr a un burro testarudo: puedes darle con una vara en el trasero u ofrecerle una deliciosa zanahoria. Lo mismo sucede con las personas: solo pasamos a la acción cuando algo no nos gusta o por el deseo de llegar a alguna parte que nos parece mejor. Date un minuto para recordarte por qué has elegido este libro: ¿quieres dejar algo atrás o quieres llegar a alguna parte? He podido comprobar que a muchas mujeres las guía el sufrimiento: el deseo de librarse de algo, como la falta de energía, síntomas de una enfermedad o trastorno, o un exceso de peso. Si algo de esto te resulta familiar, tengo malas noticias: la vara no funciona. Quizás un poco, pero nunca durante demasiado tiempo. Al menos no con los animales, ni con los niños, ni tampoco con los adultos.

LOS VIEJOS HÁBITOS SON LOS QUE NOS DEVUELVEN AL PASADO

El sufrimiento es la motivación incorrecta para pasar a la acción. Si quieres seguir avanzando, si quieres ir de viaje, necesitas un propósito: un sueño hermoso o un paisaje en el que desees estar. Has de tener algo hermoso para plantarles cara a tus obstinados viejos hábitos que son los que siguen intentando que te quedes donde estás. No basta con querer dejarlos atrás.

Supongamos que quieres adelgazar diez kilos, pero no tienes ni idea de adónde quieres ir: cómo será tu vida, cómo te sentirás, qué harás o cómo te comportarás cuando hayas adelgazado esos diez kilos. No tienes una razón de vivir, una meta clara ante ti. Quizás le estás haciendo un favor a alguien, en lugar de hacértelo a ti misma.

Puede que pierdas los tres primeros kilos razonablemente rápido, pero a medida que se te va haciendo más difícil y necesitas más fuerza de voluntad, la urgencia disminuye. El sufrimiento de tener diez kilos de más se ha reducido. Vistes una talla menos y puede que la gente hasta te diga que tienes buen aspecto. En cuanto la tarea se pone difícil y el sufrimiento disminuye, los viejos hábitos pesarán más que los nuevos.

Imagina una banda elástica. Avanzas por un camino con esa banda alrededor de tu cintura, pero cada vez te cuesta más seguir andando, porque esa banda tira de ti hacia atrás con más fuerza. Con el tiempo, acabas cayendo. Te rindes hasta que el sufrimiento vuelve a ser tan insoportable que intentas volver al camino. Este patrón se puede repetir durante toda tu vida. Un panorama de anhelos, por el contrario, tirará de ti como un imán y te facilitará las cosas.

¿CUÁL ES TU PANORAMA DE ANHELOS?

Un panorama de anhelos puede ser cualquier cosa. Quizás sea un trabajo mejor, un amor nuevo o correr un maratón. Quizás quieres sentirte mejor o reencontrar tu poder personal para aprender a decir no y a ponerte en tu sitio. Puede que desees tener energía para hacer de voluntaria, montar tu propio negocio o hacer un viaje por el mundo. ¿Qué aspecto tiene el sueño de tu vida en el plazo de un año? ¿Qué hace latir con fuerza tu corazón y qué te entusiasma y te hace feliz cuando piensas en ello?

Escribe tus anhelos en un diario o crea un tablón de la visión: busca imágenes que representen tu vida ideal y pégalas en una cartulina grande, alrededor de una imagen tuya central. Yo lo hago cada mes de enero. Visualizar también tiene mucha fuerza. Quienes tienen negocios con éxito y los deportistas de elite visualizan sus metas, y hay una buena razón para ello: esta práctica hace que tu subconsciente y todas las células de tu cuerpo sean conscientes de tu objetivo, y eso facilita alcanzarlo. Confía en mí, tu vida está bajo la influencia de tu subconsciente más de lo que piensas. Supongamos que el universo te garantizara que vas a ser una persona de ochenta y cinco años supersana, creativa, feliz y vital. ¿Qué harías hoy? ¿Qué decisiones tomarías? ¿Qué querrías aprender, descubrir o experimentar? ¿En qué eres buena y cuál de tus aficiones te gustaría reforzar y desarrollar?

> Soñar despierta te ayuda a descubrir qué es importante para ti.

PREPÁRATE PARA EL CAMBIO

Perteneces a la primera generación de mujeres que, en su cuarenta y cinco cumpleaños, está solo en la mitad de la vida, de las mujeres que todavía tienen una esperanza de vida media de cuarenta años más. Con un poco de suerte, serán cuarenta años de salud, porque el ochenta por ciento de todas las enfermedades del mundo occidental se pueden prevenir o curar a través de una dieta y un estilo de vida sanos. Puedes estar segura de que si cambias de dieta, tú también cambiarás. Con la nutrición, cambiarás tu vida. Libérate de los antiguos conceptos que tienes sobre ti misma, contempla la curiosidad como algo saludable y descarta la frase: «Yo soy así». Prepárate para el cambio y se producirán milagros. Jamás hubiera imaginado que tendría el valor de dejar mi trabajo y montar mi propio negocio. Toda mi vida había odiado el gimnasio; ahora voy dos veces a la semana y me encanta. Siempre había pensado que mi salud empezaría a fallar a partir de los cuarenta. Nunca me he sentido más sana, vital, valiente y poderosa como ahora, que estoy en los cincuenta y tantos, y sé que puedo hacer más.

> El gran secreto para que las mujeres envejezcamos con salud y vitalidad es tener la voluntad del cambio.

Olvídate de la idea de que cuando cumples los cuarenta, tu salud se deteriora, es un cliché antiguo que está desapareciendo. *Tú estás al mando de tu vida y tú decides*. Tienes poder para cambiar tu vida y convertirla en lo que deseas. No importa de dónde vengas o dónde estás ahora. Sueña a lo grande, crea un panorama de anhelos que te atraiga como si fuera un imán y avanza por el camino con mucha curiosidad. Una vida fantástica es aquella en la que dejas salir lo mejor de ti y permites que florezca. Cambia tu dieta, cambia tus hormonas, cambia tu vida. Lo mejor está por llegar. Te lo prometo.

> Cambia tu dieta, cambia tus hormonas, cambia tu vida. Lo mejor está por llegar. Te lo prometo.

Apéndice

SUSTITUTOS

SUSTITUYE ESTO...	... POR ESTO
Agua del grifo, agua mineral en botellas de plástico.	Agua del grifo filtrada, agua mineral en botellas de cristal.
Sal de mesa yodada.	Sal marina celta (sal gris), sal rosa del Himalaya, tamari.
Productos envasados en latas o en plástico.	Productos envasados en vidrio o congelados por ti (con moderación, ten cuidado con los azúcares añadidos y otros aditivos).
Rellenos de sándwich (productos cárnicos, queso, cremas para untar dulces).	Cremas untables hechas en casa a base de aguacate, hummus, huevos, frutos secos y verduras.
Productos *light*.	Versiones no *light* (con moderación).
Mezcla de especias preparadas y potenciadores del sabor.	Una mezcla de hierbas secas o frescas y especias sin aditivos.
Frutos secos y semillas tostadas.	Frutos secos y semillas crudas.
Cacahuetes tostados.	Frutos secos crudos o cacahuetes crudos, con moderación.
Cubitos de caldo de carne, pescado, pollo y verduras.	Cubitos o caldo en polvo de carne, pescado, pollo y verduras, sin aditivos y sin extracto de levadura añadida.

SUSTITUYE ESTO...	... POR ESTO
Margarina, margarina baja en grasa.	Mantequilla, *ghee* o aceite de coco.
Para freír: mantequilla y aceites de girasol, de maíz y de soja.	Aceite de coco, de palma roja o de germen de trigo.
Aceite de maíz y de girasol, salsas y aliños preparados, mayonesa, kétchup.	Aliños caseros con aceite de oliva virgen extra, de perilla, de nueces, de semillas de calabaza, de semillas de lino, de colza; vinagre balsámico, de sidra de manzana; mostaza (cuidado con los aditivos y los azúcares).
Carne no ecológica.	Con moderación: carne roja ecológica, pollo o pavo, aves de corral criadas en libertad y alimentadas de forma natural.
Carnes procesadas (rebozadas, marinadas, adobadas, salchichas, hamburguesas, congelados, etc.).	Carne ecológica no procesada.
Pescado y marisco.	Fuentes vegetales ricas en omega-3 (nueces, semillas de cáñamo, semillas de lino, semillas de chía, aceite de perilla); plantas marinas (algas, salicornia); pescado salvaje; suplementos de aceite de algas o de krill.
Proteínas animales (productos lácteos, carne y pescado).	Proteínas vegetales: quinoa, semillas de cáñamo, verduras, legumbres, tempeh, frutos secos, semillas, copos de levadura nutricional; espirulina o proteína vegetal en polvo, como suplementos; leche (y carne) de cabra, oveja o bisonte (con moderación).
Sustitutos de la carne preparados.	Tempeh y tofu con moderación y todas las proteínas vegetales.
Huevos no ecológicos.	Huevos ecológicos.
Azúcar blanco, edulcorantes sintéticos y edulcorantes naturales, sirope de caña de azúcar, azúcar de caña crudo.	Con moderación: sirope de arce de grado C, sirope de agave crudo, azúcar de coco, miel centrifugada en frío, lúcuma en polvo, estevia verde en polvo.

APÉNDICE

SUSTITUYE ESTO...	... POR ESTO
Zumos de frutas, refrescos, bebidas energéticas, bebidas de chocolate, bebidas de soja y bebidas lácteas, incluidas todas las variedades *light*.	Agua, infusiones de hierbas, té blanco, té verde, kombucha, agua de coco (cuidado con los aditivos), zumos de fruta recién hechos, zumos de fruta concentrados diluidos en cinco partes de agua.
Pasteles, caramelos, «saludables» barritas de caramelo listas para comer, chocolate.	Con moderación: galletas o dulces caseros, chocolate (70% de cacao o más).
Harina de trigo blanca, espelta.	Una mezcla de harinas sin gluten, como la de trigo sarraceno, frutos secos, avena, semillas, coco, almendras, garbanzos, quinoa y *teff*.
Patatas, puré de patatas.	Boniatos, tupinambo, puré de boniato, calabaza, apionabo, legumbres.
Arroz blanco.	Quinoa, arroz negro, arroz salvaje, amaranto, cañihua, arroz integral con moderación.
Leche, *buttermilk*.*	Leche vegetal casera de frutos secos, semillas, copos de avena o arroz integral.
Pan, panecitos tostados, galletas *cracker*, tostadas, todo lo que esté hecho de trigo o espelta.	Con moderación: pan de espelta de masa madre, pan de masa de ñame, pan casero sin gluten, pan de verduras, pastelitos o tortitas de arroz, gofres de trigo sarraceno.
Pasta de trigo, espelta o *kamut*.	Pasta hecha de trigo sarraceno, quinoa, alga *kelp* o verduras.
Maicena, gelatina, «espesantes» no especificados.	Agar agar, arrurruz, goma garrofín, harina de trigo sarraceno, semillas de lino o zaragatona (psyllium).
Levadura.	Levadura en polvo, bicarbonato de soda con zumo de limón o vinagre.

---

* Suero de mantequilla, leche ligeramente agria, que tradicionalmente se obtenía de batir la nata fresca o fermentada. Muy común en los Países Bajos, Alemania, Dinamarca y la India (N. de la T.).

NOTAS

1. Es verdad que las mujeres somos diferentes
1. R. A. Seguin, C. D. Economos, R. Palombo, R. Hyatt, J. Kuder y M. E. Nelson, «Strength training and older women: A cross-sectional study examining factors related to exercise adherence», *Journal of Aging and Physical Activity* 18 (2010): 201-218, https://www.ncbi.nlm.nih.gov/pmc/articles/PMC4308058/.

2. Sé astuta con tus hormonas
1. P. S. Cooke y A. Naaz, «Role of estrogens in adipocyte development and function», *Experimental Biology and Medicine* 229 (2004): 1127-1135.
2. N. A. Brooks, G. Wilcox, K. Z. Walker, J. F. Ashton, M. B. Cox y L. Stojanovska, «Beneficial effects of *Lepidium meyenii* (maca) on psicológical symptoms and measures of sexual dysfunction in postmenopausal women are not related to estrogen or androgen content», *Menopause* 15 (2008): 1157-1162, doi: 10.1097/gme.0b013e3181732953.
3. J. A. McLachlan, E. Simpson y M. Martin, «Endocrine disrupters and female reproductive health», *Best Practice & Research: Clinical Endocrinology & Metabolism* 20 (2006): 63-75.
4. M. de Lorgeril y P. Salen, «Helping women to good health: breast cancer, omega-3/omega-6 lipids, and related lifestyle factors», *BMC Medicine* 12 (27 de marzo de 2014), doi: 10.1186/1741-7015-12-54; K. C. Knower, S. Q. To, Y. K. Leung, S. M. Ho y C. D. Clyne, «Endocrine disruption of the epigenome: a breast cancer link», *Endocrine-Related Cancer* 21 (abril de 2014): T33-T55, doi:10.1530/ERC-13-0513; H. Rochefort, «Bisphenol A and hormone-dependent cancers: potential risk and mechanism», *Médecine/sciences* 29 (2013): 539-544, doi:10.1051/medsci/2013295019; L. Hilakivi-Clarke, S. de Assis y A. Warri, «Exposures to synthetic estrogens at different times during the life, and their effect on breast cancer risk», *Journal of Mammary Gland Biology and Neoplasia* 18 (2013): 25-42, doi: 10.1007/s10911-013-9274-8.
5. C. Lauritzen, H. D. Reuter, R. Repges, K. J. Böhnert y U. Schmidt, «Treatment of premenstrual tension syndrome with Vitex agnus castus

controlled, double-blind study versus pyridoxine», *Phytomedicine* 4 (1997): 183-189, doi: 10.1016/S0944-7113(97):80066–69.
6. D. H. Lee, I. K. Lee, K. Song, M. Steffes, W. Toscano, B. A. Baker y D. R. Jacobs Jr., «A strong dose-response relation between serum concentrations of persistent organic pollutants and diabetes: results from the National Health and Examination Survey 1999-2002», *Diabetes Care* 29 (2006): 1638-1644, doi:10.2337/dc06-0543.
7. K. W. Taylor, R. F. Novak, H. A. Anderson, L. S. Birnbaum, C. Blystone, M. Devito y L. Lind, «Evaluation of the association between persistent organic pollutants (POPs) and diabetes in epidemiological studies: a national toxicology program workshop review», *Environmental Health Perspectives* 121 (2013): 774-783, doi: 10.1289/ehp.1205502.
8. American Psychological Association, *Stress by gender: A stressful imbalance*, https://www.apa.org/news/press/releases/stress/2012/gender-report.pdf.
9. L. K. Tamres, D. Janicki y V. S. Helgeson, «Sex differences in coping behavior: a meta-analytic review and an examination of relative coping», *Personality and Social Psychology Review* 6 (2002): 2-30, doi: 10.1207/S15327957PSPR0601_1.
10. P. Methlie, E. E. Husebye, S. Hustad, E. A. Lien y K. Løvås, «Grapefruit juice and licorice increase cortisol availability in patients with Addison's disease», *European Journal of Endocrinology* 165 (2011): 761-769, doi: 10.1530/EJE-11-0518.
11. E. Diamanti-Kandarakis, J. P., Bourguinon, L. C. Giodice, R. Hauser, G. S. Prins, A. M. Soto y A. C. Gore, «Endocrine-disrupting chemicals: an Endocrine Society scientific statement», *Endocrine Reviews* 30 (2009): 293-342, doi:10.1210/er.2009-0002.
12. E. Diamanti-Kandarakis y col., «Endocrine-disrupting chemicals»; C. Sategna-Guidetti, U. Volta, C. Ciacci, P. Usai, A. Carlino, L. de Franceschi y C. Brossa, «Prevalence of thyroid disorders in untreated adult celiac disease patients and effect of gluten withdrawal: an Italian multicenter study», *American Journal of Gastroenterology* 96 (2001): 751-757, doi: 10.1111/j.1572-0241.2001.03617.x.
13. Puedes encontrar algunos de esos estudios en http://www.ncbi.nlm.nih.gov/pubmed/?term=fluoride+thyroid+function.
14. J. A. Bravo, P. Forsythe, M. V. Chew, E. Escaravage, H. M. Savignac, T. G. Dinan y J. F. Cryan, «Ingestion of *Lactobacillus* strain regulates emotional behavior and central GABA receptor expression in a mouse via the vagus nerve», *PNAS* 108 (2011): 16050-16055, doi: 10.1073/pnas.1102999108.

6. Punto 1: Come y bebe lo que da la naturaleza

1. Joanna Blythman, *Swallow This: Serving Up the Food Industry's Darkest Secrets* (Fourth Estate, 2015), p. 191.

2. Kitta MacPherson, «Sugar can be addictive, Princeton scientist says», comunicado de prensa de Universidad de Princeton, 10 de diciembre de 2008, http://www.princeton.edu/main/news/archive/S22/88/56G31.
3. Michael Moss, *Salt Sugar Fat: How the Food Giants Hooked Us* (Signal, 2013), p. xxvii.
4. Moss, *Salt Sugar Fat*, p. xxvi.
5. Zorg over kwaliteit van bronnen voor drinkwater, 4 de abril de 2013, Rijksinstituut voor Volksgezondheid en Milieu, http://www.rivm.nl/Documenten_en_publicaties/AlgemeenActueel/Nieuwsberichten/2013/Zorg over_kwaliteit van bronnen voor drinkwater; Nederlands Drinkwaterbesluit, 28 de noviembre de 2015, http://wetten.overheid.nl/BWBR0030111/2015-11-28; Inspectie Leefomgeving en ransport, Ministerie van Infrastructuur en Milieu, *Kwaliteit van het Nederlands drinkwater in 2014*, 5 de noviembre de 2015, https://www.rijksoverheid.nl/binaries/rijksoverheid/documenten/rapporten/2015/11/24/ilt-rapport-de-kwaliteit-van-het-drinkwater-in-nederland-in-2014/ilt-rapport-de-kwaliteit-van-het-drinkwater-in-nederland-in-2014.pdf.

7. Punto 2: No temas a las grasas saludables (¡y consúmelas!)

1. Para el Estudio de la Salud de las Enfermeras, ver http://www.nhs3.org/index.php/about-us; para Iniciativa para la Salud de la Mujer, ver https://www.nhlbi.nih.gov/whi/background.htm. Para estudios, ver, por ejemplo, B. Forette, D. Tortrat y Y. Wolmark, «Cholesterol as risk factor for mortality in elderly women», *The Lancet* (22 de abril de 1989): 868-870.
2. B. Goldman, «Osteoarthritis results from inflammatory process, not just wear and tear, study suggests», Stanford Medicine News Center (6 de noviembre de 2011), http://med.stanford.edu/news/all-news/2011/11/osteoarthritis-results-from-inflammatory-process-not-just-wear-and-tear-study-suggests.html.

8. Punto 3: Come muchas hortalizas

1. World Cancer Research Fund International, *Second Expert Report* (2007), http://www.wcrf.org/int/research-we-fund/continuous-update-project-cup/second-expert-report.
2. R. Béliveau y D. Gingras, *Eten tegen kanker* (Kosmos Uigevers, 2016).
3. C. B. Esselstyn Jr., S. G. Ellis, S. V. Medendorp y T. D. Crowe, «A strategy to arrest and reverse coronary artery disease: a 5-year longitudinal study of a single physician's practice», *Journal of Family Practice* 41 (1995): 560-568.
4. E. Cho, W. Y. Chen, D. J. Hunter, M. J. Stampfer, G. A. Colditz, S. E. Hankinson y W. C. Willett, «Red meat intake and risk of breast

cancer among premenopausal women», *Archives of Internal Medicine* 166 (2006): 2253-2259, doi:10.1001/archinte.166.20.2253.
5. E. Krieger, L. D. Youngman y T. C. Campbell, «The modulation of aflatoxin (AFB1) induced preneoplastic lesions by dietary protein and voluntary exercise in Ficher 344 rats», *Nutrition and Cancer* 2 (1992): 131-142, doi: 10.1080/01635589209514213.

9. Punto 4: Sé más lista que el azúcar

1. P. Pedram, D. Wadden, P. Amini, W. Gulliver, E. Randell, F. Cahill y G. Sun, «Food addiction: its prevalence and significant association with obesity in the general population», *PLoS One* 8 (2013): e74832, doi: 10.1371/journal.pone.0074832.
2. S. E. Racine, K. M. Culbert, P. K. Keel, C. L. Sisk, S. A. Burt y K. L. Klump, «Differential associations between ovarian hormones and disordered eating symptoms across the menstrual cycle in women», *International Journal of Eating Disorders* (7 de junio de 2011), doi: 10.1002/eat.20941.
3. M. Lenoir, F. Serre, L. Cantin y S. H. Ahmed, «Intense sweetness surpasses cocaine reward», *PLoS One* 2 (2007): e698, doi: 10.1371/journal.pone.0000698.
4. G. Fagherazzi, A. Vilier, D. S. Sartorelli, M. Lajous, B. Balkau y F. Clavel-Chapelon, «Consumption of artificially and sugar-sweetened beverages and incident type 2 diabetes in the Etude Epidémiologique auprès des femmes de la Mutuelle Générale de l'Education Nationale–European Prospective Investigation into Cancer and Nutrition cohort», *American Journal of Clinical Nutrition* 97 (2013): 517-523, doi: 10.3945/ajcn.112.050997.
5. S. E. Swithers y T. L. Davidson, «A role for sweet taste: Calorie predictive relations in energy regulation by rats», *Behavioral Neuroscience* 122 (2008): 161-173, doi: 10.1037/0735-7044.122.1.161.
6. T. Thomas, *Who do you think you are? Understanding your personality from the inside out* (Morgan James, 2016).

10. Punto 5: La leche de vaca es para los terneros

1. D. Feskanich, W. C. Willett, M. J. Stampfer y G. A. Colditz, «Milk, dietary calcium, and bone fractures in women: a 12-year prospective study», *American Journal of Public Health* 87 (1997): 992-997.
2. K. Fairfield, «Annual Meeting of the Society for General Internal Medicine: Dairy products linked to ovarian cancer risk», *Family Practice News* (11 de junio de 2000).

11. Punto 6: A los intestinos no les gusta el gluten

1. R. Kuipers, *Het oerdieet: de manier om oergezond oud te worden* (Taschenbuch, 2013).

2. W. Davis, *Wheat Belly: lose the wheat, lose the weight, and find your path back to health* (Rodale, 2011), p. 50. [*Sin trigo, gracias: dile adiós al trigo, pierde peso y come de manera saludable*, Barcelona, Aguilar, 2014].
3. D. Perlmutter, *Grain brain: the surprising truth about wheat, carbs, and sugar–your brain's silent killers* (Little, Brown, 2013), p. 61. [*Cerebro de pan: la devastadora verdad sobre los efectos del trigo, el azúcar y los carbohidratos en el cerebro: y un plan de 30 días para remediarlo*, Barcelona, Punto de Lectura, 2016].
4. A. L. Culver, I. S. Ockene, R. Balasubramanian, B. C. Olendzki, D. M. Sepavich, J. Wactawski-Wende y Y. Ma, «Statin use and risk of diabetes mellitus in postmenopausal women in the Women's Health Initiative», *Archives of Internal Medicine* 172 (2012): 144-152, doi: 10.1001/archinternmed.2011.625.
5. S. Seneff, «How statins really work explains why they don't really work» (2011), https://people.csail.mit.edu/seneff/why_statins_dont_really_work.html.

12. Punto 7: Come muchas cosas diferentes (pero no demasiado)

1. M. Pollan, *In Defense of Food: An Eater's Manifesto* (Penguin, 2008).
2. Christiane Northrup, *The Wisdom of Menopause* (Bantam, 2012). [*La sabiduría de la menopausia: cuida de tu salud física y emocional durante este periodo de cambios*, Barcelona, Urano, 2010].
3. A Consortium of Scientists, Institutions and Individuals Committed to Solving the Worldwide Vitamin D Deficiency Epidemic, «Scientists' call to D*action: The vitamin D deficiency epidemic», revisado (Grassroots Health, 2015), https://grassrootshealth.net/wp-content/uploads/2016/11/scientists_call_to_daction_020113.pdf.
4. P. Christiaans y H. Roskamp, *De houdbare vrouw: praktische gids voor een eeuwige jeugd* (CocoBooks, 2009), p. 107.
5. J. M. Lappe, D. Travers-Gustafson, K. M. Davies, R. R. Recker y R. P. Heaney, «Vitamin D and calcium supplementation reduces cancer risk: results of a randomized trial», *American Journal of Clinical Nutrition* 85 (2007): 1586-1591.
6. W. B. Grant, C. F. Garland y E. D. Gorham, «An estimate of cancer mortality rate reductions in Europe and the US with 1,000 IU of oral vitamin D per day», *Recent Results in Cancer Research* 174 (2007): 225-234.
7. L. A. Merlino, J. Curtis, T. R. Mikuls, J. R. Cerhan, L. A. Criswell, K.G. Saag y Iowa Women's Health Study, «Vitamin D intake is inversely associated with rheumatoid arthritis: results from the Iowa Women's Health Study», *Arthritis and Rheumatism* 50 (2004): 72-77, doi: 10.1002/art.11434.

AGRADECIMIENTOS

¡Muchas gracias!

Nunca se escribe un libro en solitario, y yo he recibido la ayuda de muchas personas.

Gracias a todos los autores cuyos libros y artículos he devorado en los últimos años. No me conocéis, pero he aprendido mucho de vosotros: Ruth Heidrich, Sarah Gottfried, Christiane Northrup, Amy Meyers, Michael Moss, Mark Hyman y muchos, muchos otros.

Gracias, Miriam, Astrid y Barbara, por haber leído las primeras versiones del manuscrito y por vuestros valiosos consejos y comentarios.

Mi especial agradecimiento a Hester, por tus aportaciones profesionales y tu riguroso trabajo de corrección. Ha sido un placer trabajar contigo.

Mil gracias de nuevo a Ralph y Barbara, por todo lo que he aprendido de vosotros. Sin saberlo, asististeis al nacimiento de este libro.

Gracias, Sue, Anouschka, Saskia, Yolande, Michelle, Inge y Tanja, por vuestro inspirador entusiasmo y creatividad en el primer diseño final de este libro. ¡Me lo he pasado muy bien trabajando con todas vosotras!

Gracias, Martine, Maaike, Willemijn, Suzanne y Jan van Cosmos, por vuestro entusiasmo y confianza en este libro y por vuestra dedicación.

Infinitas gracias, Rob, por todas las horas que hemos pasado hablando de este libro, mucho antes de que hubiera escrito ni una sola palabra; creo que reconocerás muchas de nuestras conversaciones.

Pero ante todo, muchas gracias a todas mis leales lectoras de mi boletín de noticias, que han esperado pacientemente hasta que este libro saliera a la luz. No cabe duda de que no existiría sin vosotras. ¡Sois el viento que impulsa mi vuelo!

SOBRE LA AUTORA

Tras más de veinticinco años dedicada a la vida empresarial y ocupando puestos ejecutivos, Marjolein se dio cuenta de que estaba completamente agotada y desmotivada, lo que la llevó a iniciar una búsqueda para recuperar su salud y vitalidad. De manera sorprendente, un simple cambio de dieta le aportó resultados inmediatos. A partir de su propia experiencia decidió profundizar en la salud femenina y descubrió que las hormonas y la nutrición desempeñan un papel fundamental en su bienestar. Con el objetivo de compartir sus hallazgos, fundó la *Energieke Vrouwen Academie* en los Países Bajos, que en la actualidad, con más de doscientas treinta mil visitas mensuales, es una importante plataforma *online* para mujeres interesadas en vitalidad y salud.

Con varios libros publicados, superventas en Holanda y Alemania, y traducidos a varios idiomas, Marjolein Dubbers es una verdadera inspiración y es el ejemplo vivo de que cuando las mujeres descubren su poder en la edad madura, pueden lograr mucho más de lo que imaginan.

ÍNDICE TEMÁTICO

A

Abrazos 106, 109, 156
Acaí, bayas de 324
Aceite
  de algas 223, 327, 338
  de coco 97, 138, 141, 217, 218, 219, 221, 224, 230, 260, 269, 309, 310, 338
  de krill 128, 229, 327
  de pescado 106, 229, 320, 327
Acerola 79, 106, 108, 111, 324
Ácido
  alfa-linolénico 222
  docosahexaenoico 222
  eicosapentaenoico 222
  fítico 19, 210, 248, 249, 276, 314
  fólico 130, 146, 151
  linoléico conjugado 289
  úrico 125, 323
Ácidos grasos
  omega-3 19, 95, 106, 128, 191, 217, 221, 222, 223, 224, 225, 226, 229, 240, 243, 327, 338, 341
  omega-6 217, 219, 221, 223, 225, 226, 240, 243, 341
  omega-9 222, 225, 227
Actividad física 38, 67, 94, 95, 128, 140, 173, 174, 175, 233, 273, 284
Adelgazar 33, 43, 74, 85, 86, 88, 117, 165, 166, 167, 169, 170, 171, 173, 216, 257, 263, 332
Adicción 95, 125, 253, 254, 255, 256, 270, 271, 287, 301
  a la comida 256
Adrenales, glándulas 13, 56, 62, 76, 78, 98, 99, 101, 107, 108, 109, 111, 172, 173, 323
Adrenal, fatiga 107, 108
Adrenalina 98, 323
ALA (ácido alfa-linoléico) 222, 223
Alcohol 67, 75, 80, 101, 103, 128, 149, 203, 265, 266, 275, 291, 298, 326
Alérgenos 134, 135, 279, 296
Algas 106, 117, 128, 145, 147, 156, 222, 223, 226, 229, 234, 246, 306, 316, 317, 327, 338
  aceite de 223, 327, 338
Alimentos
  crudos 163, 197, 221
  de temporada 161
  ecológicos 195, 208
  fermentados 139
  procesados 70, 103, 124, 126, 129, 161, 189, 196, 197, 199, 204, 215, 218, 221, 255, 275, 312
  vegetales 149, 234, 247, 316
Aluminio 198, 199, 248, 310
Alzhéimer 31, 32, 221, 262, 268, 303, 304, 305, 323
Amabilidad 273
Aminoácidos 144, 245, 246, 247

Antibióticos 70, 135, 138, 140, 188, 189, 207, 239, 240, 244, 281, 290
Anticuerpos contra la peroxidasa tiroidea 114
Antioxidantes 39, 82, 111, 142, 144, 146, 150, 219, 267
Antojos 24, 28, 41, 43, 63, 64, 65, 87, 128, 157, 183, 253, 257, 258, 263, 270, 287, 302, 307, 329
  premenstruales 28
Aromatasa 68, 74, 76, 111
Arrugas 26, 66, 67, 68, 196, 206, 224
Artritis 16, 31, 125, 134, 135, 297, 324, 325
Ashwagandha 109
Atracones 109, 157, 186, 219, 253
Aumento de peso 46, 112, 129, 168, 227
Autoinmunes, enfermedades 31, 133, 134, 136, 220
Avena 19, 50, 61, 75, 146, 176, 177, 247, 272, 276, 296, 306, 339

B

Bacterias intestinales 125, 131, 136, 137, 139, 140
Batidos 15, 19, 50, 82, 106, 127, 148, 168, 177, 236, 237, 292, 317
Bebidas
  dulces 128
  energéticas 101, 128, 268, 339
Belleza, búsqueda de la 33
Beriberi 153, 319
Bifenilos policlorados 116
Bilis 214, 260
Bisfenol A (BPA) 95, 116, 199
Blythman, Joanna 200, 201, 342
BPA (bisfenol A) 95, 116, 198, 199
Brújula nutricional 16, 17, 44, 59, 65, 74, 80, 94, 108, 139, 181, 182, 183, 184, 185, 189, 233, 270, 305, 315

C

Cacao crudo 82, 147, 317
Café 67, 68, 82, 85, 87, 93, 94, 101, 103, 149, 191, 197, 206, 217, 263, 266, 267, 268, 269, 270, 275, 277, 291, 302, 326
Cafeína 80, 268, 269, 270
Calcio 82, 145, 146, 246, 248, 261, 281, 282, 283, 284, 291, 322, 324, 325
D-glucarato 145, 146
Calorías 151, 166, 167, 168, 169, 173, 175, 184, 187, 189, 190, 227, 263, 264, 314
Campbell, Colin 288, 344
Camu camu 79, 106, 108, 111, 324
Cáncer
  de mama 15, 32, 73, 213, 218, 234, 246, 262
Cándida 79
Canela 61, 82, 95, 97, 111, 138, 209, 282
Cantidad diaria recomendada 319
Carga glucémica 259
Carne 70, 75, 119, 130, 135, 146, 156, 162, 186, 188, 196, 219, 223, 228, 238, 239, 240, 241, 242, 243, 244, 245, 246, 250, 299, 327, 337, 338
  sustitutos de la 245
Carotenoides 209
Caseína 286, 287, 288, 290
Casomorfina 287
CDR (cantidad diaria recomendada) 319
Células adiposas 56, 57, 62, 66, 67, 69, 73, 74, 84, 89, 92, 101, 121, 122, 124, 148, 172
Cereales 61, 84, 139, 152, 160, 219, 221, 226, 234, 240, 246, 247, 279, 286, 296, 298, 299, 301, 302, 303, 304, 306, 307, 313
Cerebro 43, 54, 63, 67, 76, 83, 98, 104, 107, 113, 123, 126, 136, 137, 151, 168, 170, 202, 204, 205, 206, 215, 216, 222, 224, 255, 256, 258, 262, 269, 271, 274, 301, 303, 304, 305, 312, 345
Cerveza 267
Chlorella 145, 148, 223, 317, 327, 329
Chocolate 40, 65, 157, 167, 187, 202, 217, 253, 258, 268, 272, 302, 339
Christiaans, Pim 48, 345
CLA (ácido linoléico conjugado) 289

ÍNDICE TEMÁTICO

Clorofila 74, 145, 148, 159, 236
Cohen, Mark Nathan 299
Cohosh negro 67, 317
Colesterol 125, 213, 214, 215, 216, 229, 305
Comer en exceso 85, 101, 122, 255, 256, 257, 258, 275
Comida envasada 116
Complejos vitamínicos 321
Contaminantes orgánicos persistentes 89
COP (contaminantes orgánicos persistentes) 89, 90
Cortisol 56, 59, 78, 79, 80, 98, 99, 101, 103, 104, 106, 107, 108, 109, 113, 115, 118, 172, 212, 266, 268, 323, 342
Cosméticos 33, 34, 70, 75, 143
Cryan, John F. 137, 342
Curcumina 150, 235

D

Davis, William 300, 301, 345
Dehidroepiandrosterona (DHEA) 90
Densidad ósea 284
Depresión 24, 31, 48, 66, 71, 112, 126, 133, 138, 159, 221, 224, 258, 259, 262, 304, 317, 325
Desintoxicación 133, 142, 143, 144, 145, 146, 148, 173, 236
DHA (ácido docosahesaenoico) 222, 223, 328
DHEA (dehidroepiandrosterona) 90
Diabetes 86, 88, 89, 90, 96, 124, 125, 134, 196, 198, 218, 227, 246, 261, 263, 303, 304, 305, 307, 325, 342, 344, 345
  de tipo 1 134
  de tipo 2 88, 96, 261, 303, 304, 307, 325
Dieta
  vegetariana 248
Diindolilmetano (DIM) 75, 145
DIM (diindolilmetano) 75, 145
Disfunción tiroidea 115
Disruptores hormonales 108, 116, 118, 143, 188, 194, 195, 201, 208, 281, 282
División celular 62, 73

Dopamina 63, 64, 65, 68, 95, 99, 136, 202, 204, 245, 255, 258, 272, 286

E

Edulcorantes artificiales 221, 263, 264
Eijkman, Christiaan 154
Emociones 43, 137, 184, 274
Enders, Giulia 126
Energía 15, 16, 17, 19, 24, 26, 28, 41, 43, 49, 51, 54, 59, 63, 73, 83, 87, 89, 92, 93, 94, 101, 112, 113, 143, 158, 159, 161, 163, 168, 169, 170, 173, 183, 185, 197, 202, 206, 214, 215, 218, 229, 261, 264, 267, 268, 269, 270, 302, 316, 326, 331, 332, 333
Enfermedades
  autoinmunes 31, 133, 134, 136, 220
  cardiovasculares 31, 196, 198, 211, 212, 213, 221, 227, 243, 246, 262, 321, 323, 325
  celíaca 296
  crónicas 31, 46, 88, 90, 122, 134, 143, 145, 212, 220, 221, 234, 262, 279, 296, 304
  mentales 196, 304, 305, 308
Engordar 101, 172, 186, 212, 218, 235, 256, 263, 268, 279, 280, 291
Ensaladas 236, 237, 316
Entorno 29, 30, 32, 38, 40, 42, 46, 49, 53, 60, 69, 90, 112, 127, 142, 148, 156, 161
Entrenamiento con pesas 38, 39
Envasado de los alimentos 19, 199
EPA 222, 223, 328
Epsom, sales de 107
Equilibrio hormonal 16, 25, 27, 32, 52, 53, 54, 55, 56, 60, 63, 78, 83, 93, 96, 98, 99, 108, 109, 121, 131, 132, 142, 146, 151, 152, 158, 172, 184, 195, 201, 214, 216, 225, 229, 239, 240, 245, 250, 275, 301, 317
Esclerosis múltiple 31, 134, 136, 220
Escorbuto 153, 319
Espirulina 145, 148, 223, 247, 272, 317, 322, 327, 329, 338
Estar quemada 111, 164, 236
Estatinas 305

Estómago 95, 121, 133, 154, 159, 161, 174, 187, 202, 205, 214, 238, 260, 266, 268, 312, 313, 328
Estrés 11, 13, 26, 37, 38, 45, 49, 67, 78, 79, 80, 81, 86, 90, 98, 99, 100, 101, 103, 104, 105, 107, 108, 109, 110, 115, 137, 140, 147, 148, 152, 157, 172, 173, 184, 187, 213, 233, 266, 267, 268, 275, 281, 284, 286, 319, 323, 326
Estrógenos 13, 32, 54, 55, 56, 57, 62, 63, 64, 65, 66, 67, 68, 69, 70, 71, 72, 73, 74, 75, 76, 77, 79, 80, 81, 111, 113, 115, 116, 121, 145, 195, 212, 217, 249, 254, 256, 258, 259, 266, 275, 281, 284, 287, 324
  dominancia de 69, 70, 71, 72, 73, 77, 79, 115, 195, 217, 287
Estudio de la Salud de las Enfermeras 213, 288, 343
Etiquetas limpias 201
Exorfinas 286, 287, 301

F

Factor de crecimiento insulínico 280
Feniletilamina 65
Fibra 50, 75, 84, 109, 123, 139, 141, 221, 235, 242, 250, 276
Fitoestrógenos 68, 249, 267, 317
Fitonutrientes 194
Fitoplancton marino 145, 223, 327
Fitoquímicos 148, 235
Flúor 116, 117
Folato 146
Fondo Mundial de Investigación del Cáncer 233
Fosfatos 241
Fósforo 283
Fructosa 123, 124, 125, 126, 128, 129, 135, 202, 205, 235
Fruta 14, 61, 106, 108, 111, 123, 124, 126, 127, 147, 152, 164, 235, 259, 260, 271, 276, 277, 292, 339
FSH (hormona folículoestimulante) 54
Fuerza vital 158, 159, 160, 161, 162, 163, 164, 198

G

Genética 30, 155
Glándula pituitaria 54
Glucógeno 168, 169
Glucosa en la sangre 83, 84, 87, 90, 91, 92, 101, 125, 259, 267, 301, 302, 303
Glutatión 146, 147
Gluten 67, 68, 69, 117, 134, 135, 190, 221, 272, 279, 286, 295, 296, 297, 298, 299, 300, 304, 305, 306, 307, 339, 342, 344
Granja ganadera 75, 195
Grasa corporal 67
Grasas
  insaturadas 222
  oxidadas 216, 224
  perjudiciales 215
  saludables 32, 67, 109, 128, 139, 189, 209, 211, 212, 213, 214, 215, 216, 218, 221, 224, 225, 228, 229, 234, 271, 304, 327, 343
  saturadas 211, 219, 221
  trans 212, 216, 217, 218, 219, 228
Gratitud 25
Grelina 121, 127
Grijns, Gerrit 154

H

Hacer dieta 24, 26, 33, 174, 253
Havenith, Barbara 322
Heidrich, Ruth 15, 347
Hidratos de carbono 63, 84, 89, 109, 117, 123, 126, 127, 129, 168, 171, 212, 214, 215, 221, 227, 228, 235, 254, 255, 259, 260, 264, 268, 271, 272, 302, 304, 307
Hierro 130, 141, 151, 248, 249, 277, 310
Hígado 42, 53, 58, 74, 75, 93, 101, 114, 116, 124, 125, 128, 129, 131, 142, 143, 144, 145, 147, 148, 149, 150, 155, 172, 173, 195, 213, 214, 217, 236, 251, 260, 265, 305
Hipotiroidismo 13, 31, 99, 112, 114, 115, 116, 118, 135
Hormonas 12, 13, 14, 16, 17, 23, 24,

ÍNDICE TEMÁTICO

25, 26, 27, 28, 29, 30, 33, 34, 35, 36, 38, 40, 41, 42, 43, 44, 46, 49, 51, 52, 53, 54, 55, 56, 57, 58, 59, 60, 62, 71, 72, 73, 75, 77, 80, 82, 90, 98, 99, 104, 112, 113, 115, 116, 117, 118, 121, 122, 131, 132, 137, 142, 149, 167, 168, 171, 173, 174, 175, 188, 189, 190, 193, 198, 212, 218, 229, 245, 256, 257, 258, 261, 265, 270, 272, 273, 274, 277, 281, 284, 286, 291, 317, 323, 326, 335, 341
 del crecimiento 39, 90, 245, 280
 estimulante de tiroides 113
 folículoestimulante 54
 luteinizante 54
Huevos 116, 127, 130, 146, 156, 162, 176, 177, 186, 219, 223, 245, 247, 251, 252, 309, 310, 337

I

IGF-1 (factor de crecimiento insulínico) 280
Índice glucémico 302
Inflamación 83, 90, 103, 112, 115, 122, 125, 134, 138, 173, 215, 217, 218, 220, 221, 229, 235, 240, 259, 262, 279, 281, 298, 304
Iniciativa para la Salud de la Mujer 213, 343
Insulina 56, 59, 65, 83, 84, 85, 86, 87, 88, 89, 90, 91, 94, 95, 96, 101, 103, 115, 122, 124, 127, 172, 218, 221, 227, 245, 254, 261, 262, 268, 280, 286, 303, 312
 resistencia a la 56, 65, 88, 89, 90, 94, 96, 115, 122, 218, 221, 227, 261, 303
Intestino 50, 68, 75, 79, 93, 94, 98, 125, 126, 131, 132, 133, 134, 135, 136, 137, 139, 140, 142, 150, 242, 248, 260, 262, 278, 279, 280, 285, 289, 291, 292, 296, 300
 permeable 133, 134, 135, 140, 291, 296
Intolerancia a la lactosa 125, 278, 280

J

Jarabe de maíz alto en fructosa 128

K

Kéfir 139
Klump, Kelly 257, 344
Kuipers, Remko 344

L

Leche
 con cúrcuma (receta) 150
 materna 256
 vegetal 19, 50, 106, 150, 283, 329
Leptina 57, 59, 121, 122, 123, 126, 127, 128, 129, 198, 202, 218, 227, 261
LH (hormona luteinizante) 54
Light, productos 84, 95, 188, 228, 263, 264, 275
Lignanos 68, 249
Lind, James 153, 342
Luz natural 273

M

Maca 67, 68, 82, 109, 146, 317, 341
Magnesio 19, 65, 69, 82, 107, 116, 128, 146, 147, 157, 172, 188, 248, 261, 272, 273, 283, 284, 291, 315, 322, 324, 326
Malnutrición 14, 153, 279, 299
Mantequilla de cacahuete 157, 228, 271
Masa muscular 24, 33, 39, 74, 92, 122, 172, 174, 284
Mascotas 274
Medicamentos 35, 36, 70, 115, 138, 172, 207, 208, 237, 256, 305, 322
Medicina ortomolecular 320
Melatonina 39, 59, 90, 127, 136, 245, 272
Menopausia 12, 13, 28, 32, 44, 45, 46, 47, 48, 49, 62, 64, 66, 67, 68, 76, 77, 107, 113, 248, 317, 324, 345
Menstruación 31, 45, 64, 65, 77, 249, 254, 257, 258, 259
Metabolismo 12, 95, 99, 112, 114, 115, 126, 171, 172, 173, 174, 196, 219, 257, 264, 313
Microondas 162

Mitocondrias 92, 93, 112, 215
Moss, Michael 204, 343, 347

N

National Food Survey de Reino Unido 166
Nitrato 314
Nitrito 240
Northrup, Christiane 318, 345, 347
Nueces 19, 61, 106, 117, 119, 120, 128, 146, 147, 222, 226, 227, 327, 338
  de Brasil 117, 119, 120, 147
Nutrición 14, 15, 16, 18, 37, 38, 52, 131, 139, 143, 144, 152, 155, 182, 184, 185, 186, 195, 199, 211, 213, 221, 234, 304, 334

O

Obesidad 69, 71, 86, 112, 122, 125, 129, 145, 148, 166, 173, 175, 196, 208, 221, 227, 246, 261, 277, 295
Osteoartritis 31, 298, 324
Osteoporosis 221, 246, 277, 282, 322, 324
Ovulación 54, 55, 64, 77, 257
Oxitocina 103, 104, 109

P

Pan de espelta 300, 306, 307, 339
Papilas gustativas 186, 197, 205, 270
Párkinson 32, 138, 221, 262, 268, 304
Pauling, Linus 320
PCB (bifenilos policlorados) 116
Perlmutter, David 304, 345
Pescado 75, 106, 116, 119, 128, 130, 135, 146, 156, 168, 186, 188, 196, 222, 223, 226, 228, 229, 238, 239, 242, 243, 244, 245, 250, 299, 320, 324, 327, 337, 338
  blanco 116
Petróleo 70
PGA (productos de la glicación avanzada) 196, 197, 198
Píldora anticonceptiva 35, 172
Plantas marinas 222, 327, 338

Polen de abeja 317
Pollan, Michael 212, 314, 345
Pomelo 76, 108, 148, 236, 251
Probióticos 138, 289, 290, 292
Problemas de tiroides 24, 31, 79, 114, 116, 117, 133
Productos
  bajos en grasa 212, 227
  de la glicación avanzada (PGA) 196
  de temporada 193, 194
  ecológicos 161, 194, 195, 249, 289
  lácteos 69, 70, 75, 135, 146, 152, 187, 188, 221, 223, 227, 245, 277, 279, 280, 281, 282, 284, 286, 288, 289, 290, 291, 301, 307, 326, 338
  químicos 33, 244
Productos sin gluten 305, 306
Progesterona 13, 55, 56, 57, 62, 64, 65, 66, 69, 71, 72, 74, 76, 77, 78, 79, 80, 81, 113, 114, 115, 118, 121, 212, 258, 281, 284
Proteínas 50, 95, 127, 128, 168, 169, 171, 191, 196, 209, 219, 221, 245, 246, 247, 250, 251, 260, 265, 271, 280, 287, 288, 289, 296, 300, 301, 324, 338

Q

Queso 14, 85, 130, 147, 176, 177, 209, 210, 219, 272, 277, 284, 286, 287, 289, 290, 297, 337
Quinoa 15, 95, 210, 306

R

Radicales libres 142, 162, 196, 217, 219, 224, 314
Recetas
  Batido verde 50
  Copos de avena integral crudos con zumo de naranja 276
  Ensalada de garbanzos y mezclum con tamari y nueces de Brasil 119
  Ensalada de hortalizas con huevo rallado 251
  Ensalada de zanahoria rellena con aderezo de tahini 209

Granola energética para la mujer 61
Leche con cúrcuma 150
Leche vegetal casera 19
Maca mágica 82
Mermelada de arándanos rápida con semillas de chía 191
Minitortillas de verduras 130
Pan de verduras de la Provenza 309
Pizza de coliflor crujiente 176
Postre de plátano totalmente verde congelado 329
Sopa con especias para huéspedes inesperados 141
Superzumo antidesgaste 164
Tartaletas de aguacate y limón 230
Yogur de coco 292
Respiración 80, 93, 107, 168
Roskamp, Hanny 48, 345

S

Saciedad 59, 121, 122, 123, 125, 174, 202, 256, 260, 264, 312, 328
Sales de Epsom 107
Salud
  femenina 130, 213
  hormonal 212
  intestinal 134, 138, 139, 140, 235, 239, 250, 277
Sauzgatillo 67, 80
Selenio 19, 116, 117, 130, 146, 147, 151, 152
Semillas
  de cáñamo 15, 50, 82, 119, 222, 226, 247, 317, 318, 327, 338
  de chía 191, 222, 226, 272
  de lino 52, 68, 75, 106, 128, 191, 222, 226, 235, 249, 317, 338, 339
Seneff, Stephanie 305, 345
Serotonina 61, 63, 64, 65, 68, 69, 95, 99, 126, 136, 140, 245, 258, 259, 262, 272, 273, 276, 286, 313, 329
Shomon, Mary 113
Silicona 200, 329
Síndrome
  de ovarios poliquísticos 198
  premenstrual 31, 71, 80
Sistema endocrino 23, 25, 26, 33, 35, 36, 38, 39, 40, 44, 46, 49, 51, 52, 53, 68, 69, 71, 131, 194, 249, 254, 261, 317
Sistema inmunitario 79, 132, 133, 138, 151, 198, 220, 221, 222, 262, 286, 296
Sofocos 24, 28, 46, 48, 64, 67
Soja 117, 119, 195, 218, 219, 224, 226, 238, 240, 244, 245, 247, 248, 249, 286, 314, 317, 338, 339
Sopas 217, 236, 237, 297, 306
SPM (síndrome premenstrual) 71, 258, 259
Sueño 26, 39, 40, 43, 47, 49, 59, 66, 76, 77, 90, 100, 112, 127, 136, 158, 258, 267, 268, 272, 273, 332, 333
Superalimentos 15, 79, 106, 108, 111, 191, 316, 317, 318, 324, 328
Suplementos 106, 108, 111, 128, 190, 223, 229, 316, 318, 320, 321, 322, 325, 326, 327, 328, 338
Sustancias tóxicas 49, 89, 131, 133, 139, 142, 143, 144, 148, 149, 188, 194, 323

T

T3 (triyodotironina) 113, 114, 115, 116, 117, 245
T4 (tetrayodotironina) 113, 114, 115, 117, 245
Té 106, 197, 206, 235, 268, 269, 302, 339
Telpner, Meghan 136
Tempeh 245, 249, 272, 283, 338
Tentempiés 25, 128, 185, 202, 271, 272, 303
Testosterona 27, 39, 67, 68, 72, 74, 111, 212, 261
  femenina 74, 212, 261
Tetrayodotironina 113
Té verde 106, 235, 268, 269, 339
Tiroides 24, 31, 71, 76, 79, 99, 112, 113, 114, 115, 116, 117, 118, 119, 121, 126, 133, 152, 170, 171, 172, 173, 220, 248
  hipoactiva 31, 115, 117, 118, 121, 171, 248

TPO (anticuerpos contra la peroxidasa tiroidea) 114
Trastornos digestivos 243
Triglicéridos 123, 124, 129
Triptófano 61, 126, 272, 276
Triyodotironina 113
TSH (hormona estimulante de tiroides) 113, 114

V

Vázquez, Molly 136
Vino tinto 267
Vitamina
  A 130, 151, 152
  B 109, 116, 171, 172, 188, 261
  B12 130, 249
  C 79, 106, 108, 111, 153, 315, 323, 324
  D 151, 152, 249, 273, 283, 284, 291, 319, 322, 324, 325
  K 324
Vitex (sauzgatillo) 67, 80, 341

W

Wahls, Terry 136
Weight Watchers 167
Wentz, Izabella 136

X

Xenoestrógenos 32, 69, 70, 71, 72, 73, 74, 75, 78, 145, 146, 172, 195, 198, 236, 240, 243, 249

Y

Yodo 116, 117, 144, 248
Yogur 14, 147, 248, 277, 284, 285, 286, 289, 290, 292, 293
Yogur entero 285

Z

Zinc 19, 116, 130, 144, 151, 152, 172, 248